Ausdauer bei Kindern

Sam Goldstein · Robert B. Brooks

Ausdauer bei Kindern

Die sieben Instinkte für den lebenslangen
Erfolg fördern

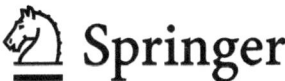

Sam Goldstein
Department of Psychiatry
University of Utah School of Medicine
Salt Lake City, UT, USA

Robert B. Brooks
Department of Psychiatry
Harvard Medical School
Needham, MA, USA

ISBN 978-3-031-83286-4   ISBN 978-3-031-83287-1   (eBook)
https://doi.org/10.1007/978-3-031-83287-1

Die Deutsche Nationalbibliothek verzeichnet diese Publikation in der Deutschen Nationalbibliografie; detaillierte bibliografische Daten sind im Internet über https://portal.dnb.de abrufbar.

Übersetzung der englischen Ausgabe: „Tenacity in Children" von Sam Goldstein und Robert B. Brooks, © Springer Nature Switzerland AG 2021. Veröffentlicht durch Springer International Publishing. Alle Rechte vorbehalten.

Dieses Buch ist eine Übersetzung des Originals in Englisch „Tenacity in Children" von Sam Goldstein und Robert B. Brooks, publiziert durch Springer Nature Switzerland AG im Jahr 2021. Die Übersetzung erfolgte mit Hilfe von künstlicher Intelligenz (maschinelle Übersetzung). Eine anschließende Überarbeitung im Satzbetrieb erfolgte vor allem in inhaltlicher Hinsicht, so dass sich das Buch stilistisch anders lesen wird als eine herkömmliche Übersetzung. Springer Nature arbeitet kontinuierlich an der Weiterentwicklung von Werkzeugen für die Produktion von Büchern und an den damit verbundenen Technologien zur Unterstützung der Autoren.

© Der/die Herausgeber bzw. der/die Autor(en), exklusiv lizenziert an Springer Nature Switzerland AG 2025

Das Werk einschließlich aller seiner Teile ist urheberrechtlich geschützt. Jede Verwertung, die nicht ausdrücklich vom Urheberrechtsgesetz zugelassen ist, bedarf der vorherigen Zustimmung des Verlags. Das gilt insbesondere für Vervielfältigungen, Bearbeitungen, Übersetzungen, Mikroverfilmungen und die Einspeicherung und Verarbeitung in elektronischen Systemen.
Die Wiedergabe von allgemein beschreibenden Bezeichnungen, Marken, Unternehmensnamen etc. in diesem Werk bedeutet nicht, dass diese frei durch jede Person benutzt werden dürfen. Die Berechtigung zur Benutzung unterliegt, auch ohne gesonderten Hinweis hierzu, den Regeln des Markenrechts. Die Rechte des/der jeweiligen Zeicheninhaber*in sind zu beachten.
Der Verlag, die Autor*innen und die Herausgeber*innen gehen davon aus, dass die Angaben und Informationen in diesem Werk zum Zeitpunkt der Veröffentlichung vollständig und korrekt sind. Weder der Verlag noch die Autor*innen oder die Herausgeber*innen übernehmen, ausdrücklich oder implizit, Gewähr für den Inhalt des Werkes, etwaige Fehler oder Äußerungen. Der Verlag bleibt im Hinblick auf geografische Zuordnungen und Gebietsbezeichnungen in veröffentlichten Karten und Institutionsadressen neutral.

Planung/Lektorat: Judy Jones
Springer ist ein Imprint der eingetragenen Gesellschaft Springer Nature Switzerland AG und ist ein Teil von Springer Nature.
Die Anschrift der Gesellschaft ist: Gewerbestrasse 11, 6330 Cham, Switzerland

Wenn Sie dieses Produkt entsorgen, geben Sie das Papier bitte zum Recycling.

Sagen Sie ja, wenn Ihre Instinkte stark sind, selbst wenn alle um Sie herum nicht zustimmen.

–Eve Ensler

Das Leben ist wie Musik, es muss nach Gehör, Gefühl und Instinkt komponiert werden, nicht nach einer Regel.

–Samuel Butler

In drei Worten kann ich alles zusammenfassen, was ich über das Leben gelernt habe: Es geht weiter.

–Robert Frost

Dieses Buch ist den Kindern und Familien gewidmet, die wir in der Beurteilung, Beratung und Psychotherapie gesehen haben, und den vielen talentierten Wissenschaftlern und Praktikern, deren Ideen und Arbeit wir in diesem Buch zitieren. Sie alle haben erheblich zu unserem Verständnis der sieben Instinkte beigetragen, die die Ausdauer ausmachen.

–Sam Goldstein und Robert B. Brooks

Es ist selten, dass man das Glück hat, zwei charismatische Menschen in seinem Leben zu haben, von denen man Kraft schöpft und neue Dinge lernt; und mit denen man Ideen austauscht und die vielen Freuden der Menschlichkeit erlebt. Ich habe das Glück, zwei zu haben: meine geliebte Frau Sherrie und meinen lieben Freund und Co-Autor Bob Brooks.

–Sam Goldstein

Ich widme dieses Buch meiner Frau Marilyn, meinen Söhnen Rich und Doug, meiner Schwiegertochter Suzanne und meinen Enkelkindern Maya, Teddy, Sophie und Lyla, deren Anwesenheit und Liebe mein Leben auf unzählige Weisen weiterhin bereichern. Und meinem lieben Kollegen, Sam Goldstein. Als wir uns vor fast 30 Jahren zum ersten Mal trafen, ahnten wir nicht, welche reiche und produktive Reise uns bevorstand.

–Robert B. Brooks

Geleitwort

Während ihrer bemerkenswerten, jeweiligen Karrieren haben insbesondere zwei Psychologen einen erstaunlichen Einfluss auf die vielfältigen Bereiche der Kindesentwicklung, klinischen Behandlung von Kindern, Erziehung und Bildung gehabt und üben diesen weiterhin aus. Dr. Sam Goldstein und Robert B. Brooks bauen in ihrem neuesten Buch *Ausdauer bei Kindern: Die sieben Instinkte für lebenslangen Erfolg fördern* auf ihrer bahnbrechenden Arbeit und Schriften über Resilienz bei Kindern auf. Diese Pioniere gehörten zu den ersten, die die Eigenschaften und Qualitäten resilienter Kinder identifizierten und wie Lehrer[1], Eltern und Therapeuten die Entwicklung und Stärkung dieser Fähigkeiten fördern und erleichtern können. In der Entwicklung ihrer Arbeit folgten sie mit einer Integration von Erkenntnissen über einen grundlegenden Baustein der Resilienz: Selbstkontrolle, ob im Kontext des Hauses, der Schule oder der Psychotherapie. Wieder einmal waren Eltern, Lehrer, Therapeuten und vor allem Kinder die Nutznießer ihrer Forschung, Schriften und häufigen Vorträge und Präsentationen in den USA und international.

Von Verdienst ist in den letzten Jahren ihre Betonung der Denkweise von Erwachsenen, die in der Lage sind, Stärken und Optimismus bei Kindern zu fördern. Eine der überzeugenden Eigenschaften ihrer Forschungsergebnisse und Schriften über Resilienz ist ihre transtheoretische Natur; somit kann eine resiliente Denkweise von einem Elternteil, einem Lehrer und/oder einem Psychotherapeuten angenommen werden, unabhängig von jedem speziellen Ansatz, an den wir uns halten. Eine resiliente Denkweise ist anpassungsfähig an den Kontext und eine breite Palette von Umgebungen wie zu Hause, im Klassenzimmer, in der Psychotherapiepraxis, auf dem Fußballfeld oder auf der Tanzbühne. Nicht nur ist das Konzept einer „resilienten Denkweise" transtheoretisch, sondern es ist auch transkontextuell.

Die Betonung der Identifizierung und Stärkung von *Inseln der Kompetenz* von Goldstein und Brooks in früheren Schriften und Lehren ist ein Konzept, das die Kraft hat, unsere Arbeit mit Kindern unabhängig vom Kontext zu inspirieren. Ursprünglich von Dr. Brooks als Metapher eingeführt, um Stärken in der Jugend als klinische Strategie zu suchen, kann ein solches Leitprinzip die Arbeit aller, die in irgendeiner wesentlichen Weise mit Kindern interagieren, inspirieren und stärken. Kinder bestätigen immer wieder die Weisheit dieses Konstrukts; wir kommen einfach weiter, indem wir die Stärken bei Kindern betonen, anstatt auf Defizite zu pochen. Dieses Konzept hat zweifellos als eine mächtige Kraft in meiner Arbeit gedient.

Häufig sitze ich in Behandlungsplanungssitzungen bezüglich Kindern, bei denen die Sicht der Teammitglieder durch all das, was dem Kind fehlt, getrübt ist. Der Großteil ihrer Bemühungen konzentriert sich darauf zu definieren, was mit dem Kind „falsch" ist, anstatt zu identifizieren und zu verstärken, was „richtig" ist. Dieser enge Ansatz behindert ihre Fähigkeit, die erstaunlichen Talente und die Kreativität des Kindes zu beobachten. Ein jüngstes Beispiel für die robuste Begeisterung und den Vorteil der Verfolgung von *Inseln der Kompetenz* zeigte sich im Kontext eines Erstgesprächs mit einer Jugendlichen, die in das Notfallgruppenpflegeprogramm der Agentur aufgenommen wurde, bei der ich als klinischer Direktor tätig bin. Während des Interviews erzählte diese 15-Jährige, die ich Jenny nennen werde, die Geschichte ihres turbulenten Familienlebens, das letztendlich dazu führte, dass sie von zu Hause weglief. Jenny erlitt andere traumatische Erfahrungen wie Verlust und Treuebruch, die sich zu einem sehr hohen Score im Fragebogen zu Adverse Childhood Experiences (ACEs, dt.: belastenden Kindheitserfahrungen) und einem diagnostischen Bild eines komplexen interpersonalen Traumas addierten. Ich schätze die breite klinische Expertise der Autoren mit einer Karriere von fünf Jahrzehnten, wie sie in ihrer Beschreibung der Arbeit mit Jugendlichen wie Jenny zum Ausdruck kommt: „Wir entdeckten, dass einige Kinder die Leiden des biblischen Hiob durchlebten."

Jennys gedrückte Stimmung änderte sich jedoch dramatisch, als ich sie nach ihren Interessen und Talenten fragte. Diese chronisch depressive Jugendliche wurde lebhaft, energiegeladen und begeistert, während sie über ihre Leidenschaft fürs Kochen sprach. Sie beschrieb in exquisiten Details ihre Spezialgerichte, die von Meeresfrüchten bis zu einer Vielzahl von ethnischen Lebensmitteln reichten. Ich fragte, ob sie gerne ein besonderes Abendessen für ihr Cottage kochen würde. Sie antwortete mit einem echten Lächeln. Sie bat begeistert darum, dies so bald wie möglich tun zu können. Nachdem ich Jenny zurück zu ihrem Cottage gebracht hatte, sprach ich mit einem der leitenden Jugendberater über Jennys leidenschaftliches Interesse am Kochen und ihren Wunsch, ein besonderes Abendessen für ihre Altersgenossen und das Personal in der Gruppe zu kochen. Der Jugendberater verpflichtete sich, mit Jenny einkaufen zu gehen und das zu besorgen, was sie zum Kochen ihres Abendessens brauchte. Am nächsten Tag brachte ich einen Stapel von Kochmagazinen, die meine Frau Mary bereit war abzugeben, um Jenny Material zu geben, das ihre Interessen stärkt. Die Verfolgung von Jennys *Insel der Kompetenz* lud sie ein, eine Seite ihrer Persönlichkeit zu zeigen, die ich vielleicht in diesem ersten Interview nicht entdeckt hätte, und ermöglichte es uns, Interventionen zu planen, um diese Stärken im Verlauf ihrer Behandlung zu unterstützen.

In dieser neuesten Ausarbeitung ihrer Arbeit entwickeln Goldstein und Brooks das integrative Konzept der Ausdauer und seine Grundlagen, die sieben Instinkte, in akribischer Detailtreue. Sie liefern eine Fülle von praktischen Beispielen aus ihrer klinischen Arbeit, einschließlich Beratung und Schulung von Lehrern und Eltern. Die sieben Instinkte, die in den Kapiteln dieses Buches definiert und ausgearbeitet werden, tragen die Fäden zum Gewebe bei, die Ausdauer in ein bemerkenswertes Resilienzgewebe verflechten. Das ganzheitliche Gewebe, das in diesem Buch skizziert wird, erkennt an, dass „Resilienz ein Prozess des kompetenten Funktionierens unter Belastung ist und Selbstkontrolle die innere Kontrolle ist, die erforderlich ist, um über die Zeit hinweg widerstandsfähig zu sein. Ausdauer ist die Willensstärke, Entschlossenheit und der Sinn für den Zweck, die benötigt werden, um Selbstkontrolle und Resilienz zu befeuern."

Viele Forscher haben dazu beigetragen, die Natur der Resilienz zu erhellen, angefangen bei Robert White, Michael Rutter, Norman Garmezy, Emmy Werner, Suniya Luthar, Ann Masten, Michael Ungar und vielen anderen wegweisenden Denkern. Ohne die wichtigen Beiträge der aufgelisteten und anderer zu schmälern, ist das erstaunliche Geschenk von Dres. Goldstein und Brooks ihre Fähigkeit, die Theorie und Forschung aus dem Resilienzfeld in eine Sprache zu übersetzen, die für eine breite Palette von Praktikern in den Bereichen psychische Gesundheit und Kindesentwicklung sowie für Eltern und Pädagogen verständlich ist. Diese breite Reichweite und die Fähigkeit, praktische Strategien anzubieten, die in einer Vielzahl von Kontexten von Eltern und Kinderhelfern verschiedener Disziplinen und unterschiedlicher Ausbildungsstufen eingesetzt werden können, verleihen ihrer Arbeit eine außerordentliche Wirkung. Ein weiterer unglaublich hilfreicher Aspekt ihrer Arbeit ist die Identifizierung von Hindernissen, die häufig auf dem Weg zur Erreichung der gesetzten Ziele auftauchen, und von nützlichen Wege, um mit solchen potenziellen Stolpersteinen umzugehen. Diese Komponente kann besonders unterstützend für die Bemühungen von engagierten Eltern und Lehrern sein, die vielleicht alles richtig machen, aber die Veränderungen, die sie im Kind anstreben, können länger dauern und mehr Geduld erfordern, als sie ursprünglich erwartet hatten.

Vielleicht ist das wichtigste Merkmal der gesammelten Schriften von Dres. Goldstein und Brooks über Resilienz ihr äußerst sensibler und respektvoller Umgang mit Eltern und Lehrern. Diese engagierten Erwachsenen investieren Herz und Seele in ihre Bemühungen, Kinder zu führen, sind jedoch nicht immer erfolgreich. Die Faktoren, die zur Entwicklung eines Kindes beitragen, sind vielschichtig, komplex und manchmal jenseits unseres Verständnisses. Allzu oft werden Eltern, Lehrer und manchmal auch Psychotherapeuten beschuldigt, wenn die Behandlung nicht wie gewünscht voranschreitet. In vielen Fällen ist der Weg nach vorne komplex, nicht gut verstanden und nicht leicht erkennbar. Dieses Buch ist ein reicher Beitrag zu einem vollständigeren Verständnis des komplizierten Prozesses, durch den Kinder zu dem werden, was sie sind, und der Mittel, diesen Weg zu finden.

Als kurze Vorschau möchte ich auf den Instinkt des intuitiven Optimismus eingehen, der in Kap. 3 eingeführt wird. Die Autoren empfehlen eine praktische Strategie: Kinder in beitragende Aktivitäten einzubeziehen. Sie unterstützen diese Empfehlung teilweise aufgrund ihrer Forschung darüber, was Menschen als ihre glücklichsten Erinnerungen aus ihren Schulerfahrungen berichten. Während die Ergebnisse einige Leser überraschen könnten, werden diejenigen, die eine widerstandsfähige Denkweise annehmen, es als Bestätigung finden, dass Menschen in der Umfrage am häufigsten Erfahrungen erwähnten, bei denen sie auf irgendeine Weise geholfen haben, selbst wenn es etwas so Einfaches war, wie die Anwesenheitsliste ins Schulbüro zu bringen. Auf irgendeine Weise zu helfen, ermöglicht es Kindern, das Gefühl zu haben, dass sie einen Beitrag leisten und dass sie anderen etwas zu bieten haben, was dann ihr Zugehörigkeitsgefühl verstärkt. Dies ist eines der Merkmale der jahrzehntelangen Arbeit von Dres. Goldstein und Brooks zur Resilienz, das ich am meisten schätze, weil man keinen Antrag auf einen 100.000-Dollar-Zuschuss stellen muss, nicht mehr Personal einzustellen hat oder mehr Schulungen oder Ausrüstung benötigt, um Kinder zu bitten, auf irgendeine Weise zu helfen, was ihren Geist beflügelt.

Ich möchte zwei weitere Beispiele aus meinen klinischen Erfahrungen über die bahnbrechende Auswirkung der Arbeit dieser angesehenen Gelehrten und Autoren geben. Meine Agentur, das Kinderheim von Poughkeepsie, lud Dr. Brooks ein, unser Hauptredner im Jahr 2015 zu sein, als wir eine Konferenz über „Resilienz bei Kindern" organisierten. Wie bereits erwähnt, bieten diese Autoren neben ihrer anspruchsvollen klinischen Arbeit und dem Schreiben zahlreiche Präsentationen und Schulungen zu vielen Aspekten der Resilienz sowohl national als auch international an. Dr. Brooks begeisterte das Publikum auf seine gewohnt charismatische Weise mit seiner eloquenten Präsentation über Resilienz, gespickt mit Humor und fesselnden Geschichten. Als Ergebnis der Grundlage, die durch die Ausbildung, Schulung und Schriften dieser beiden bemerkenswerten Psychologen gelegt wurde, konnte ich mit wenig Widerstand verlangen, dass alle Behandlungspläne in unserer Agentur einen neuen Abschnitt mit dem Titel „Inseln der Kompetenz" enthalten. Der ursprüngliche Behandlungsplan wird jedes Quartal aktualisiert, einschließlich aller Ergänzungen von Stärken, Interessen und Talenten, die wir kürzlich bei der zu behandelnden jungen Person entdeckt haben.

Eine zweite Modifikation unseres Programms, inspiriert von Dres. Goldstein und Brooks, war unser Sanctuary Model, ein von Sandra Bloom, M.D., geschaffener, traumainformierter organisatorischer Ansatz. Integraler Bestandteil des Sanctuary Models sind Rote-Flaggen-Meetings. Rote-Flaggen-Meetings können von jedem, der mit einem Kind oder Jugendlichen arbeitet, oder vom Jugendlichen selbst einberufen werden, wenn es Rückschläge oder wiederholte Krisen gibt, die auf etwas Fehlendes in der Behandlung des Jugendlichen hindeuten. Nachdem ich eine Idee mit Dr. Bloom besprochen und mit ihrem Segen hatte, konnte ich Grüne-Flaggen-Meetings einführen. Grüne-Flaggen-Meetings können von jedem im Team oder vom Jugendlichen einberufen werden, um auf Fortschritte hinzuweisen, die ein Jugendlicher macht, insbesondere bei der Überwindung von bedeutenden Herausforderungen oder Hindernissen. Es ist eine

Gelegenheit, ihr Wachstum und ihre Fortschritte zu feiern und ihre Stärke und Entschlossenheit sowie diejenigen, die den Jugendlichen in einer schwierigen Zeit unterstützt haben, zu würdigen.

Ich erwarte voll und ganz, dass Sie dieses Buch als angenehm und lohnend empfinden werden. Die Autoren argumentieren überzeugend für Resilienz, Selbstkontrolle und Ausdauer als das wesentliche Triumvirat der menschlichen Entwicklung. Wie in ihrer vorherigen Arbeit legen Dr. Goldstein und Dr. Brooks die Wissenschaft dar, die ihre Konstrukte prägt, zusätzlich zu ihrer charakteristischen Praxis, nützliche Interventionen mit klaren Anweisungen dazu zu skizzieren, illustriert durch Beispiele aus ihren klinischen Praktiken. Sie binden Kinder und alle, die sich bemühen, mit ihnen zu arbeiten, effektiv ein, indem sie das medizinische Modell (pathologiefokussiert) durch das Resilienzmodell (stärkenfokussiert) ersetzen. Das erstere Modell hinterlässt in seinem Gefolge entmachtete und allzu oft besiegte und hoffnungslose Jugendliche sowie die wohlmeinenden Eltern, Erzieher und Fachleute, die sich bemühen, ihnen zu helfen. Das von diesen Pionierautoren unermüdlich verteidigte Resilienzmodell hat revitalisierende Energie, frische Luft und Stärkung in die Arbeit zur Unterstützung der Heilung und gesunden Entwicklung von Kindern eingebracht. Bücher sind dazu gedacht, gelesen zu werden. In diesem Fall erneut gelesen, daher werde ich die Einführung dieser neuen Konzepte und Denkweisen nicht durch weiteres Schreiben verderben, außer zu bemerken: Dies wird eine außergewöhnliche Erkundung sein, um Ihre Gedanken über Kinder und wer wir als Spezies sind, neu zu rahmen, während Sie in die kommenden Seiten eintauchen.

Poughkeepsie, NY, USA   David A. Crenshaw Ph.D., ABPP

Vorwort

Wer wir sind

Vor Tausenden von Jahren lebten unsere Vorfahren Homo sapiens durch Jagen, Fischen und Sammeln. Sie nahmen, was sie aus der Welt um sie herum brauchten. Als Nomaden schufen sie Heime in natürlichen Unterschlüpfen oder primitiven Hütten. An einem warmen Sommerabend vor 15.000 Jahren beobachteten eine Mutter und ein Vater, wie ihre drei Kinder an einem kleinen Bach in einer bewaldeten Landschaft herumtollten. Sie konnten nicht umhin zu bemerken, wie unterschiedlich ihre drei Kinder waren. Der Jüngste, draufgängerisch und kühn, fand oft neue Wege, um Nahrung zu finden. Das mittlere Kind, ruhig, sogar schüchtern, aber immer bereit zu helfen und sicherzustellen, dass jeder etwas zu essen hatte. Schließlich übernahm der Älteste zunehmend die Verantwortung für die Sicherheit der Familiengruppe, wenn die Männer auf der Jagd waren.

Über Tausende und Abertausende von Generationen hinweg bereiteten Eltern ihre Kinder auf das Erwachsenenleben vor. Kinder lernten durch Beispiele. Evolution oder der Prozess der natürlichen Selektion bestimmte eine bessere Anpassung und diente als Grundlage der Elternschaft. Obwohl Eltern durch Beispiele lehrten, war nicht jedes Kind ein gleich erfolgreiches. Wie bei jeder Spezies entwickelte sich diese Grundlage zu einem Satz von Instinkten, die in jedem Mitglied der Spezies vorhanden, aber ungleichmäßig verteilt waren. Diese Instinkte verbesserten das Überleben. Mit der Evolution der Spezies nahmen auch die Komplexität und Bedeutung dieser Instinkte zu. Im Einklang mit der Umwelt wurden diese Instinkte von Erfahrungen abhängig, um zu gedeihen und einen positiven Einfluss auf das Verhalten auszuüben.

Wie Matt Ridley 2011 in seinem Buch *Der rationale Optimist* schrieb: „Irgendwann wurde die menschliche Intelligenz kollektiv und kumulativ auf eine Weise, die keinem anderen Tier passierte." Über Zehntausende von Jahren hat uns dies unzählige Vorteile gebracht, aber mindestens einen unerwarteten Nachteil. Wir haben es versäumt, die Kraft vieler menschlicher Instinkte in der Gestaltung der Kindesentwicklung und des Erwachsenenlebens ausreichend zu schätzen. Ob wir es realisiert haben oder nicht, wir haben bis vor Kurzem aus der Position heraus erzogen und unterrichtet, dass Kinder eine Tabula rasa oder unbeschriebene Blätter sind, die darauf warten, mit Wissen gefüllt zu werden.

In diesem Buch schlagen wir vor, dass der lange Übergang von der Kindheit zum Erwachsenenalter auf einer Grundlage der sieben Instinkte aufgebaut sein muss, die wir unter den Schirm der *Ausdauer* gestellt haben. Wir müssen unsere Herangehensweise an die Erziehung, Bildung und Sozialisierung unserer Kinder neu definieren, wenn wir sie auf eine Zukunft vorbereiten wollen, die sich nur wenige, wenn überhaupt, von uns vorstellen können.

Wir sind glücklich über unsere Freundschaft in den letzten 30 Jahren. Während viele unserer Kollegen in den Ruhestand gehen oder beginnen, ihre berufliche und akademische Arbeit einzuschränken, befinden wir uns in einer einzigartigen und aufregenden Zeit unseres Lebens, einer Zeit, in der sich unsere Ideen und Theorien weiterhin entwickeln.

Viele Menschen haben bedeutende Beiträge zu unserer gemeinsamen Arbeit geleistet. Wir möchten unserem Literaturagenten von fast 25 Jahren, James Levine, unserem ersten Redakteur, Matthew Carnicelli, und unserer aktuellen Redakteurin bei Springer, Judy Jones, danken. Alle drei Personen haben unsere Vision geschätzt und ihr vertraut. Wir hatten auch die Möglichkeit, mit vielen hervorragenden Redakteuren bei mehreren Verlagen zusammenzuarbeiten, die unsere acht Sachbücher, fünf Lehrbücher und ein Elternprogramm betreut haben. Bei all unseren Büchern sowie Film-, Radio-, Forschungs- und Artikelprojekten wurden wir durch die Sorgfalt und Arbeit unserer Redaktionsassistentin Kathy Gardner und für dieses Buch Moana Erickson gesegnet.

Wir sind auch unseren Familien, Freunden und Kollegen zu Dank verpflichtet, die unsere Leidenschaft für die Schaffung neuer Ideen nachsichtig behandelt haben und nie gezögert haben, uns zu sagen, was sie von diesen Ideen halten. Wir danken Dr. Crenshaw für sein nachdenkliches Vorwort. Schließlich wäre ohne die Tausenden von Kindern und Familien, die unsere Hilfe suchen und unserem Rat vertrauen, *Ausdauer bei Kindern* nie geschrieben worden.

Die vielen Familien, die Sie in diesem Buch kennenlernen werden, repräsentieren die Bevölkerungsgruppen, mit denen wir in unseren klinischen Praxen gearbeitet haben. Obwohl einige Geschichten Zusammenstellungen von Erfahrungen sind, spiegeln alle Beispiele den Verlauf der Ereignisse für echte Kinder und Familien wider. Daher bieten wir viele dieser Geschichten als „wir" und „unsere" an, anstatt Bob oder Sam.

Ein letzter Punkt. Wir haben dieses Buch während einer der herausforderndsten Zeiten in unserem Leben und dem Leben unserer Kinder geschrieben, wie sich in der Pandemie von 2020, dem wachsenden politischen Schisma in Amerika und auf der ganzen Welt und unserer erneuten Konfrontation mit Rassismus widerspiegelt. Während die von uns vorgeschlagenen Prinzipien und Strategien zu jeder Zeit anwendbar sind, gewinnen sie noch größere Bedeutung, wenn wir unseren Kindern helfen, diesen beispiellosen Ereignissen mit erhöhtem Optimismus, Mitgefühl, Resilienz und Ausdauer entgegenzutreten.

Lassen Sie uns daran erinnern, wie Neil Postman geschrieben hat: „Kinder sind die lebenden Botschaften, die wir an eine Zeit senden, die wir nicht sehen werden". Wir hoffen, dass die Ideen, Prinzipien und Strategien in diesem Buch einen positiven Unterschied in Ihrem Leben und dem Leben Ihrer Kinder heute und weit in die Zukunft hinein machen werden.

Sam Goldstein Ph.D.
Robert B. Brooks Ph.D.

Lob für *Ausdauer bei Kindern*

„In *Ausdauer bei Kindern: Die sieben Instinkte für lebenslangen Erfolg fördern* bieten Dr. Goldstein und Dr. Brooks überzeugende Beweise für ein kontrastierendes Modell, das besagt, dass Kinder instinktiv empathisch und motiviert sind und das Ziel von Betreuungspersonen darin besteht, diese Attribute bei den Kindern, die sie betreuen, zu nähren, zu fördern und zu entwickeln. Die Zusammenarbeit dieser beiden angesehenen Psychologen hat seit Jahrzehnten Auswirkungen auf unser Fachgebiet und dieses neue Buch setzt diese Tradition fort."

—Richard D. Lavoie, M.A., M.Ed., Autor von *Es ist so viel Arbeit, Ihr Freund zu sein: Kindern mit Lernbehinderungen dabei helfen, sozialen Erfolg zu finden*

„Dres. Goldstein und Brooks sind Verkörperungen von Ausdauer und ihren sieben Instinkten. Wir sehen dies in ihren klinischen Geschichten und wie sie über Jahrzehnte hinweg Intuitiven Optimismus, Intrinsische Motivation, Mitfühlende Empathie, Echten Altruismus, Tugendhafte Verantwortung und die anderen Instinkte genutzt haben, um die Kompetenzinseln von Kindern und Jugendlichen in ein Leben voller bedeutungsvoller Verbindungen zu verwandeln. Die sieben Instinkte, die zur Ausdauer beitragen, können mit den Dimensionen der Multiplen Intelligenzen verglichen werden und ich erwarte, dass sich Ausdauer als ebenso revolutionäres Konzept in der Bildung und Psychotherapie erweisen wird, wie MI es war. Sie könnten nicht nach einem vollständigeren Leitfaden für einen erhebenden Erziehungs-, klinischen und pädagogischen Ansatz fragen, der die Stärke und Würde von Kindern zutiefst respektiert."

—Maurice J. Elias, Ph.D., Direktor, Labor für sozial-emotionale und Charakterentwicklung, Rutgers Universität; Mitautor von *Förderung der Charakterbildung von Schülern: Alltägliche Unterrichtsaktivitäten für sozial-emotionales Lernen*

„Es gibt einen ‚Trick' bei dem Buch *Ausdauer bei Kindern* von Dres. Goldstein und Brooks. Sie könnten es aufgreifen, um zu lesen und aufzunehmen, weil Sie

Ihren Kindern die sieben Instinkte beibringen wollen. Aber wenn Sie ehrlich sind, werden Sie auch anfangen, diese für sich selbst zu üben. Beim ersten Durchlesen geht es schnell. Für Ihren zweiten Durchgang bringen Sie ein Notizbuch mit."
—Chris Brogan, Geschäftsberater; Mitautor von *Trust Agents*

„Ich habe große Freude daran, aus dem neuesten Buch von Goldstein und Brooks zu lernen. Ihre evidenzbasierte Informationsfülle hat bei mir einen tiefen Eindruck hinterlassen – nicht nur zur Anwendung bei den vielen Kindern, mit denen ich arbeite, sondern auch bei meinen reiferen erwachsenen Klienten. Ob ein Kind 10 Jahre alt ist oder in seinen 60ern oder 70ern, es ist nie zu alt, um in seiner Entwicklung der Ausdauer gefördert zu werden. Und wir, als Eltern, Lehrer oder Berater, werden dankbar sein, da dieses Buch auf so viele verschiedene Weisen aufzeigt, wie wir, die Nährer, nähren können."
—Michelle Garcia Winner, MA-CCC, Gründerin, Social Thinking Methodology; Autorin von *Denken über dich nach, denken über mich nach*

„*Ausdauer bei Kindern* hat es mir ermöglicht, viele meiner Erfahrungen mit Kindern zu betrachten und die Bedeutung zu verstehen, jede Herausforderung mit einer positiven Sicht auf das, was wir gut machen, und nicht nur auf das, was fehlt, anzugehen. *Ausdauer bei Kindern* ist so einfach zu lesen und zu verstehen, wie man die sieben Instinkte pflegt, um das Wachstum jedes Kindes und jeder Person zu unterstützen. *Ausdauer bei Kindern* ist die perfekte Balance zwischen Konzepten, Wissen, wissenschaftlichem Diskurs, praktischen Ideen und herzerwärmenden Geschichten, die die im Buch geteilten Prinzipien wirklich veranschaulichen."
—Encarni Gallardo, MBA, CPM, Geschäftsführerin, Children's Service Society of Utah

„In *Ausdauer bei Kindern* machen Sam Goldstein und Robert Brooks kritische Ideen in einer gesprächigen, klinisch reichen, warmen und ermutigenden Art zugänglich. Das Verständnis von intuitivem Optimismus, Inseln der Kompetenz und intrinsischer Motivation hilft uns, selbstmitfühlend zu sein, Freude und Ausdauer zu pflegen und Kindern zu helfen, ihr volles Potenzial zu entwickeln. Sie geben keine Formel oder Rezept, sondern bieten innovative Vorschläge, unterstützende Reflexion und Ermutigung zum Dialog, verstärken ein Gefühl der persönlichen Kontrolle und lehren Problemlösungsstrategien."
—Nancy Rappaport, M.D., außerordentliche Professorin für Psychiatrie, Harvard Medical School; Mitautorin von *Der Verhaltenscode: Ein praktischer Leitfaden zum Verstehen und Unterrichten der herausforderndsten Schüler*

„Herzlich und überquellend vor Weisheit offenbart dieses praktische und fürsorgliche Buch, wie Eltern das angeborene Wohlbefinden und Potenzial ihrer Kinder fördern können. Zwei der freundlichsten und angesehensten Personen in diesem

Bereich bieten uns erneut eine frische Perspektive auf die Erziehung glücklicher, widerstandsfähiger und auch ausdauernder Kinder."
—Mark Bertin, M.D., Autor von *Wie Kinder gedeihen*

„In einem leicht zu lesenden, erzählerischen Stil vermitteln Dr. Goldstein und Dr. Brooks ihr innovatives Konzept der Ausdauer bei Kindern zusammen mit ihren sieben wesentlichen Instinkten durch herzerwärmende Geschichten, persönliche und berufliche Einblicke, Forschung und Weisheit. In einer Zeit, in der Lebensherausforderungen allgegenwärtig sind, wird dieses Buch Hoffnung wecken, Anleitung bieten und die Notwendigkeit von Mitgefühl in unserer Bestrebung betonen, widerstandsfähige Kinder zu erziehen und unseren menschlichen Geist zu nähren."
—Joyce C. Mills, Ph.D., Gründerin von StoryPlay® Global; Mitautorin von *Therapeutische Metaphern für Kinder und das innere Kind*

„Die Autoren sind führend in dieser Arbeit und haben einen dringend benötigten Leitfaden erstellt, der auf über 30 Jahren Forschung, Praxis und Reflexion basiert, was Kinder wirklich antreibt und Ausdauer fördert und wie Familien, Pädagogen und medizinische Fachleute ihre Entwicklung unterstützen können."
—Katherine Dockweiller, Ed.D., Mitbegründerin von Healthy Minds, Healthy Schools Las Vegas, Nevada

„Seit Jahrzehnten haben Dr. Goldstein und Dr. Brooks bedeutende Beiträge zum Bereich der Kindesentwicklung geleistet. Dieses Buch ist keine Ausnahme. Seine Auswirkungen gehen jedoch weit über die klinische und pädagogische Umgebung hinaus und machen es zu einer wertvollen Ressource für persönliche und berufliche Entwicklung. Die gestellten Fragen bieten eine Wegbeschreibung für persönliche Reflexion und zur Förderung von Ausdauer bei anderen und uns selbst. Mit ihrer Entscheidung, zunächst die Stärken von Kindern zu entdecken, bieten sie eine starke Perspektivenverschiebung. Anstatt sich auf Defizite zu konzentrieren, suchen sie nach der ‚Insel der Kompetenz' jedes Kindes. Diese tiefgreifende Handlung stellt die kritische Komponente der persönlichen Kontrolle wieder her – etwas, das wir alle für die persönliche Transformation benötigen. Dieses Buch demonstriert die Kraft der Stärken, die Attribute von Resilienz und Ausdauer zu nähren. Ob Sie ein Elternteil, ein Lehrer, ein Kollege oder ein Führer sind, diese kritische Arbeit ist jetzt wichtiger denn je."
—Rob Hatch, Executive Coach, Autor von *ACHTUNG!*

„Dieses Buch kombiniert wissenschaftliche Studien, philosophisches Denken und praktische Erfahrung mit innovativen Konzepten und Praxis. Daher ist dieses Buch ein wichtiges und bedeutendes Lesematerial für Fachleute, Eltern und die breite Öffentlichkeit."
—Iris Manor, M.D., außerordentliche Professorin, Sackler Fakultät für Medizin, Tel Aviv Universität, Israel

„Dres. Goldstein und Brooks verbinden die Wissenschaft hinter Prinzipien, die wir alle auf eine fesselnde Weise erlebt haben, die uns eine Wegbeschreibung gibt, um unsere Kinder zu befähigen, das Beste zu sein, was sie sein können."
—Alan Fine, Gründer, Präsident von InsideOut Development

Inhaltsverzeichnis

1	**Unsere dreißigjährige Reise**.	1
	Eine Freundschaft beginnt	2
	Das medizinische Modell	3
	Ein Wechsel zu einem Resilienzmodell	5
	Die Mängel der Vorhersage.	5
	Wie das Gehirn und der Geist funktionieren.	6
	Geschenke von unseren Kindern.	8
	Ein Fokus auf Resilienz und eine resiliente Denkweise	13
	Förderung von Kompetenzinseln	15
	Die Auswirkungen eines charismatischen Erwachsenen: „Du musst einfach meinen Vater kennen".	18
	Warum dieses Buch? Warum ein Fokus auf *Ausdauer?*	19
2	**Hartnäckigkeit ist instinktiv**	21
	Wie wissen sie das?.	22
	Ein Vorschulabbrecher	23
	Die Rolle der Eltern	24
	Die sieben Instinkte der *Ausdauer*	25
	Unsere Kinder, ihre Zukunft.	32
3	**Intuitiver Optimismus**.	33
	Was ist Intuitiver Optimismus?.	34
	Die Vorteile des Optimismus.	36
	Pflege der Ausdauer	37
	Förderung des Intuitiven Optimismus.	38
	Versuche es immer wieder	49
4	**Intrinsische Motivation**.	51
	Das Bedürfnis zu gehören und sich verbunden zu fühlen.	57
	Das Bedürfnis nach Selbstbestimmung und Autonomie.	60
	Das Bedürfnis, sich kompetent zu fühlen	63
	Das Bedürfnis nach Zweck.	65
	Die Eigenschaften, mit denen wir geboren werden	67

5	**Mitfühlende Empathie**	69
	Die Kraft der Mitfühlenden Empathie	70
	Mitgefühl und Empathie: eine starke Dynamik	71
	Von Geburt an vorhanden	72
	Verstärkung von Empathie und Mitgefühl bei sehr jungen Kindern	73
	Wenn Kinder das Säuglings- und Kleinkindalter hinter sich lassen	75
	Lassen Sie uns Selbstmitgefühl nicht vergessen	75
	Hindernisse bei der Pflege von Mitfühlender Empathie	79
	Ein Wort der Vorsicht und Hoffnung	84
6	**Simultane Intelligenz**	85
	Warum denken wir?	88
	Können wir Kindern Strategien beibringen, um die Simultane Intelligenz zu verbessern?	90
	Ein alter Löwe und ein schlauer Fuchs	97
7	**Echter Altruismus**	99
	Ein fallender Ball: ein Fortschritt in der evolutionären Psychologie	100
	Förderung von Echtem Altruismus bei unseren Kindern	103
	Ist Lob in Ordnung?	108
	Schritt für Schritt	110
8	**Tugendhafte Verantwortung**	113
	Ein Porträt einer Familie in Not	115
	Geister aus der Vergangenheit beeinflussen die Gegenwart	118
	Überlegung eines neuen Erziehungsansatzes	119
	Das Üben von Grenzen setzen	120
	„Glaubst du, wir nerven dich?"	121
	Tugendhafte Verantwortung, Zusammenarbeit und mitwirkende Aktivitäten	123
	Natürliche und logische Konsequenzen	124
	Die Gefahr niedriger Erwartungen an verantwortungsvolles Handeln	126
	Interventionen zur Stärkung der Hoffnung im schulischen Umfeld	127
	Eine kurze Zusammenfassung unserer Interventionen	128
	Vier Personen	129
9	**Gemessene Fairness**	131
	Ein Sinn für Fairness: von frühem Alter an vorhanden	133
	Fairness und Bestrafung	135
	Jenseits der Familie: kulturelle Unterschiede	135
	Die Präsenz von „Warum ich?"	138
	Reflexionen über die Sinnlosigkeit der Frage „Warum ich?"	142
	Die „Ismen", die die Fairness untergraben	144
	Eltern fördern Gemessene Fairness	145
	Die Herausforderung, fair zu denken und zu sein	146

10	**Gehirntanz**	149
	Gehirntanz	151
	Die unheilige Dreifaltigkeit	152
	Die Lösung vor uns	159
	Hundert Jahre in der Zukunft	159
	Wir sind uns selbst bewusst	161
Literatur		163

Über die Autoren

Sam Goldstein erwarb seinen Doktortitel in Schulpsychologie von der Universität von Utah und ist als Psychologe und zertifizierter Schulpsychologe im Bundesstaat Utah lizenziert. Er ist auch als pädiatrischer Neuropsychologe zertifiziert und im Rat für das Nationale Register der Gesundheitsdienstleister in Psychologie gelistet. Er ist Fellow der American Psychological Association und der National Academy of Neuropsychology. Er ist außerordentlicher Assistenzprofessor in der Abteilung für Psychiatrie der Medizinischen Fakultät der Universität von Utah. Er hat über fünfzig klinische und Handelspublikationen, drei Dutzend Kapitel, fast drei Dutzend von Experten begutachtete wissenschaftliche Artikel und acht psychologische und neuropsychologische Tests verfasst, mitverfasst oder mit herausgegeben. Seit 1980 ist er als klinischer Direktor des Neurologie-, Lern- und Verhaltenszentrums in Salt Lake City, Utah, tätig.

Robert B. Brooks erwarb seinen Doktortitel in Klinischer Psychologie an der Clark University in Worcester, MA, und absolvierte ein Postdoktoranden-Stipendium an der Medizinischen Fakultät der University of Colorado in Denver. Er ist Facharzt für Klinische Psychologie und im Rat für das Nationale Register der Gesundheitsdienstleister in der Psychologie gelistet. Derzeit ist er Teilzeitdozent an der Harvard Medical School und ehemaliger Direktor der Abteilung für Psychologie am McLean Hospital, einem privaten psychiatrischen Krankenhaus. Er hat 18 Bücher verfasst, mitverfasst oder mit herausgegeben und darüber hinaus fast drei Dutzend Kapitel und mehr als drei Dutzend von Experten begutachtete wissenschaftliche Artikel verfasst oder mitverfasst. Er hat zahlreiche Auszeichnungen für seine Arbeit erhalten, darunter zuletzt den Mental Health Humanitarian Award vom William James College in Massachusetts für seine Beiträge als Kliniker, Pädagoge und Autor.

Auch von diesen Autoren:

Resiliente Kinder erziehen (2001)
  Sieben Schritte, um Ihrem Kind weniger Sorgen zu machen (mit Kristy Hagar) (2002)
  Elterntraining-Handbuch für resiliente Kinder (2002)
  Resilienz in unseren Kindern fördern (2003)
  Die Kraft der Resilienz (2004)
  Wütende Kinder, besorgte Eltern (mit Sharon Weiss) (2004)
  Handbuch der Resilienz bei Kindern (2005)
  Sieben Schritte zur Verbesserung der sozialen Fähigkeiten Ihres Kindes (mit Kristy Hagar) (2006)
  Verstehen und Verwalten des Klassenverhaltens von Kindern – 2. Auflage (2007)
  Ein selbst diszipliniertes Kind erziehen (2009)
  Resiliente Kinder mit Autismus-Spektrum-Störungen erziehen (2012)
  Handbuch der Resilienz bei Kindern – 2. Auflage (2012)
  Spieltherapie-Interventionen zur Stärkung der Resilienz (mit David Crenshaw) (2015)
  Handbuch der Resilienz bei Kindern – 3. Auflage (in Arbeit)

Kapitel 1
Unsere dreißigjährige Reise

Von sehr jungem Alter an zeigte Andrew starke Symptome der Autismus-Spektrum-Störung. Er war sozial distanziert, schien von Objekten fasziniert und verbrachte die meiste Zeit abseits von anderen. Andrew fehlte die instinktive Verbindung, die junge Kinder mit Erwachsenen teilen. Er hatte Schwierigkeiten, die Perspektive anderer einzunehmen, schien kein Mitgefühl zu haben und war leicht zu verunsichern.

Obwohl Andrew langsam grundlegende soziale Fähigkeiten erwarb, zeigte er weiterhin ein Interesse am „Löffeln". Er hatte einen Lieblingsholzlöffel mit einem Loch in der Mitte, den er wie einen Taktstock hielt. Er schwenkte ihn hin und her und blickte gelegentlich durch das Loch auf die Welt um ihn herum. Während er dieses Verhalten zeigte, bewegte er sich manchmal scheinbar ziellos im Kreis. Manchmal murmelte oder sang er vor sich hin. Die Worte waren jedoch nie verständlich. Wenn man ihn alleine ließ, verfiel er stundenlang in dieses Verhalten. Er weinte nicht, wenn seine Eltern ihm den Löffel wegnahmen. Stattdessen ersetzte er ihn einfach durch ein anderes längliches Objekt. Andrews Großeltern, die keine Bildung über Autismus hatten, dachten, dass dieses Verhalten für Andrew irgendwie wichtig sein muss, und brachten ihm Holzlöffel, sehr zum Unmut seiner Eltern.

Wir verstanden den Zweck dieses Verhaltens nicht. Andrew, der zu sprechen lernte und für sein Alter von fünf Jahren anscheinend normale Intelligenz besaß, konnte uns keine Erklärung für das Auftreten von „Löffeln" geben. Andrews Eltern befürchteten, dass er dieses Verhalten in der Schule zeigen würde, sodass wir etwa sechs Monate vor Schulbeginn dieses Verhalten als Verstärker nutzten. Das heißt, Andrew konnte seinen Holzlöffel haben, wenn er bestimmte Verhaltensweisen angemessen zeigte, zum Beispiel ein Spiel mit seinen Eltern zu spielen oder beim Abendessen sitzen zu bleiben.

Andrew stimmte zu, den Löffel nicht mit in die Schule zu nehmen. Im Gegenzug wurde ihm, wenn er nach Hause kam, eine halbe Stunde „Löffelzeit" gegeben. Interessanterweise ersetzte Andrew seinen Löffel in der Schule mit keinem anderen Objekt und tatsächlich beobachtete seine Lehrerin nie, dass er das Löffelverhalten zeigte, obwohl er während der Pause manchmal alleine auf dem Spielplatz herumwanderte und manchmal mit sich selbst sprach. Andrews Gebrauch des Löffels zu Hause nahm im folgenden Jahr ab.

Im Alter von sechseinhalb Jahren brachte er uns bei einem Besuch ein Geschenkpaket. Es war der Löffel. Er sagte uns, dass er ihn nicht mehr „brauche" und wir ihn jemand anderem geben könnten, der ihn vielleicht braucht. Dies wäre nicht das letzte Mal, dass wir Andrew besuchten. Tatsächlich kehrte Andrew fünfunddreißig Jahre später zu uns zurück, um unsere Hilfe zu suchen. Wir werden Andrews Besuch in Kap. 10 besprechen.

Eine Freundschaft beginnt

C. S. Lewisschrieb: „Freundschaft entsteht in dem Moment, in dem eine Person zur anderen sagt: ‚Was! Du auch? Ich dachte, ich wäre der Einzige.'" Wir trafen uns 1992 auf einer Psychologiekonferenz. Beim Mittagessen stellten wir fest, dass wir nach fünfzehn Jahren Arbeit mit Kindern und Familien zu dem gleichen Schluss gekommen waren – wir waren weit davon entfernt, die Hoffnungund Hilfe zu bieten, die wir uns vorgestellt hatten.

Während dieses Mittagessens entstand eine tiefe Freundschaft und Zusammenarbeit. Wir verbrachten Stunden damit, Gedanken über den Rahmen und die Mängel unserer Ausbildung als Psychologenund über einen alternativen, stärkenbasierten Ansatz und Perspektiveauszutauschen, die wir begonnen hatten zu verfolgen. Diese neue Perspektive, glaubten wir, wäre viel effektiver bei der Verbesserung des Lebens von Kindern und Erwachsenen als die, die wir gelernt und in unserer Arbeit gewissenhaft angewendet hatten. Wir ahnten nicht, dass unser Bestreben, diesen neuen Rahmen zu artikulieren, in der Mitautorenschaft oder Mitherausgabe von 14 wissenschaftlichen und Sachbüchern, einem Elternprogramm, unzähligen Artikeln, Kapiteln, einer Radioserie und einem preisgekrönten Dokumentarfilm für die breite Öffentlichkeit und Fachpublikum resultieren würde. In jedem Projekt hatten wir Gelegenheiten, unsere Ideen in unserer klinischen Arbeit und darüber hinaus weiter auszuführen.

Unsere sich entwickelnde Perspektive steht im Einklang mit ähnlichen Veränderungen, die in den letzten 30 Jahren in der Psychologie und der psychischen Gesundheit stattgefunden haben, wie die Entstehung dessen, was als Fachgebiet der *Positiven Psychologie* bezeichnet wurde. Viele der Titel und Inhalte von Büchern und Artikeln, die seit 1992 in der Klinischen Psychologie veröffentlicht wurden, spiegeln eine Verschiebung im Fokus wider, die weiterhin stattfindet. Wir hatten das Glück, dass unsere Ideen bei so vielen Eltern und Fachleuten Anklang fanden. Zwischen uns hatten wir die Gelegenheit, unsere Ideen mit unzähligen anderen Menschen aus allen Lebensbereichen zu teilen und Zehntausende von Fachleuten auf vier Kontinenten auszubilden.

Ausdauer bei Kindern ist eine Weiterentwicklung unserer fortlaufenden Ausarbeitung eines stärkenbasierten Modells zum Verständnis menschlichen Verhaltens und zur Stärkung von Jugendlichen und Erwachsenen. Das Konzept der Ausdauerhat seine Wurzeln in unseren früheren Arbeiten, in denen wir die Komponenten der Resilienz und Selbstbeherrschung untersucht haben. Nach dem Schreiben der Sachbücher *Resiliente Kinder erziehen, Die Kraft der Resilienz* und *Resilienz fördern bei unseren Kindern* sowie der Mitherausgabe des wissenschaftlichen Bandes *Handbuch der Resilienz bei Kindern,* in dem wir das Konzept einer *resilienten Denkweise* einführten und ausarbeiteten, erkannten wir, dass eine Komponente dieser Denkweise gesonderte Aufmerksamkeit verdiente – die Selbstbeherrschung. Dies veranlasste uns zu weiterer Forschung und zur Verfassung von *Ein selbstbeherrschtes Kind erziehen.*

Wir denken, dass Resilienz ein Prozess des kompetenten Funktionierens unter Druck und Selbstbeherrschung die innere Kontrolle ist, die erforderlich ist, um über die Zeit hinweg resilient zu sein. In unserer fortlaufenden Arbeit mit Kindern und Familien erkannten wir, dass die Leitlinien der Resilienz und Selbstbeherrschung immer hilfreich waren, aber manchmal unseren Zielen nicht gerecht wurden. Durch unsere berufliche und persönliche Erfahrung verstanden wir, dass funktionales Verhalten und Selbstkontrolle über die Zeit eine gewisse Art von Entschlossenheit und einen festen Griff bei der Ausrichtung von Lebensentscheidungen erfordern. Das ist, was Ausdauer darstellt. Ausdauer ist die Stärke des Willens, Entschlossenheit und Sinn für den Zweck, die benötigt werden, um Selbstbeherrschung und Resilienz zu fördern. Ausdauer ist verwurzelt in einer Denkweise des standhaften Glaubens.

Unser Ziel bei der Verfassung dieses Buches ist es, das Konzept der Ausdauer vorzustellen und die Wege zu definieren, auf denen es mit den früheren Konzepten, die wir behandelt haben, verflochten und eine Ausarbeitung davon ist. In diesem Buch setzen wir unsere Reise von dreißig Jahren fort. Wir werden das Dritte von dem behandeln, was wir als *essenzielle Triade von menschlicher Entwicklung* betrachten – Resilienz, Selbstbeherrschung und Ausdauer. Um Ihnen zu helfen, die Veränderungen in unserem Denken während der letzten Jahrzehnte vollständig zu verstehen, ist es unserer Meinung nach hilfreich, die Forschung und Erfahrungen, die uns ermutigt haben, unseren Weg während unserer beruflichen Reise mehrmals zu ändern, kurz zu beschreiben.

Das medizinische Modell

Inunserer Arbeit in tertiären Versorgungsprogrammen (Programme für Kinder mit sehr ernsten Problemen) stellten wir fest, dass einige Kinder die Leiden des biblischen Hiob durchlebten. Diese Kinder standen nicht nur ein oder zwei Widrigkeiten gegenüber, sondern mehreren Herausforderungen, von denen jede allein in vielen Lebensbereichen Beeinträchtigungen verursachte, aber zusammen zu erheblichen Störungen in der Schule, auf dem Spielplatz und innerhalb der Familie führten. Wir wurden von unseren Vorgesetzten im *medizinischen Modell* ausgebildet. Genau das Modell, in dem sie ausgebildet wurden. Einfach ausgedrückt konzentriert sich dieses Modell auf die Identifizierung und Behebung dessen, was bei Menschen falsch ist. Für diese Kinder war unsere Suche nach Problemen und die Behebung ihrer Probleme überwältigend.

Die grundlegende Prämisse eines *medizinischen Modells* scheint auf den ersten Blick lobenswert zu sein, nämlich wenn man das behebt, was bei Menschen falsch ist, ebnet man ihnen das Spielfeld des Lebens. Wir haben wenig erkannt, dass eine solche Prämisse Scheuklappen schuf, die unseren Blick auf die gesamte Person einschränkten. Wir hatten eine 20/20 Vision in unserer Suche nach Pathologie, aber wir verbrachten wenig, wenn überhaupt, Zeit damit, die Stärken zu suchen, die in jedem Einzelnen wohnten. Als psychische Gesundheitsfachleute waren wir sehr gut darin geschult, Probleme bei Kindern und Erwachsenen zu finden, mit denen wir arbeiteten. Tatsächlich waren wir so gut ausgebildet, dass wir bei jedem mindestens etwas Falsches finden konnten!

Es ist verständlich, dass das *medizinische Modell* auf die psychische Gesundheitsversorgung angewendet wurde. Schließlich war die psychische Gesundheitsversorgung typischerweise eine Erweiterung der medizinischen Versorgung, insbesondere da die ersten psychischen Gesundheitsfachleute tatsächlich Ärzte waren. Die Psychiatrie ist ein ganzes Feld, das aus der physischen Medizin entwickelt wurde und sich speziell auf die psychische Gesundheit konzentriert. Aber heute sind die meisten psychischen Gesundheitsfachleute keine Ärzte. Tatsächlich engagieren sich viele Psychiater, während sie medizinische Versorgung durch Verschreibung psychiatrischer Medikamente leisten, nicht in anderen Formen der psychischen Gesundheitsversorgung.

Während unserer Karriere haben wir erkannt, dass die Beurteilung dessen, was mit Ihnen nicht stimmt, Informationen über Ihr aktuelles Leben und die Herausforderungen, denen Sie gegenüberstehen, liefern kann; jedoch erzählt uns das, was an Ihnen in einer Vielzahl von Bereichen – allgemeine Entwicklung, Interessen, Emotionen, Verhalten, Intellekt, Beziehungen zu anderen, um nur einige zu nennen – richtig ist, viel mehr darüber, was Sie im Leben erreichen können und werden. Wir haben uns stetig von einem medizinischen Modell entfernt, das darauf abzielt zu wissen, was falsch ist, und es zu beheben, hin zu einem umfassenden, ganzheitlichen Modell, das anerkennt, dass Symptomlinderung notwendig ist, um unmittelbare Probleme und Beeinträchtigungen zu lindern. Aber es reicht nicht aus, um herausgeforderte Kinder glücklich und erfolgreich in ihr Erwachsenenleben überzuleiten. Diese Idee bildete die Grundlage für unser erstes Buch *Raising Resilient Children*. Dies ist ein Ergebnis, das alle Eltern erhoffen und für ihre Kinder wünschen.

Ein Wechsel zu einem Resilienzmodell

Wir haben das *medizinische Modell* durch ein *Resilienzmodell* ersetzt. Wir haben erkannt, dass das Erlernen von Bewältigungsstrategien nur der erste Schritt ist, um trotz jeglicher Widrigkeiten gut zu funktionieren und, noch wichtiger, erfolgreich in das Erwachsenenleben überzugehen. Wir haben verstanden, dass die Biologie kein Schicksal ist, obwohl es eine Tatsache ist, dass sie die Wahrscheinlichkeit beeinflusst. Wir sind uns bewusst, dass unsere Gene die Grenzen des Spielfelds unseres Lebens bestimmen. Aber wir erkennen auch, dass unsere Erfahrungen beeinflussen, wie und auf welche Weise sich diese Gene ausdrücken und letztendlich wohin unser Leben uns in einem weiten Feld von Möglichkeiten führt.

In unserer Arbeit hatten wir die Gelegenheit, die ersten Kinder, mit denen wir gearbeitet haben, aufwachsen zu sehen und ihre eigenen Kinder großzuziehen. Tatsächlich haben wir die Enkelkinder einiger unserer ersten Fälle gesehen! Wir haben uns geehrt gefühlt, dass diese Familien sich entschieden haben, ihre Kinder und Enkelkinder zu uns zu bringen. Wir waren nicht überrascht von ihren Kämpfen, da viele der von uns behandelten Zustände eine starke genetische Basis haben, was die Wahrscheinlichkeit erhöht, dass zukünftige Generationen Hilfe benötigen werden.

Die Mängel der Vorhersage

Unsere Fähigkeit, Erwachsenenergebnissevorherzusagen, war nicht so genau, wie wir ursprünglich glaubten. Einigen der Kinder, die wir bewertet und mit denen wir gearbeitet haben, deren Eltern verständlicherweise besorgt waren über ihre Zukunft angesichts der Kämpfe, die sie in ihrer Kindheit durchgemacht haben, ging es als Erwachsene sehr gut. Andere, die während ihrer Kindheit und Jugend auf einem positiveren Weg zu sein schienen, teilweise aufgrund der erheblichen Unterstützung, die sie erhielten, hatten im Erwachsenenalter zu kämpfen und konnten kein vergleichbares Maß an Unterstützung und Pflege finden.

Ähnliche Berichte können in den Lebenswegen von Kindern gesehen werden, die nie der Pflege eines Therapeuten anvertraut waren, wie solche, die als junge Menschen kämpften, aber als Erwachsene gut zurechtkamen, oder solche, deren unbeschwerte Kindheitsgeschichten die emotionalen Belastungen, denen sie im Erwachsenenalter gegenüberstanden, nicht vorhergesehen hätten. Und natürlich gab es diejenigen, deren Erwachsenenleben, ob positiv oder negativ, eine Fortsetzung ihrer früheren Jahre waren.

Die Frage, die wir als psychische Gesundheitsfachleute hatten, war, wie wir diese Verläufe verstehen und, wenn nötig, diese verschiedenen Lebenswege zum Besseren verändern können. Wir haben gelernt, dass Elternzu uns kamen, nicht nur weil sie sich Sorgen um die aktuellen Herausforderungen ihrer Kinder machten, sondern noch mehr, wie eine ungünstige Gegenwart die Zukunft beeinflussen könnte. Eltern waren begierig darauf, dass wir in die Augen ihrer Kinder schauen, Vorhersagen über die Zukunft machen und, wenn diese Vorhersagen düster waren, heute damit beginnen, die Zukunft zu ändern.

Wir wissen jetzt, wie oben erwähnt, dass die Behebung dessen, was falsch ist, während sie notwendig ist, um Symptome zu lindern, nicht an sich einen signifikanten positiven Einfluss auf die Veränderung der Zukunft hat. Zum Beispiel scheinen Kinder mit Aufmerksamkeitsdefizit-/Hyperaktivitätsstörung (ADHS), die während ihrer Kindheit Medikamente einnehmen, nicht signifikant weniger Risiken oder Widrigkeiten als Kinder mit ADHS zu haben, die nie Medikamente genommen haben. Es ist nicht so, dass die Medizin nicht hilfreich ist, sondern dass die Medizin allein nicht ausreicht, um die Ziele der Eltern zu erreichen, einfach ausgedrückt, ihren Kindern zu helfen, glücklich und erfolgreich ins Erwachsenenleben überzugehen.

Wie das Gehirn und der Geist funktionieren

Zu unseren anspruchsvollsten therapeutischen Aufgaben gehörte es, Eltern, Bildungs- und Medizinfachleuten, sogar Kindern zu erklären, wie das Gehirn und der Geist funktionieren. In der Vergangenheit haben wir beispielsweise, wenn ein Kind Schwierigkeiten hatte, das Lesen zu erlernen, den Eltern gesagt, dass ihr Kind an einer Lesestörung leidet. Wenn Eltern fragten, was zu dieser Schlussfolgerung geführt hat, konnten wir nur eine eher vereinfachte Antwort geben: „Weil sie Schwierigkeiten beim Lesen haben." Glücklicherweise hat die Neuropsychologie in den letzten vierzig Jahren begonnen, komplexere Antworten auf diese und andere Entwicklungsproblemezu liefern, mit denen Kinder konfrontiert sind. Mit diesem Wissen werden effektive Lehr- und Therapiestrategienentwickelt.

Nach Tausenden von Bewertungenhaben wir die Unterschiede zwischen dem sich entwickelnden Gehirn und dem Geist sowie den Unterschied zwischen Fähigkeit, Wissen und Fertigkeit verstanden und zu schätzen gelernt. Tatsächlich sind diese Unterschiede eines der ersten Dinge, die wir mit den Eltern besprechen und bewerten, wenn sie ihre Kinder zu uns bringen, um eine erste Bewertung durchzuführen. Diagnosen, obwohl wertvoll, sind nicht mehr eine ausreichende Erklärung für die vielen Probleme, die Kinder erleben können. Das Ziel unserer Bewertung ist es nicht, Symptome zu addieren und Diagnosen zu verkünden, sondern Eltern, Pädagogen, Ärzten und anderen Erwachsenen im Leben der Kinder zu helfen, die Welt durch die Augen des Kindes zu sehen. Um dies zu tun, helfen wir ihnen zu verstehen, dass sich unsere erste Sicht auf das sich entwickelnde Gehirn des Kindes auf drei Phänomene konzentriert:

Fähigkeit: Fähigkeiten sind die genetisch bedingten, biologischen Eigenschaften, die wir alle in die Welt mitbringen. Diese Eigenschaften sind nicht gleichmäßig unter den Menschen verteilt. Das heißt, einige von uns sind besser und einige von uns sind schwächer in vielen dieser Eigenschaften. Dazu gehören nicht nur physische Fähigkeiten (z. B. Gleichgewicht und Koordination), sondern auch kognitive Fähigkeiten (Gedächtnis, Schlussfolgerung, Denken, Aufmerksamkeit, Planung, Sequenzierung usw.). Fähigkeiten sind tatsächlich fest verdrahtet. Das bedeutet nicht, dass wir Kindern mit schwächeren Fähigkeiten nicht helfen können, diese Fähigkeiten zu stärken und im Leben erfolgreich zu sein; vielmehr erkennen wir, dass, obwohl einige Kinder in bestimmten Fähigkeiten möglicherweise keine Kompetenz erlangen, alle Kinder erfolgreich sein können, wenn wir ausreichend aufgeklärt sind. Wir erkennen auch, dass es genauso wichtig ist, diese Fähigkeiten zu identifizieren und aufzubauen, die ihre Stärken darstellen.

Wissen: Wissen ist alles, was Sie durch Erfahrung lernen. Es ist viel mehr als nur Akademisches. Zum Beispiel ist Sprache Wissen. Wenn Sie nicht mit Kindern sprechen, werden sie nie sprechen. Sozialisation ist abhängig von Wissen. Ein Kind kann alle genetischen Voraussetzungen haben, um sich angemessen zu sozialisieren, aber wenn es nie die Möglichkeit bekommt, mit anderen Kindern zu interagieren, wird es nicht wissen, wie das geht. Unsere Fähigkeiten helfen uns, Wissen zu erwerben. Für einige Kinder kann dies ein beschleunigter Prozess sein, während für andere, wie Dr. Joan Goodman geschrieben hat, *langsam schnell genug ist*. Wir haben gelernt, wie wir Eltern helfen können, ihre Meinung zu ändern und ihre Erwartungen an das Tempo anzupassen, in dem ihr Kind Wissen erwerben, emotionale Regulation, Selbstdisziplin und sogar Sozialisation erlernen wird.

Geschick: Wir nutzen unsere Fähigkeiten, um Wissen zu erwerben. Allerdings ist das Besitzen von Wissen und Fähigkeiten nur die Grundlage. Wir müssen diese beiden geschickt anwenden, um Probleme in allen Lebensbereichen zu lösen. Aus unserer Sicht ist Fähigkeit kein Substantiv (z. B. Lesefähigkeit), sondern ein Verb (z. B. geschickt lesen). Alle Arten von Faktoren können die Fähigkeit beeinträchtigen. Einige Kinder können eine hervorragende Koordination besitzen und sehr gute Sportler, aber nicht geschickt im Wettkampf sein, weil sie nervös, impulsiv oder schlecht vorbereitet sind. Andere Kinder können eine durchschnittliche Fähigkeit zum Sequenzieren und Assoziieren besitzen und durchschnittliche Leser sein, aber sehr erfolgreich in der Schule sein, weil sie geschickt darin sind, all ihre schulischen Pflichten zu erfüllen.

Eine Wertschätzung dieser Entwicklungsphänomene – Fähigkeit, Wissen und Geschick – bietet eine feste, begründete und vernünftige Möglichkeit, unsere Kinder sowie uns selbst zu verstehen. Wenn Sie sich über die Fähigkeiten, Wissen und Geschick Ihrer Kinder unsicher sind, kann eine umfassende neuropsychologische Bewertung dazu beitragen, die Quelle von Problemen sowie Stärken besser zu verstehen und fördernde und kompensatorische Unterstützungzu leisten.

Geschenke von unseren Kindern

Wir haben oft gehört, dass psychische Gesundheitsfachleute (und Lehrer) den Standpunkt vertreten, dass sie mehr von ihren Patienten (und Schülern) gelernt haben, als diese von ihnen gelernt haben. Wenn wir über die vielen Kinder, Eltern und anderen Erwachsenen nachdenken, die wir zur Bewertung und Psychotherapie gesehen haben, seit wir zum ersten Mal in Ausbildung waren, sind wir uns sehr bewusst, wie viel wir von ihnen gelernt haben. In unserer Zusammenarbeit haben wir über Kinder und Familien gelacht, die anscheinend zu uns geschickt wurden, um die folgende Botschaft zu übermitteln: „Das medizinische Modell, das Sie verwenden, ist kurzsichtig. Es hindert Sie daran, ein effektiver Psychotherapeut zu sein. Lassen Sie mich Ihnen helfen, einen stärkenbasierten Ansatz zu übernehmen, der Ihnen größere Zufriedenheit und Erfolg in Ihrer Arbeit bringen wird und für mich und andere Patienten viel vorteilhafter sein wird."

Um die „Geschenke", die wir aus unserer Arbeit erhalten haben, und die Wege zu würdigen, auf denen diese Geschenke als Katalysatoren dienten, die uns auf neue Wege von einem medizinischen zu einem Resilienzmodell führten, möchten wir mehrere Geschichten aus unserer klinischen Arbeit teilen. Jede Geschichte veranschaulicht, wie fehlgeleitet wir in unseren Bemühungen zu helfen waren und welche wichtigen Lektionen wir gelernt haben.

Baseball ist interessanter als Mathe. Adam war das allererste Kind, dem Sam während seiner postgradualen Ausbildung einen Intelligenztest verabreichen sollte. Sam wurde informiert, dass Adam schwer zu bewerten war. Es war Sams Aufgabe, den Intelligenztest in der kommenden Stunde zu verabreichen. Sam hatte keine Ahnung, was ihn erwartete, außer dass die Mutter des Kindes ihren Sohn als hyperaktiv, impulsiv und unaufmerksam beschrieb. Tatsächlich hatte Adam, als Sam versuchte, den Intelligenztest zu beginnen, Schwierigkeiten, sitzen zu bleiben. Er schaute häufig im Raum umher, stand auf, machte unzusammenhängende Bemerkungen und schien nicht zuzuhören, als Sam die Aufgabenanweisungen las.

Sam lenkte Adam immer wieder auf den Test zurück, aber Adam konnte sich nur für kurze Zeit konzentrieren. An einem Punkt nahm Adam einen Stapel Baseballkarten aus seiner Tasche und legte sie auf den Tisch.

Er fragte Sam: „Magst du Baseball?"

In einem Moment der Kreativität oder vielleicht Verzweiflung verließ Sam den Test und begann stattdessen, Adam Fragen zu den Baseballkarten zu stellen. Plötzlich saß Adam still, schenkte dem Gespräch Aufmerksamkeit und blieb bei der Sache. Er zeigte Sam die Baseballkarten und erklärte die Unterschiede in den Positionen der Spieler, den Trefferdurchschnitten und den Teams.

Während der nächsten 15 min war Adam völlig vertieft in die Diskussion mit Sam über seine Baseballkarten. Sam erkannte schnell, dass Adams Problem nicht so sehr darin bestand, dass er nicht aufmerksam sein, still sitzen oder seine Impulse kontrollieren konnte, sondern dass er ein viel höheres Maß an Interesse und Motivation benötigte, um diese Eigenschaften „online" zu bringen. Als Sam versuchte, zum Intelligenztest zurückzukehren, fiel Adam schnell auf sein vorheriges Verhaltensniveau zurück.

Das Verhalten von Adamwar eine wichtige erste Lektion für Sam. Viele der Verhaltensprobleme, die wir bei Kindern beschreiben, sind nicht tatsächlich in Stein gemeißelt oder in allen Situationen offensichtlich. Vielmehr werden diese Verhaltensweisen stark beeinflusst von dem, was um das Kind herum geschieht, sowie den Interessen des Kindes und seiner Denkweise.

Sams Einsicht wurde von seinem Vorgesetzten nicht geschätzt. Er wurde gerügt, weil er Adam die Testsession bestimmen ließ und den Intelligenztest aufgrund von Adams Unaufmerksamkeit nicht abschloss. Nachdem er mit Ratten gearbeitet hatte, bevor er sich entschied, dass er Kinder lieber mochte, versuchte Sam seinem Vorgesetzten zu erklären, dass Adam vielleicht wie einige seiner Ratten aufmerksam sein konnte, wenn die Aufgabe ausreichend interessant war, ihn interessierte oder einen wertvollen Nutzen hatte. Er benötigte einfach ein höheres Maß an Interesse, um sich zu engagieren. Sam schlug vor, dass unser Feld interessantere Tests für Kinder wie Adam benötigte. Sam wurde mitgeteilt, dass er falschlag. Jahre später zeigten Forscher, dass selbst das unaufmerksamste Kind aufmerksam sein wird, wenn es unter den richtigen Umgebungsbedingungen die richtige Denkweise hat.

„Wir werden länger durchhalten als du!" Eine der herausforderndsten Positionen, die Bob jemals innehatte, fand zu Beginn seiner Karriere statt. Er wurde zum Direktor einer Schule in der geschlossenen Abteilung eines Kinder- und Jugendprogramms in einem psychiatrischen Krankenhaus ernannt. Er fragt sich oft, ob er ausreichend Erfahrung hatte, um eine so anspruchsvolle Position zu übernehmen, aber er denkt, dass das, was er von diesen Schülern gelernt hat, ihm eine unschätzbare, manchmal schmerzhafte Ausbildung bot.

Unvorbereitet auf das intensive ausagierende Verhalten einiger dieser Jugendlichen verfielen Bob und sein Personal in einen reaktiven Modus; das heißt, sie konzentrierten sich hauptsächlich darauf, was zu tun ist, wenn Ausbrüche auftreten, anstatt zu fragen: „Was könnten wir tun, um das Auftreten dieser Verhaltensweisen zu verringern?" Darüber hinaus führte diese reaktive Mentalität zu Formen der Disziplin, die in dem Glauben verwurzelt waren: „Ich werde dir zeigen, wer hier das Sagen hat!" Bob sollte lernen, dass das Personal, wenn es das Gefühl hatte, die Kontrolle zu verlieren, oft dazu neigte, kontrollierender zu werden, indem es die Anzahl der Regelnund härteren Konsequenzenerhöhte.

Seth war ein 12-jähriger Junge, der wegen seiner körperlichen Ausbrüche und Aggression ins Krankenhaus eingeliefert wurde. Nicht überraschend setzte er diese Verhaltensweisen im Krankenhaus fort. An sieben aufeinanderfolgenden Schultagen brachte Bob ihn wegen eines Ausbruchs in den „ruhigen" oder „Auszeit"-Raum als Reaktion. Seths Verhalten änderte sich nicht, ebenso wenig wie Bobs.

Am achten Tag fragte Seth wütend: „Warum steckst du mich immer in den Ruheraum?"

Ohne zu wissen, was er sagen sollte, bot ihm Bob eine intellektuelle Antwort an, etwa in der Art von: „Der Ruheraum ist ein Ort, an dem du über dein Verhalten nachdenken kannst, um es zu ändern."

Seth fluchte und schrie dann: „Du verstehst es nicht, oder Brooks!"

„Was verstehe ich nicht?", fragte Bob.

„Wir werden länger durchhalten als du!"

Diese und ähnliche Kommentare von mehreren anderen Schülern an der Schule waren Wendepunkte in Bobs Erkenntnis, dass er es wirklich „nicht verstand", dass er zum Beispiel das, was er Disziplin nannte, ausschließlich auf Bestrafung konzentrierte, anstatt auf Unterricht, und dass sein Ansatz darauf basierte, Wege zu finden, Kinder „zu kontrollieren", anstatt Selbstdisziplin zu fördern. Nicht nur hatte er das nicht erkannt, sondern er hatte auch versäumt, ihre Interessen und Stärken zu identifizieren und zu nutzen. In den folgenden Monaten sollten Bob und der Rest des Personals Änderungen in diesem Ansatz vornehmen, was zu einer positiven Veränderung im Verhalten der Schüler führte. Anstatt die Regeln einseitig zu diktieren, wurden die Jugendlichen in dem Programm gebeten, ihre Ideen zu den Regeln und den Konsequenzen für deren Verstoß vorzuschlagen. Obwohl nicht alle Vorschläge angenommen wurden, war Bob überrascht über das Maß an Verantwortung, das diese Jugendlichen zeigten, wenn sie die Gelegenheit bekamen, gehört zu werden. Bobs liebste Erinnerung war die Gründung eines „Raumkomitees", das dafür zuständig war sicherzustellen, dass Möbel und andere Materialien ordnungsgemäß behandelt wurden. Das war die Empfehlung eines Jugendlichen, der zu zerstörerischem Verhalten neigte, wenn er wütend war. Dieser Junge schlug vor, dass er in dieses Komitee aufgenommen werden sollte, weil er „alle Wege kennt, Dinge zu zerstören!"

„Du bist zu meinem Spiel gekommen!" Cynthia, ein 14-jähriges Mädchen, wurde von ihrer Schulberaterin an Bob verwiesen. Die Beraterin beschrieb sie als „sehr intelligent und sportlich, aber auch anfällig für körperliche Ausbrüche, wenn sie von einem anderen Schüler verärgert wird". Der Vorfall, der zur Überweisung führte, ereignete sich, als Cynthia und ein anderes Mädchen in eine Schubserei gerieten. Das andere Mädchen fiel rückwärts und war kurzzeitig benommen, als sie mit dem Kopf gegen die Wand schlug. Sie erholte sich schnell. Glücklicherweise gab es keine offensichtlichen negativen Auswirkungen.

Während der ersten Monate der Therapie mit Bob beschwerte sich Cynthia ständig, dass sie ihn nicht sehen wollte, und der einzige Grund, warum sie kam, war, dass ihr Schulberater ihr gesagt hatte, dass sie in Therapie sein musste, wenn sie im Fußballteam bleiben wollte – ihr Lieblingssport und ein Sport, in dem sie hervorragend war (der Berater sagte Bob, dass er Cynthia gesagt hatte, dass sie in Therapie sein muss, um zu lernen, ihre Ausbrüche zu bewältigen, hatte es aber nicht zur Bedingung für ihr Fußballspiel gemacht). In ihren Sitzungen mit Bob machte Cynthia oft andere für ihre Ausbrüche verantwortlich. Alternativ schwieg sie lange Zeit.

Dennoch setzte sie ihre Besuche bei Bob fort, vielleicht in dem Wissen, dass sie Hilfe brauchte, um ihren Ärger zu bewältigen. Während Cynthia etwas über ihre

Liebe zum Fußball gesprochen hatte, überraschte sie Bob während eines Treffens mit der Frage: „Warum kommst du nie zu einem meiner Fußballspiele?"

Bob fragte sich: „Warum würdest du wollen, dass ich komme?"

Cynthia sagte: „Du würdest sehen, was für eine gute Spielerin ich bin."

Dies führte zu einer ausführlichen Diskussion über Cynthias Stärken und ob Bob und andere sich einiger dieser Stärken bewusst waren.

Cynthia fragte erneut: „Kannst du zu einem meiner Spiele kommen? Ich habe eines am Samstagmorgen. Du musst nicht einmal das ganze Spiel sehen."

Es war offensichtlich, wie viel es Cynthia bedeutete, dass Bob zumindest bei einem Teil ihres Fußballspiels zugegen ist. Bob wusste, dass es nicht viel seiner Zeit in Anspruch nehmen würde, da er und Cynthia in der gleichen Stadt lebten und das Fußballfeld nur eine Meile entfernt war. Was für Bob mehr ein Problem war, waren die Ermahnungen seiner ehemaligen Vorgesetzten, die sagten: „Sie sollten einen Patienten nie außerhalb des Büros sehen oder persönliche Informationen teilen, es könnte den Fortschritt der Therapie behindern."

Bob verstand, dass er vorsichtig sein musste, wenn er eine Interaktion mit einem Kind außerhalb des Büros hatte, aber bei der Betrachtung von Cynthias Anfrage spürte er, wie wichtig es für sie war, dass er sie bei einer bevorzugten Aktivität beobachtete; er wusste auch, dass er angesichts all der Erwachsenen, die das Spiel besuchten, anonym an der Seitenlinie bleiben konnte.

Bob besuchte das Spiel, und was sich ereignete, war die Art von Ereignis, aus dem Hollywood-Filme gemacht werden. An einem Punkt brachte eine gegnerische Spielerin Cynthia zum Stolpern. Cynthia stand auf und ging auf das Mädchen zu. Bob dachte: „Oh nein, sie wird dieses Mädchen schlagen!" Stattdessen sagte Cynthia mit relativ ruhiger Stimme zu diesem Mädchen: „Du wirst dafür bezahlen, dass du mich zum Stolpern gebracht hast!" Kurz vor Ende des Spiels dribbelte Cynthia an dem Mädchen vorbei, erzielte das Siegestor und sagte zu ihr: „Ich habe dir gesagt, dass du dafür bezahlen wirst."

In der nächsten Sitzung sagte Cynthia zu Bob: „Ich bin froh, dass du gekommen bist." Bob antwortete, dass er froh war, dass er da sein konnte und dass er sehr beeindruckt von Cynthias Fußballfähigkeiten war, aber es gab einen Vorfall, von dem er noch mehr beeindruckt war.

Cynthia war erstaunt: „Was ist das?"

Bob merkte an, dass er sehr beeindruckt war, als das Mädchen sie zum Stolpern brachte und sie zu dem Mädchen ging, dass sie ihre Fassung bewahrte und nicht versuchte, das Mädchen zu stoßen.

Cynthia unterbrach und sagte mit einem Lächeln: „Dr. Brooks, das würde ich nie tun. Würde ich mich rächen, könnte ich aus dem Spiel geworfen werden."

Obwohl dieses Gespräch voller Humor war, berührte sein Inhalt ein sehr ernstes Thema, nämlich Cynthias Denkweise und die Faktoren, die ihren Ärger auslösten, sowie das, was sie tun könnte, um ihre Emotionen in verschiedenen Situationen außerhalb des Fußballfeldes zu kontrollieren.

Bob erkannte, dass der Besuch von Cynthias Fußballspiel und das Beobachten ihrer Stärken oder das, was er als ihre „Inseln der Kompetenz" bezeichnen sollte, ein Katalysator war, um eine therapeutische Allianz zu bilden, die sehr positive

Ergebnisse erbringen sollte. Bob wusste nicht, wie bedeutend dieses Ereignis war. Wir wissen jetzt, dass effektive Therapeuten tatsächlich ihr Leben mit den Kindern teilen, die sie behandeln.

Ungefähr 20 Jahre nach ihrem letzten Kontakt, als Cynthia während ihres ersten Collegejahres anrief, um zu sagen, dass es ihr sehr gut ging, hielt Bob einen Vortrag, der von einer Elterngruppe in einer Nachbarstadt gesponsert wurde. Das Thema war „Resiliente Kinder und Jugendliche erziehen". Am Ende des Vortrags kamen einige Eltern auf ihn zu, um mit ihm zu plaudern. Eine Frau gab ihm ihre Visitenkarte und zuerst fragte sich Bob, warum. Zu seiner Überraschung und Freude war es Cynthia, die sagte: „Es ist das, worüber Sie heute Abend gesprochen haben. Auch problematische Kinder können erfolgreiche Erwachsene werden."

Und dann fügte sie hinzu: „Ich werde nie vergessen, dass Sie zu meinem Spiel gekommen sind. Es bedeutete mir so viel, dass Sie mich bei etwas gesehen haben, das ich gut konnte."

Bob sagte: „Ich möchte Ihnen dafür danken, dass Sie mich zu dem Spiel eingeladen haben. Es hat die Art und Weise, wie ich Therapie mache, beeinflusst. Es hat mir geholfen zu erkennen, wie wichtig es ist, mit Kindern und Erwachsenen, die ich in Therapie sehe, darüber zu sprechen, was sie gerne tun und was sie als ihre Stärken sehen."

Cynthia wartete, bis andere Eltern mit Bob fertig gesprochen hatten. Sie erzählte ihm, dass sie im Vorjahr in die Gegend zurückgekehrt war und verheiratet war und zwei Kinder großzog. Aus den Informationen auf der Karte, die sie Bob gab, konnte er sehen, dass sie eine Führungsposition in einer Geschäftsgruppe innehatte.

Eine wertvolle Lektion von Michael. Wir haben eine Reihe von Strategien entwickelt, um Kinder dazu zu bringen, über die Ereignisse in ihrem Leben auf verschiedene Weisen nachzudenken. Wir haben erkannt, dass unsere Sichtweise auf ein Ereignis und die Worte, die wir wählen, einen großen Unterschied machen. Zum Beispiel kann ein Elternteil das Verhalten eines Kindes als „langsam" bezeichnen, während wir dieses Kind als „vorsichtig" beschreiben könnten. Die Worte, die wir verwenden, um unsere Kinder und ihr Verhalten zu beschreiben, spielen eine bedeutende Rolle dabei, wie effektiv wir sein können, um ihr Verständnis zu erhöhen und ihnen zu helfen, ihr Verhalten zu ändern.

Im Laufe der Arbeit mit Kindern bittet Sam das Kind typischerweise zu beschreiben, was einen „guten Tag" ausmachen würde. Dies ist ein Versuch, das Kind auf positive anstatt negative Eigenschaften zu fokussieren und eine Grundlage für die Erstellung eines Plans für einen guten Tag zu schaffen.

Als Sam dem 11-jährigen Michael diese Frage stellte, war er von der Antwort überrascht: „Gute Tage sind, wenn nichts Schlechtes passiert."

Sam war unsicher, wie er reagieren sollte, aber nach ein paar Momenten der Stille bat er Michael, weiter zu erklären. Michael begann, einen typischen Tag in seinem Leben zu beschreiben, einen Tag voller Negativität. Er wachte fast nie rechtzeitig auf und kam erst aus dem Bett, als seine Mutter ihn anschrie; sein Bruder ärgerte ihn; andere Kinder wollten nicht neben ihm im Schulbus sitzen;

er wurde in eine Sonderschulklasse gesteckt und war in einer Reihe von akademischen Fächern weit zurück; er war auf dem Schulhof während der Pause isoliert; er hatte nach der Schule nur begrenzte Aktivitäten, weil seine Hausaufgaben unvollständig waren; schließlich kam die Schlafenszeit für ihn immer zu früh. Michael beschrieb seinen Tag sehr sorgfältig, trotz der Tatsache, dass er unter mehreren Lernbehinderungen, Aufmerksamkeitsproblemen und Ängsten litt.

Michael schloss mit den Worten: „Sie sehen also, Dr. Sam, wenn keines dieser Dinge passiert, dann hätte ich einen guten Tag."

Wir können verstehen, wie Michael dazu kam, das Fehlen von etwas Positivem zusammen mit dem Fehlen von etwas Negativem nicht als neutral, sondern als etwas „Gutes" zu betrachten. Nach einiger weiterer Diskussion hatte Sam eine Erleuchtung. Er fragte Michael, was es brauchen würde, um „einen ausgezeichneten Tag" zu haben.

Michael dachte einen Moment nach und antwortete: „Ein ausgezeichneter Tag wäre, wenn nichts Schlechtes passiert und wir zum Abendessen Pizza haben."

Diese Diskussion diente als Einstieg für Sam, um Michael dabei zu helfen, seine Denkweise zu ändern und zu erkennen, dass ein guter Tag nicht nur die Abwesenheit von Widrigkeiten, sondern voller positiver Erfahrungen war. Bei den gut gemeinten Bemühungen seiner Eltern, Lehrer und sogar seines Therapeuten bis zu diesem Zeitpunkt wurde nicht berücksichtigt, wie negativ er von einem Fokus auf die Behebung dessen, was falsch war, oder die Begrenzung dessen, was nachteilig war, beeinflusst worden war. Im Wesentlichen wurde Michaels Denken von dem *medizinischen Modell* dominiert.

Ein Fokus auf Resilienz und eine resiliente Denkweise

Unsere Zusammenarbeit, geleitet von gemeinsamen Interessen, einschließlich dessen, was wir von Kindern und Familien gelernt hatten, führte uns zum Fokus zunehmend auf das Konzept der Resilienz. In dem ersten Buch *Raising Resilient Children, das wir gemeinsam verfassten,* haben wir Resilienz definiertals „die Fähigkeit, effektiver mit Stress und Druck umzugehen, mit alltäglichen Herausforderungen zurechtzukommen, von Enttäuschungen, Widrigkeiten und Traumata zurückzukommen, klare und realistische Ziele zu entwickeln, Probleme zu lösen, sich mit anderen wohlzufühlen und sich selbst und andere mit Respekt zu behandeln".

Bei der Untersuchung dieser Definition von Resilienz fragten wir uns: „Wie sehen resiliente Kinder (oder Erwachsene) die Welt und sich selbst anders als Kinder (oder Erwachsene), die nicht resilient sind?" Dies war mehr als nur eine akademische Frage. Vielmehr wussten wir, dass wir umso effektiver sein könnten, Leitlinien und Strategien zur Förderung dieser Eigenschaften bei unseren Kindern und uns selbst zu entwickeln, je genauer wir die Überzeugungen und Verhaltensweisen resilienter Personen identifizieren konnten. Wir nannten diese Annahmen über uns selbst und andere eine *resiliente Denkweise*.

Obwohl Kinder mit bestimmten Eigenschaften geboren werden wie einem einzigartigen Temperament, das dazu beitragen kann, die Wahrscheinlichkeit ihrer Resilienz zu erhöhen oder zu verringern, ist das nur ein Teil der Geschichte. Die Umgebung, in der sie sich entwickeln und interagieren, ist ebenfalls ein starker Bestimmungsfaktor dafür, ob eine resiliente Denkweise und Verhaltensweisen entstehen. Aus diesem Grund ist es unerlässlich, dass Eltern und andere Betreuungspersonen, einschließlich Lehrer, Trainer und Therapeuten, die Merkmale einer resilienten Denkweise und Wege zur Förderung dieser Denkweise bei jungen Menschen verstehen.

Wir haben vorgeschlagen, dass Eltern, die erfolgreich am Prozess der Erziehung resilienter Kinder teilnehmen, ein Verständnis haben, das manchmal explizit und manchmal intuitiv ist, für das, was sie tun können, um eine resiliente Denkweise und Verhaltensweisen bei ihren Kindern zu fördern. Diese Eltern folgen einem Leitfaden von wichtigen Prinzipien, Ideen und Handlungen, die aus Resilienzqualitäten in ihren alltäglichen Interaktionen mit ihren Kindern bestehen.

Aus der Perspektive der Kinder umfassen solche Qualitäten das Erfahren von Empathie und empathischer Kommunikation, von anderen akzeptiert und geschätzt zu werden, die Möglichkeit zu haben zu lernen, Probleme zu lösen und Entscheidungen zu treffen, und ein soziales Gewissen zu entwickeln. Bei der Beschreibung dieser Qualitäten haben wir nicht nur die notwendigen Schritte definiert, die Eltern erfolgreich umsetzen müssen, um diese Denk- und Verhaltensweisen zu lehren, sondern auch die Hindernisse, die oft gut gemeinte Eltern, Lehrer und Therapeuten daran hindern, ihren Kindern zu helfen.

Wir haben erkannt, dass eines der wichtigsten dieser Hindernisse das aufkommende starke Hemmnis ist, wenn Kindern eine effektive Selbstkontrolle fehlt, dass Eltern nicht wissen, wie sie diese Fähigkeit bei ihren Kindern fördern können. Tatsächlich bedeuten alle diese widerstandsfähigen Qualitäten wenig, wenn Kindern die notwendige Selbstkontrolle fehlt, um sie effektiv umzusetzen. Das heißt zu wissen, was zu tun ist (z. B. Empathie besitzen) garantiert nicht, dass Kinder das tun, was sie wissen (z. B. auf dieses Gefühl der Empathie gegenüber anderen handeln), wenn die notwendige Selbstkontrolle dazu fehlt.

Es gibt einen weiteren wichtigen Punkt, den wir betonen möchten und der aus unserer Zusammenarbeit hervorgegangen ist. Die Forschung zum Konzept der Resilienz hat sich in der Regel auf Personen konzentriert, die in ihrem Leben große Widerstände erlebt und überwunden haben. Die Untersuchung dieser Bevölkerungsgruppe ist sicherlich verständlich. Wir haben jedoch vorgeschlagen, dass die Forschungsergebnisse mit gefährdeten Bevölkerungsgruppen, die wichtige Daten über Resilienz geliefert haben, auf Erziehungspraktiken mit allen Kindern angewendet werden sollten, unabhängig davon, ob sie erhebliche Schwierigkeiten erlebt haben oder nicht.

Wir haben diese Position aus zwei Hauptgründen eingenommen. Erstens kann man nie vorhersagen, wann ein Kind oder Erwachsener plötzlich einer Widrigkeit gegenüberstehen könnte. Sollten schwierige Situationen auftreten, dann werden Kinder und Erwachsene, die eine resiliente Einstellung mit den dazugehörigen Verhaltensweisen haben, besser in der Lage sein, diese Herausforderungen effektiv zu bewältigen. Zweitens führt das Besitzen einer resilienten Einstellung zu Verhaltensweisen, die zu einem weniger stressigen, zufriedeneren, bedeutungsvolleren und hoffnungsvolleren Leben beitragen, auch wenn die Personen das Glück hatten, nicht auf viele Hindernisse gestoßen zu sein.

Förderung von Kompetenzinseln

Ein wesentlicher Wechsel von einem medizinischen zu einem Resilienzmodell erforderte, dass wir den Fokus von der Pathologie auf die Stärken oder das, was wir als *Inseln der Kompetenz* bezeichnen, verlagerten. Zu Beginn unserer Karriere, als wir uns mit Eltern und/oder Lehrern von Kindern trafen, mit denen wir eine Bewertung oder eine Psychotherapie durchführten, verbrachten wir viel Zeit damit, über die Probleme, Schwächen, und Verletzlichkeiten des Kindes zu sprechen, anstatt über die Interessen und Stärken des Kindes. Die Fragen, die wir den Kindern selbst stellten, waren ebenfalls auf die Pathologie ausgerichtet. Wir begannen damit zu fragen, was falsch war.

Es schien vernünftig, unsere Diskussion auf die Defizite eines Kindes zu konzentrieren, da diese Probleme oft der Anstoß dafür waren, dass Eltern uns kontaktierten. Wir haben wenig bedacht, dass das Verbringen einer übermäßigen Menge an Zeit mit der Diskussion darüber, was mit dem Kind nicht stimmt – selbst mit den besten Absichten, dem Kind zu helfen –, negative Emotionen und Pessimismus bei ihnen und den Erwachsenen in ihrem Leben verstärkte.

Als wir uns der Mängel eines Defizitmodells immer stärker bewusst wurden, begannen wir uns zu fragen, was passieren würde, wenn wir nach nur wenigen Minuten der Diskussion über die Probleme eines Kindes die Eltern und Lehrer fragen würden, was sie als die Interessen und Stärken des Kindes sehen. Oder was würde passieren, wenn wir Kinder, die wir zur Bewertung oder in Therapie sehen, eine ähnliche Frage stellen würden? Bei der Betrachtung dieser Fragen waren wir uns bewusst, dass dies nicht als Herunterspielen oder Vermeiden der Probleme des Kindes gesehen werden darf, wenn wir ein Spotlight auf die Stärken legen.

Dies veranlasste uns, den Eltern und Lehrern zu sagen: „Es ist wichtig, die Probleme Ihres Kindes (Schülers) zu identifizieren, wenn wir sie angehen wollen. Aber jetzt, da wir einige der Kämpfe Ihres Kindes (Schülers) besprochen haben, denken wir, dass es hilfreich wäre, wenn Sie uns sagen könnten, was Sie als die Stärken Ihres Kindes (Schülers) sehen oder was wir ihre *Inseln der Kompetenz* nennen. Wir haben festgestellt, dass das Identifizieren und Verstärken der Stärken von Kindern sie ermutigt, sich den Problemen, mit denen sie konfrontiert sind, zu stellen und sie zu überwinden."

In diesem Zusammenhang fragten wir Kinder und Jugendliche, was sie als ihre *Inseln der Kompetenz* einschätzen. Wenn sie sagten, dass sie unsicher seien, antworteten wir: „Das ist in Ordnung, es kann Zeit brauchen herauszufinden, worin man gut ist, aber es ist wichtig, dies zu tun." Wir sahen sofort die Vorteile, Fragen zu den Stärken eines Kindes zu stellen. Die Berücksichtigung der *Inseln der*

Kompetenz eines Kindes brachte in gewisser Weise Hoffnung und erzeugte positive Emotionen. Dies lud Erwachsene dazu ein, kreativer bei der Entwicklung und Umsetzung von Strategien zu sein, die den Weg für junge Menschen ebneten, ihre Stärken zu erkennen und effektiv mit problematischen Bereichen in ihrem Leben umzugehen.

„Ich mag die Büsche lieber als die Schule." Gavin, ein 10-jähriger Junge, hat einen besonderen Platz in Bobs Übergang zu einem stärkenbasierten, therapeutischen Ansatz. Als Bob die Entscheidung traf, das nächste Kind, das er bewertete, nach seinen Inseln der Kompetenz zu fragen, stellte sich heraus, dass Gavin dieses Kind war. Gavin wurde an Bob verwiesen, weil er scheinbar grundlos physische Aggression gegenüber anderen Schülern zeigte. Der Schulleiter von Gavin informierte Bob auch darüber, dass ein weiteres problematisches Verhalten, das immer häufiger auftrat, darin bestand, dass Gavin zu Beginn des Schultages aus dem Bus stürmte, um sich hinter den Büschen zu verstecken.

Der Schulleiter erzählte Bob, dass die Schule versucht hatte, mit einem Punktesystem Gavins Verhalten zu ändern, aber dies war erfolglos. Er erklärte auch, dass Gavin Lernprobleme hatte, von denen er wusste, dass sie seine Abneigung gegen die Schule verstärkten. Bob war darauf vorbereitet, Gavin bei ihrem ersten Treffen nach seinen Stärken zu fragen, aber Gavin hatte eine andere Agenda.

Sofort nachdem er unser Büro betreten hatte, rief Gavin: „Ich weiß, warum wir uns treffen!"

Bob fragte: „Warum?"

Gavin antwortete: „Ich verstecke mich hinter den Büschen der Schule. Ich mag die Büsche lieber als die Schule. Was zum Teufel glaubst du, wirst du dagegen tun?"

Bob war von Gavins direkter und intensiver Aussage überrascht und entschied schnell, nicht in eine Debatte über Büsche gegen Schule einzusteigen. Stattdessen kehrte Bob zu dem zurück, was er ursprünglich Gavin fragen wollte: „Wenn du möchtest, können wir später über Büsche und Schule sprechen, aber was mich immer interessiert, wenn ich mit Kindern spreche, ist, was sie gerne tun, was sie denken, dass sie ziemlich gut machen."

Dieser Kommentar schien Gavin zu entwaffnen und ihn von dem Weg abzubringen, den er eingeschlagen hatte. Zu Bobs angenehmer Überraschung antwortete Gavin: „Ich kümmere mich gerne um meinen Haustierhund."

Bob sagte: „Ich bin kein Experte für die Pflege von Hunden. Was sind einige der wichtigsten Dinge, die man tun muss, wenn man sich um einen Hund kümmert?"

Diese Frage veranlasste Gavin, fast ununterbrochen für den Rest der Sitzung darüber zu sprechen, was man tun muss, damit Haustiere spüren, dass man sich um sie kümmert. Bob konnte nicht anders, als zu denken, dass Gavin auch Informationen teilte, was Bob und andere tun sollten, um ihm zu helfen, sich wohler zu fühlen.

Bob lobte Gavin für all seine Weisheit über Haustiere und fragte, ob er den Schulleiter über Gavins Wissen informieren könnte. Letzterer sagte, dass es für ihn in Ordnung wäre. Als die Sitzung endete, lächelte Gavin und sagte Worte, die Bob nie vergessen wird: „Gute Sitzung, Doc."

Kurz nach der Sitzung kontaktierte Bob den Schulleiter und diskutierte mit ihm über die Ernennung von Gavin zum Haustierbeauftragten der Schule. Am nächsten Tag rief der Schulleiter nach einem Treffen mit Gavin an und bemerkte: „Ich mag diesen stärkenbasierten Ansatz. Ich hatte gerade ein tolles Treffen mit Gavin. Ich erzählte ihm, dass eine Klasse gerade ein Haustierkaninchen bekommen hat und dass auch andere Klassen Haustiere haben. Ich sagte, dass ich ziemlich sicher bin, dass jede Klasse, die ein Haustier hat, sich um das Haustier kümmert. Allerdings wollte ich einen Schüler in der Schule haben, der sicherstellt, dass alle Haustiere gut versorgt werden. Ich sagte, wir könnten mit dem Kaninchen anfangen."

Der Schulleiter fuhr fort: „Um es noch offizieller zu machen, habe ich eine ‚Gewerkschaftskarte' laminiert, auf der ‚Haustierbeauftragten-Gewerkschaft' steht. Ich habe Gavin noch nie so glücklich gesehen. Ich sprach auch mit Gavins Lehrerin darüber, wie man das, was Sie seine Insel der Kompetenz nennen, irgendwie nutzen könnte, um ihm zu helfen, sich in der Schule wohler zu fühlen."

Gavins Lehrerin sprach ihn darauf an, dass sie gehört hatte, wie wissensreich er über Haustiere war. Sie sagte ihm: „Ich habe in der Schulbibliothek nachgesehen und es gibt kein Buch über das Pflegen von Haustieren. Vielleicht könntest du ein kleines Buch schreiben."

„Ich habe Schwierigkeiten beim Schreiben. Ich schreibe nicht gerne."

Seine Lehrerin antwortete: „Das ist in Ordnung, einer der Gründe, warum ich Lehrerin geworden bin, ist es, meinen Schülern, die vielleicht Schwierigkeiten beim Lernen haben, neue Lernwege zu zeigen. Ich würde dir gerne beim Schreiben deines Buches helfen." Gavin stimmte zu.

Gavin stellte bald sicher, dass alle Haustiere in der Schule gut behandelt wurden. Mit Hilfe seiner Lehrerin schrieb er ein kurzes Buch über das Pflegen von Haustieren, das Buch wurde gebunden und in die Schulbibliothek gestellt. Darüber hinaus hatte er bis zum Ende des Jahres in jedem Klassenzimmer einen kurzen „Vortrag" über das Pflegen von Haustieren gehalten.

Sehr wichtig ist, dass Gavins Aggression gegenüber seinen Mitschülern und das Verstecken hinter den Büschen aufhörte. Als Gavins Selbstvertrauen wuchs, teilte er mit Bob eine beeindruckende Einsicht, während sie über die positiven Veränderungen in seinem Verhalten sprachen. „Ich dachte früher, es wäre besser, ein anderes Kind zu schlagen und ins Büro des Schulleiters geschickt zu werden oder mich hinter den Büschen zu verstecken, als im Klassenzimmer zu sein, wo ich mich wie ein Dummkopf fühlte."

Gavins Kommentar fasste die verzweifelten Bewältigungsstrategien zusammen, die viele Kinder und Jugendliche anwenden, um sich nicht unzureichend zu fühlen, insbesondere vor ihren Mitschülern. Leider sind einige dieser Bewältigungsstrategien, wie im Fall von Gavin, selbstzerstörerisch und verschlimmern eher die Probleme eines Kindes. Diese nachteiligen Strategien entwickeln sich typischerweise, wenn Kinder ihren Intuitiven Optimismus und ihre Intrinsische Motivation verlieren, zwei Schlüsselinstinkte der *Ausdauer*. Im nächsten Kapitel werden wir diese Instinkte erläutern und ausführlicher beschreiben. Wir fragen uns oft, was in der Psychotherapie passiert wäre, wenn Bob nicht sofort Gavin nach seinen Stärken gefragt hätte oder wenn Gavin keine Lehrerin und keinen Schulleiter gehabt hätte, die den Mut hatten, einen strafenden Schulansatz in einen zu ändern, der identifizierte, ehrte und die herausfordernden Kompetenzinseln eines Schülers zur Schau stellte.

Die Auswirkungen eines charismatischen Erwachsenen: „Du musst einfach meinen Vater kennen"

Gavins Geschichte sowie die anderen in diesem Kapitel erfassen eine grundlegende Erkenntnis in der Resilienzliteratur, nämlich dass Resilienz in den Beziehungen verwurzelt ist, die Kinder mit fürsorglichen, unterstützenden Erwachsenen haben. In Abwesenheit von solchen Beziehungen ist es schwierig für ein Kind, hoffnungsvoll und widerstandsfähig zu werden. Wie der verstorbene Psychologe Julius Segal, dessen Arbeit sich auf Faktoren konzentrierte, die Kindern halfen, Widerstände zu überwinden, eloquent bemerkte:

> Aus Studien, die weltweit durchgeführt wurden, haben Forscher eine Reihe von Faktoren destilliert, die solchen Kindern des Unglücks ermöglichen, die schweren Widerstände gegen sie zu überwinden. Ein Faktor, der ich dabei herausstellt, ist die Präsenz eines charismatischen Erwachsenen in ihrem Leben – eine Person, von der sie Kraft schöpfen können.

Wir haben gelernt, dass jeder Erwachsene für ein Kind eine charismatische Person sein kann. Wir waren beeindruckt von Geschichten von Eltern, Lehrern, Trainern, sogar Nachbarn, die diese Unterstützung bieten.

Wir haben viele Techniken und Strategien eingeführt, um die Gedanken und Denkweisen von Kindern besser zu verstehen. Eine der Fragen, die wir Kindern im Laufe unseres ersten Interviews stellen, ist: Wenn sie für einen Tag jemand sein könnten, wen würden sie wählen? Wir haben festgestellt, dass Kinder typischerweise Musik-, Fernseh-, Film- oder Sportpersönlichkeiten wählen. Diese Frage wird als Einstieg verwendet, um Kindern zu helfen, über ihr aktuelles Leben und darüber nachzudenken, wo sie hoffen, in der Zukunft zu sein. Aber der 13-jährige Robert sollte Sam mit seiner Antwort überraschen.

Robert war ein Kind mit erheblichen Lern- und sozialen Problemen. Er hatte wenige Freunde und war ziemlich einsam. Ohne zu zögern, antwortete Robert auf Sams Frage, „Mein Vater. Du musst einfach meinen Vater kennen. Er liebt mich." Trotz Roberts Herausforderungen half uns seine starke Verbindung zu seinem Vater, wie sie in seiner Antwort auf diese Frage zum Ausdruck kam, zu verstehen, dass unabhängig von den Herausforderungen oder Widrigkeiten, denen dieser junge Mann gegenüberstehen würde, seine familiäre Verbindung ein mächtiger Puffer und eine Unterstützung war. Eine solche Verbindung mit einem fürsorglichen Erwachsenen hat sich wiederholt als hilfreich erwiesen, um Kindern mit Herausforderungen zu helfen, erfolgreich ins Erwachsenenalter überzugehen.

Warum dieses Buch? Warum ein Fokus auf *Ausdauer?*

Wir haben früher in diesem Kapitel darauf hingewiesen, dass wir erkannt haben, nachdem wir als Co-Autoren mehrerer Bücher über das Konzept der Resilienz mitverfasst hatten, dass eine der Komponenten der Resilienz, nämlich Selbstdisziplin, eine besondere Berücksichtigung verdient. Das veranlasste uns, *Die Erziehung eines selbst disziplinierten Kindes* zu schreiben. Seit dieser Zeit hat sich unser Denken über Resilienz und Selbstdisziplin weiterentwickelt und uns dazu geführt, in diesem Buch ein drittes Hauptkonzept – Ausdauer – einzuführen. Wie wir beschrieben haben und im nächsten Kapitel ausführlicher erklären werden, betrachten wir die sieben Instinkte der *Ausdauer* als Rahmen unserer Überzeugungen und als Treibstoff für unsere Emotionen und Gedanken, um uns widerstandsfähig zu machen und Selbstdisziplin zu erreichen.

In den folgenden Kapiteln werden wir definieren, was wir unter *Instinkten* mit einem Fokus auf die sieben Instinkte der *Ausdauer*, unter der Wissenschaft, die jeden dieser Instinkte untersucht, und unter Strategien zur Förderung dieser Instinkte in unseren Kindern sowie in uns selbst verstehen. Wie wir es in unserer vorherigen Arbeit getan haben, werden wir auch Hindernisse beachten, die gute Bemühungen entgleisen lassen können. Zusätzlich werden wir drei Instinkte einführen und diskutieren, die über Zehntausende von Jahren unser Überleben verbessert haben, aber heute, wenn sie nicht kontrolliert werden, zu vielen der Herausforderungen beitragen, denen wir und unsere Kinder gegenüberstehen. Wir werden einen Rahmen für die Anwendung der sieben affirmativen Instinkte zur Reduzierung des Risikos dieser drei anbieten.

Wir glauben, dass die *essenzielle Triade der menschlichen Entwicklung* – Resilienz, Selbstdisziplin und Beharrlichkeit – nicht nur einen anderen Weg der Kindererziehung und Selbstverwaltung bietet, sondern einen besseren Weg. Unsere Rolle als Eltern, Erzieher und Therapeuten besteht nicht nur darin zu lehren, sondern alltägliche Erfahrungen zu schaffen, die diese sieben Instinkte in unseren Kindern, Schülern und Patienten zum Blühen bringen. Wir glauben, Sie werden zustimmen.

Kapitel 2
Hartnäckigkeit ist instinktiv

„Wissen ist Macht", schrieb der Philosoph Sir Francis Bacon. Als Warnung schrieb der Historiker Dan Boorstein: „Das größte Hindernis für die Entdeckung ist nicht Unwissenheit – es ist die Illusion des Wissens." Wie viel wissen wir wirklich über die Kindesentwicklung? Wie viel von dem, was während der prägenden Jahre unsere Kinder formt und prägt, wird durch Gene und Instinkt, erworbenes Wissen oder eine Kombination aus beidem gesteuert?

Ob von einem höheren Schöpfer entworfen oder das Produkt von Millionen von Jahren der Evolution, unsere Gene haben nur ein primäres Ziel. Sie streben danach, ihre Existenz fortzusetzen. Um dies erfolgreich zu tun, müssen sie von einem älteren Körper in einen jüngeren Körper durch den Prozess der Fortpflanzung übergehen. Unsere Gene sind widerstandsfähig und unbezwingbar. Jeder von uns trägt Gene sowie Teile von Genen von unseren Vorfahren und ihren Vorfahren, die sich über Tausende von Arten und Millionen, wenn nicht Milliarden von Jahren erstrecken.

Wir wissen wenig über den Zweck einiger dieser Gene oder ihren Grund, in unserem Genom mitzureisen. Unsere Gene spielen eine bedeutende Rolle bei der Gestaltung dessen, wer wir sind und wer wir werden. Wie wir diskutiert haben, hängt dieser Prozess nicht nur von unseren Genen ab, sondern auch von unseren Erfahrungen und den vielen Möglichkeiten, die wir im Laufe unseres Lebens haben, um Wissen zu erwerben.

Ob das Produkt eines wohlwollenden Schöpfers oder eines langwierigen Prozesses der Evolution oder beides spielt in unserer Diskussion wenig Rolle. Was zählt, ist, dass je komplexer eine Art ist (und wir gehören zu den komplexesten aller Arten auf der Erde), desto länger dauert es, bis unsere Jungen zu Erwachsenen heranwachsen, und desto wichtiger wird die Erfahrung bei der Gestaltung der Art und Weise, wie unsere Gene sich ausdrücken. In der Genetik wird dies als Multifinalität bezeichnet. Ähnliche Gene können zu unterschiedlichen Ergebnissen führen, basierend auf den Erfahrungen des Organismus. Wir haben in Kap. 1 darauf hingewiesen, dass Kinder, mit denen man nicht spricht, alle Gene zur Kommunikation haben können, aber nie sprechen werden. Wenn Menschen oder irgendeine Art nie die Möglichkeit zur Sozialisierung haben, trotz des Besitzes aller Gene dazu, werden sie nicht sozial sein.

Wie wissen sie das?

Haben Sie sich jemals gefragt, warum Babys schnell ein soziales Lächeln entwickeln und Ihnen in die Augen schauen? Ist es überraschend zu erfahren, dass die Muskeln in ihren Ohren bei der Geburt auf den Bereich der Frauenstimmen eingestellt sind oder dass Babys es vorziehen, Frauen- statt Männergesichter anzusehen? Ein Baby zu sehen, entfacht schnelle Gehirnaktivität. Tatsächlich finden Forscher am Institut für Kinderheilkunde und Entwicklung, dass die „Niedlichkeit", die wir mit Babys verbinden, dazu beitragen kann, das Wohlbefinden und komplexe soziale Beziehungen zu fördern, indem sie Gehirnnetzwerke aktivieren, die mit Emotion und Vergnügen verbunden sind sowie Empathie und Mitgefühl auslösen. In einem siebten Teil einer Sekunde wird der orbitofrontale Teil unseres Gehirns beim Anblick eines Babys aktiv. Diese schnelle Aktivität könnte teilweise erklären, wie Babys jeder Art unsere Aufmerksamkeit so schnell und vollständig auf sich ziehen.

Was ist die Kraft hinter diesen Phänomenen? Die Antwort ist ein einziges Wort – Instinkt! Wir behaupten, dass in komplexen Arten Instinkte eine entscheidende Rolle bei der Gestaltung des Entwicklungsverlaufs durch die Kindheit bis ins Erwachsenenalter spielen. Zehntausende von Generationen von Kindern ermöglichten viele genetische Mutationen, von denen einige adaptiv waren. Einige davon erhöhten die Wahrscheinlichkeit, dass Babys überleben, sogar gedeihen während ihrer Kindheit, und erfolgreich in das Erwachsenenleben übergehen. Babys werden völlig hilflos geboren. Sie sind keine Lachse oder Schlangen, die bei der Geburt bereit sind, allein durch das Verlassen auf ihre Instinkte zu überleben. Sie benötigen mehr als einen einzelnen Elternteil wie Bärenjunge oder nur ein paar Jahre in einer Familie wie Gorillas, bis sie bereit sind, ins Erwachsenenalter überzugehen. In unserer heutigen Welt haben wir weiterhin die Kindheit verlängert. Einige Eltern haben beobachtet, dass ihre Kinder erst mit dreißig erwachsen werden!

Entscheidet ein Säugling, dass eine bestimmte Frau sich kümmern und sie während ihrer verletzlichsten Jahre schützen wird? Ist sich ein junges Kind bewusst, dass es, wenn es nur weiter Geräusche macht, schließlich sprechen wird? Warum kritzelt ein Kleinkind weiter, bis es schließlich etwas Bedeutungsvolles zeichnet oder schreibt? Wissen Kinder, dass sie, wenn sie nur aufstehen, egal wie oft sie hinfallen, schließlich laufen werden?

Ausdauer besteht aus sieben Instinkten, die wir in diesem Buch detailliert darlegen werden. Einer der wichtigsten ist unserer Meinung nach der Intuitive Optimismus. Dies ist der unausgesprochene Glaube, dass Ihre Chancen auf Erfolg größer sind, wenn Sie einfach bei einer Aufgabe bleiben. Wir würden argumentieren, dass bei der Erreichung von Entwicklungsmeilensteinen kontinuierliche Anstrengung fast immer zum Erfolg führt, solange die Aufgabe innerhalb der Fähigkeiten des Kindes liegt, sie zu erreichen. Dieser Instinkt ist eindeutig ein wesentlicher Bestandteil der Selbstbeherrschung und einer widerstandsfähigen Denkweise.

Unsere Kinder sind tatsächlich hart verdrahtet zu lernen, wenn wir ausreichend Wissen haben, um zu verstehen, wie ihre Verdrahtung mit der Welt um sie herum interagiert und Umgebungen schaffen, in denen sie wachsen und gedeihen können. Jede Gesellschaft stellt Erwartungen an ihre Jugend, ein bestimmtes Maß an Wissen und Verhalten zu erwerben, um funktional ins Erwachsenenalter überzugehen. Egal wie einfach die Gesellschaft ist, Kinder müssen ihre Instinkte nutzen, um Wissen zu erwerben, Selbstbeherrschung zu entwickeln, gut mit Widrigkeiten umzugehen und sogar im Angesicht des Scheiterns auszuharren. Die Instinkte, die *Ausdauer* ausmachen, bilden die entscheidende Grundlage für Kinder in jeder Kultur oder Gesellschaft, um das notwendige Wissen zu erwerben, um erfolgreich ins Erwachsenenleben überzugehen.

Ein Vorschulabbrecher

Susan Millers erste Worte zu uns, als sie unser Büro betrat, waren: „Meine Tochter Amy wäre ein Vorschulabbrecher, wenn es so etwas gäbe!"

Susans Lächeln zerstreute unsere Sorge, da es klar war, dass sie dieses Gespräch mit Humor begann. Wie es unsere Methode der Anamnese geworden war, fragten wir schnell nach Amys Stärken. „Meine Tochter ist klug, kann bereits lesen und macht so viel Spaß", antwortete Susan.

Damit nahm sie ein Foto aus ihrer Handtasche und zeigte es uns. Das Foto zeigte eine Reihe von kleinen Kindern, Jungen und Mädchen, draußen in einem Park mit Eltern und anderen Zuschauern. Susan erklärte, dass dies Amys Vorschulabschluss war. Zusammen mit Susan lachten wir, da nur die letzten paar Generationen von Kindern überhaupt den Vorschulunterricht besuchten. Wir schauten uns die Reihe von strahlenden Gesichtern auf dem Foto an, die eine Reihe von Liedern sangen, die sie gewissenhaft einstudiert hatten. Diese jungen Leute besaßen das Gedächtnis zum Lernen der Lieder, die Selbstbeherrschung, um jedes Lied zu singen, und den Respekt vor ihrer Lehrerin, um auf Anfrage zu singen.

Wir fragten: „Welches dieser Mädchen ist Ihre Tochter?" Susan antwortete nicht sofort, erklärte aber, dass dies der dritte Vorschulunterricht ihrer Tochter in zwei Jahren war. „Sie sehen", erklärte Susan, „meine Tochter ist keine gute Vorschul-Exekutive. Oh, sie ist klug, aber zerstreut. Sie kann ihre Buntstifte nicht im Auge behalten, es sind nur noch zwei in ihrer Schachtel. Sie kann auch ihren Hintern nicht auf dem zugewiesenen Teppichquadrat während der Geschichtenzeit halten und wandert im Raum herum. Es genügt zu sagen, dass die Lehrer denken, sie bemüht sich nicht genug, um die Regeln zu befolgen."

Dieses Muster einer mangelnden Übereinstimmung zwischen Amys Temperament und ihrer Fähigkeit, sich den Erwartungen der Vorschullehrerin anzupassen, war uns nicht neu. Wir hatten mit Hunderten von Familien gearbeitet, die Kinder mit einem herausfordernden Temperament aufzogen. Wir schauten uns das Foto genau an, konnten aber immer noch nicht das „Problemkind" erkennen.

Susan fuhr fort. „Sie können aufhören zu suchen. Amy ist nicht auf diesem Foto." Das beunruhigte uns. Was war Amys großes Verbrechen? Warum war sie von diesem wichtigen Ereignis ausgeschlossen worden? Bevor wir weiter nachfragen konnten, zeigte Susan ein weiteres Foto von einem Hügel etwa fünfzig Meter hinter und rechts von der Gruppe. Dort oben auf dem Hügel, winkend zu ihrer Mutter, war Amy! Sie war unbemerkt weggegangen. Susan hatte die Einsicht, ein Foto zu machen, bevor sie den Hügel hinauf rannte, um ihre Tochter zu holen.

Wir wollen Amys Herausforderungen nicht pathologisieren, dämonisieren noch moralisieren. Das Zuweisen eines Etiketts und das Bemühen, Amy zu korrigieren, mag sie in der Reihe halten und ihren Hintern auf dem Teppichquadrat, aber bereitet es Amy wirklich darauf vor, erfolgreich durch die Kindheit zu kommen. Wir denken, wie wir geschrieben haben, dass Symptomlinderung wertvoll ist, aber nur der erste Schritt beim Aufziehen von widerstandsfähigen, selbstbeherrschten, hartnäckigen Kindern. Amy wird benötigen, dass ihre Eltern und Erzieher die sieben Instinkte der *Ausdauer* verstehen und geduldig Wege finden, sie in Amy zu fördern und zu entwickeln. Für Amy mag der Fortschritt langsam sein, aber langsam wird schnell genug sein.

Die Rolle der Eltern

Für Tausende von Generationen haben Eltern, Verwandte und die erweiterte Gemeinschaft Kinder aufgezogen und darauf vorbereitet, erfolgreiche Erwachsene zu werden, um Wissen zu erwerben und die Fähigkeiten zu stärken, die benötigt werden, um die Herausforderungen ihrer Zeit zu meistern. Wie haben sie das gemacht? Bis zu relativ jüngsten Zeiten in der menschlichen Geschichte gab es keine Schulen oder organisierte Institutionen, noch gab es Selbsthilfe- oder Elternratgeber. Wir glauben, dass die Grundlage dieses Prozesses durch Pflegepersonen erreicht wurde, die auf sieben wichtige Instinkte in ihrem Nachwuchs zurückgriffen, die sich über Zehntausende, wenn nicht Hunderttausende von Jahren in unseren und anderen Hominidenarten entwickelt haben.

In einigen Arten sind Instinkte festgelegte Muster des Verhaltens, die zu einem bestimmten Ergebnis führen, wie ein Vogel, der zum ersten Mal ein Nest baut, oder ein Lachs, der flussaufwärts zu seinem Geburtsort zurückkehrt, um zu laichen. Wir glauben, dass in unserer Art Instinkte eine intuitive Art des Denkens und/oder Handelns darstellen, die die Chancen des Überlebens und Erfolgs erhöhen. Wenn wir Instinkte auf diese Weise betrachten, erkennen wir, dass Wissen, was zu tun ist, und das Tun, was man weiß, nicht synonym sind und sehr stark von

Erfahrung abhängen. Diese Instinkte sind heute wichtiger denn je, um die Kinder von heute auf die Erfolge von morgen vorzubereiten.

Unser Buch ist ein Leitfaden für Eltern, Lehrer, Trainer, Mentoren und alle Erwachsenen, die sich dafür einsetzen, dass alle Kinder die Möglichkeit haben, auf diese Instinkte zuzugreifen, sie zu stärken und sie einzusetzen, während sie die Kindheit durchlaufen und ins Erwachsenenleben übergehen. Die Instinkte, die *Ausdauer* ausmachen, liefern die Kraft, um Selbstdisziplin und Resilienz aufzubauen. Damit diese Instinkte sich entwickeln und gedeihen können, benötigen sie die Pflege und Unterstützung von fürsorglichen, wissenden Erwachsenen. Kurz gesagt, es ist unsere Aufgabe, Kindern zu helfen, die Kraft ihrer Instinkte zu nutzen.

Die sieben Instinkte der *Ausdauer*

Eltern, die effektiv an den Prozessen teilnehmen, die notwendig sind, um diese Instinkte zu fördern und zu verstärken, besitzen ein implizites, explizites oder sogar intuitives Verständnis dafür, wie sie ihren Kindern helfen können, Selbstdisziplin zu erwerben und eine widerstandsfähige Denkweise zu entwickeln. In unserem ersten Buch *Resiliente Kinder erziehen* schlugen wir vor, dass fähige Eltern ihre Interaktionen mit Kindern mithilfe eines Leitfadens von wichtigen Prinzipien, Ideen und Handlungen leiten lassen. Wir wiesen darauf hin, dass das Verstehen der Komplexitäten dieses Leitfadens ein fortlaufender Prozess ist, der mit Herausforderungen, Frustrationen, Rückschlägen und Erfolgen gefüllt ist.

Wir haben erkannt, dass in diesem Leitfaden des Wissens, der Ideen und Handlungen viel Variabilität steckt; ein Leitfaden, der effektiv sein soll, erfordert Anpassungen für jedes Kind. Obwohl Sie sich vielleicht den einen wahren, goldenen Weg für die Zukunft Ihrer Kinder wünschen, existiert ein solcher Weg nicht. Das Verständnis der Rolle dieser sieben Instinkte wird Sie jedoch trösten und Ihnen das Wissen geben, um Ihren Kindern zu helfen. Während der Weg zum Erwachsenwerden von unzähligen Faktoren geprägt ist, einschließlich dem Temperament Ihrer Kinder, dem Familienstil und den Werten, den Bildungs- und soziale Erfahrungen, und der breiteren Gesellschaft und Kultur, in der Sie Kinder erziehen, sind die Prinzipien und Ideen dieser Instinkte universell und auf jeden anwendbar. Der Rest dieses Kapitels führt kurz in diese sieben Instinkte ein und beginnt zu beschreiben, wie jeder von ihnen die Entwicklung beeinflusst.

Die sieben Instinkte der *Ausdauer* sind:
1. Intuitiver Optimismus,
2. Intrinsische Motivation,
3. Mitfühlende Empathie,
4. Simultane Intelligenz,
5. Echter Altruismus,
6. Tugendhafte Verantwortung,
7. Gemessene Fairness.

Lassen Sie uns jeden dieser Instinkte kennenlernen und das Wissen erwerben, das erforderlich ist, um Kindern zu helfen, sie „online" zu bringen.

1. **Intuitiver Optimismus**
   Intuitiver Optimismus, den wir früher in diesem Kapitel eingeführt haben, kann als „geboren glaubend" definiert werden. Je komplexer die Spezies ist, desto länger dauert die Reifezeit, desto mehr Aufgaben müssen gemeistert werden, desto wichtiger ist es, an den Erfolg oder ein erreichbares Ziel zu glauben. Intuitiv bedeutet, dass Kinder nicht lernen müssen durch Erfahrung allein, sie wissen einfach. Optimismus bedeutet, dass sie, egal welche Herausforderung vor ihnen liegt, den Glauben behalten, dass sie mit der notwendigen Unterstützung der Betreuungsperson und ihrer eigenen Ausdauer letztendlich Erfolg erleben werden.
   Intuitiver Optimismus erklärt, warum Kinder ohne jedes Wissen über ihre Fähigkeiten oder ihr Potenzial für Erfolg bereit sind, immer wieder zu versuchen, Entwicklungsaufgaben zu meistern. Alle Kinder kommen mit einem gewissen Grad an Intuitivem Optimismus auf die Welt. Er ist der Motor, der ihre tägliche Suche antreibt, die Welt um sie herum zu verstehen und zu meistern. Intuitiver Optimismus ist eine Kernkomponente in der widerstandsfähigen Denkweise eines Kindes. Resilienz, wie wir geschrieben haben, ist ein Muster der positiven Anpassung und Adaption im Kontext von jeder Herausforderung oder Widrigkeit. Widerstandsfähige Kinder nutzen ihren Intuitiven Optimismus, um immer und immer wieder durchzuhalten.
   Wir erinnern uns gerne an ein Gespräch mit Andy, einem aufgeweckten sechsjährigen Jungen. Andy erklärte, dass er wollte, dass sein Vater das alte Auto des Nachbarn kauft, damit er, Andy, es „in ein Rennauto verwandeln kann". Wir fragten, ob Andy jemals ein Auto repariert hatte. Andy antwortete schnell und selbstbewusst: „Nein, aber Papa kann mir beibringen, wie man es macht, und ich kann es schaffen!" Wir lächeln über den Intuitiven Optimismus junger Kinder. Sie glauben, sie können kochen, alles reparieren und das Auto fahren! Einige Erwachsene denken, diese Überzeugungen seien ein Beispiel für kindliche Unreife. Wir glauben, diese Ideen repräsentieren die manchmal humorvollen, aber wesentlichen Manifestationen des Intuitiven Optimismus.

2. **Intrinsische Motivation**
   Intrinsische Motivation wird am besten als Motivation von innen heraus definiert. Sie ist in der Freude verwurzelt, sich an einer Aufgabe zu beteiligen und schließlich erfolgreich zu sein. Sie leitet sich nicht aus zwangs-, bestrafungs- oder belohnungsgetriebener Erziehung ab, sondern aus der Schaffung von Möglichkeiten für Kinder, auch in jungen Jahren Freude zu erleben, wenn sie an Aktivitäten teilnehmen, die Aufregung und Vergnügen erzeugen. Ihre Belohnung ist in die Aufgabe eingebaut.
   Können Sie sich eine Situation vorstellen, in der ein kleines Kind einen Elternteil um eine Belohnung bittet, im Austausch dafür, im Sandkasten zu spielen? Scheint absurd. Denken Sie jedoch darüber nach, stellen Sie schnell fest, dass die Neugier der Kinder, die von ihrem Intuitiven Optimismus angetrieben wird,

alle Belohnungen oder Verstärkungen sind, die sie benötigen, um sich in alltäglichen Aktivitäten zu engagieren. Junge Kinder beteiligen sich an Aktivitäten nicht, weil sie externe oder extrinsische Motivatoren erhalten, sondern weil sie die Aktivität einfach genießen und/oder die Aktivität ihnen die Möglichkeit bietet zu helfen. Schließlich war bis vor Kurzem jeder in einer Familie oder Stammesgruppe, unabhängig vom Alter, verpflichtet mitzuhelfen.

Vor mehr als 50 Jahren hat der Harvard-Psychologe Dr. Robert White die Überzeugung vertreten, dass es bei Kindern ein angeborenes Bedürfnis oder eine Motivation gibt, effektive Individuen zu sein und die Herausforderungen zu meistern, denen sie in ihrer zukünftigen Umwelt begegnen werden. Die Kombination aus Intuitivem Optimismus und Intrinsischer Motivation erklärt, warum die Mehrheit der Kinder das Konzept der Schule akzeptiert. Eltern kommentieren oft, dass ihre kleinen Kinder zu Beginn des neuen Schuljahres kaum erwarten können, zur Schule zu gehen. Manchmal glauben sie, es liegt daran, dass ältere Geschwister zur Schule gehen oder das Kind die Möglichkeit hat, neue Kleidung zu tragen oder den Schulbus zu nehmen. Aber die Intrinsische Motivation spielt eine große Rolle.

Leider wird diese Begeisterung bei einigen Kindern schnell gedämpft. Sie lernen bald, dass die Schulumgebung eine ist, in der man beurteilt und bewertet wird in einer wettbewerbsorientierten Atmosphäre: einer Atmosphäre, in der man, egal wie gut man sich verhält, immer wieder daran erinnert wird, dass es immer Raum zur Verbesserung gibt. Kinder umarmen die Schule zunächst, weil sie eine weitere Entwicklungsherausforderung darstellt, die sie intuitiv optimistisch meistern werden und an der sie intrinsisch motiviert sind teilzunehmen. Doch wenn Kinder die Schule betreten, ist das Erste, dass sie auf ein Bildungssystem treffen, das allzu oft von einem Reiz-Reaktions-Modell angetrieben wird, das das Versprechen einer Belohnung, die Drohung einer Bestrafung oder die Herausforderung eines Wettbewerbs bietet, um sie zu motivieren.

Diese drei extrinsischen Motivatoren scheinen zunächst effektiv zu sein, aber zu einem hohen Preis. Sie arbeiten sehr deutlich gegen die Intrinsische Motivation und fordern ihre fortgesetzte Pflege und Entwicklung heraus; Intrinsische Motivation bedeutet, den Erfolg in der Schule aus reinem Vergnügen und Freude am Erfolg und am Lernen zu suchen. Der Glaube, dass Anstrengung nicht im Dienste des Erwerbs von guten Noten, Geld oder Privilegien steht, sondern weil Erfolg an sich intrinsisch motivierend ist, wird bald von dem Versprechen externer Belohnungen verdrängt.

Leider beginnen Kinder mit Lern-, emotionalen, verhaltensbedingten, sozialen, akademischen oder anderen Entwicklungsproblemen sich schnell in der Schule abzumühen. Dieses Abmühen in der Schule wird oft definiert, zu langsam zu sein oder sich nicht genug anzustrengen. Unser Bildungssystem hat festgestellt, dass diese Anstrengungen einen höheren Grad an extrinsischer Motivation erfordern, um Kinder in Schulaktivitäten einzubinden. Je mehr Herausforderungen Kinder in der Schule erleben, desto mehr extrinsische Belohnungen werden für die zusätzliche Anstrengung, die diese Kinder aufbringen müssen, bereitgestellt. Doch gerade diese Schüler benötigen mehr von

unserer Sorgfalt, um sicherzustellen, dass wir ihre Intrinsische Motivation nicht stehlen oder abtragen, wenn sie sich in der Schule abmühen.
Wir schlagen nicht vor, Noten, Belohnungen, Bestrafungen oder Wettbewerbe in unserem Bildungssystem abzuschaffen, sondern dass wir für alle Schüler und insbesondere für diejenigen, die sich bemühen, darauf achten müssen, ein Gleichgewicht zwischen der Verwendung extrinsischer Motivatoren und der fortgesetzten Pflege der Intrinsischen Motivation zu halten. Allzu oft ist das Gleichgewicht zugunsten extrinsischer Belohnungen verschoben. Doch es ist die Intrinsische Motivation, die Selbstverstärkung antreibt, ein Phänomen, das unserer Meinung nach die Grundlage für Lebenserfolg und Glück ist, noch wichtiger als Intellekt, Fähigkeit und Gelegenheit.

3. **Mitfühlende Empathie**
Empathie ist die Fähigkeit, die Welt der anderen sowohl auf kognitiver als auch auf affektiver Ebene zu verstehen. Mitgefühl wird als Aufruf zu diesem Verständnis wahrgenommen, um Handlungen einzuleiten, die Fürsorge gegenüber anderen ausdrücken.

Stellen Sie sich für einen Moment vor, wie Ihre Beziehungen zu anderen aussehen würden, wenn Sie ständig darum kämpfen würden, ihre Perspektive zu verstehen. Stellen Sie sich vor, Sie könnten nicht genau entschlüsseln, was andere fühlen oder kommunizieren. Denken Sie an eine Situation, in der Sie das Gefühl hatten, die andere Person nicht „lesen" zu können, ihre Absichten oder ihre Erfahrungen nicht wahrnehmen zu können. Was wäre, wenn Sie auf eine Weise rüberkommen würden, die andere Menschen verärgert, aber Sie nicht verstehen würden, warum sie von Ihrem Verhalten genervt oder verärgert zu sein scheinen, oder Sie nicht einmal realisieren würden, dass sie verärgert sind?

Mitfühlende Empathieist eine wesentliche Komponente der emotionalen und sozialen Intelligenz. Mitfühlende Empathie erleichtert effektive Kommunikation und ermöglicht unseren Kindern zu verstehen, wie sehr wir uns kümmern- und sie lieben. Es ermöglicht uns, effektivere Erzieher zu sein, während wir unseren Kindern Werte lehren. Modellierung und Unterricht von Mitfühlender Empathie helfen Kindern, soziale Kompetenz zu entwickeln, ein Wissen, das sie geschickt in ihren Beziehungen im Laufe ihres Lebens anwenden können.

Es scheint oft, dass Kinder mit Autismus-Spektrum-Störung in die Welt kommen, die in diesem Instinkt und in ihrer Fähigkeit begrenzt sind, diesen Instinkt durch Erfahrung zu stärken und in ihm zu wachsen. Wir wissen jedoch aus unseren Erfahrungen, dass sogar Kinder mit Autismus-Spektrum-Störung Mitfühlende Empathie entwickeln und stärken können, wenn wir verstehen, was sie von uns benötigen. Tatsächlich haben wir für Eltern das Buch *Erziehung resilienter Kinder mit Autismus-Spektrum-Störungen* verfasst, das Strategien zur Verstärkung der Empathie bei Kindern mit dieser Diagnose enthält.

Es ist oft eine Herausforderung, mit unseren Kindern empathisch zu sein, auch wenn sie sich nicht um Lernen, gutes Benehmen oder Sozialisierung bemühen. Die Herausforderung wird erheblich vergrößert, wenn man ein Kind erzieht, das solche Probleme zeigt. Es ist schwierig, sich in die Lage eines Kindes zu versetzen, dessen Wahrnehmungen und Verhaltensweisen oft auffallend anders sind als unsere eigenen. Wir werden dieses Thema in Kap. 5 behandeln.

4. **Simultane Intelligenz**

Simultane Intelligenz leitet unser praktisches Verständnis, wie Elemente eines Problems sich zu einer Lösung zusammenfügen. Simultane Intelligenz ist im Kern der Prozess des Denkens und kritischen Denkens zur Lösung von Problemen. Dieser Instinkt ist nicht kultur- oder erfahrungsgebunden. Zwei Jahrtausende lang wurde Intelligenz definiert als das, wie gut Sie Probleme lösen, nicht, wie gut Sie lesen oder schreiben können, oder die Anzahl der Jahre, die Sie zur Schule gegangen sind. Schließlich ist Bildung als unbestreitbares Recht eine Idee des späten neunzehnten Jahrhunderts. Leider hat die Einführung der allgemeinen Schulpflicht vor 150 Jahren dazu geführt, dass Intelligenz weitgehend als das Ausmaß definiert wird, in dem ein Kind eine Menge von Wissen besitzt. Selbst heute verlangen viele Schulen fortgeschrittene akademische Leistungen oder erworbenes Wissen zusammen mit starker Simultaner Intelligenz, um sich für eine Begabtenförderung zu qualifizieren.

Aktuelle Konzeptionen von Intelligenz wurden weitgehend diskutiert. Historisch gesehen haben sich Intelligenztests als guter Prädiktor für schulische Leistungen erwiesen. Bis vor Kurzem waren Intelligenztests sehr inhaltslastig. Diese Tests ähneln jedoch denen, die Leistungen messen. Daher gab es eine mangelnde Unterscheidung zwischen aktuellen Maßnahmen der Intelligenz und Leistung, was zu Nachteilen für diejenigen führt, die nicht ausreichend starke Bildungserfahrungen und Möglichkeiten zu Hause und/oder in ihren frühen Jahren erhalten haben.

Der Mangel an Unterscheidung zwischen akademischem Wissen und Intelligenz ist der treibende Faktor, der dazu führt, dass Individuen mit niedrigem sozioökonomischen Status bei vielen in unseren Schulen verwendeten Tests niedrigere Intelligenzquoten erzielen. Es ist wichtig, dass wir uns von der Abhängigkeit von erworbenem akademischem Wissen in unserem Verständnis von Intelligenz lösen. Es ist unerlässlich, dass wir ein Modell entwickeln, das auf dem Verständnis der Art und Weise basiert, wie ein Kind oder wir alle Informationen verarbeiten, Schlussfolgerungen ziehen und Probleme lösen. Simultane Intelligenz bietet einen solchen Rahmen.

5. **Echter Altruismus**

Altruismus ist eine selbstlose Sorge um andere und Unterstützung des Überlebens von anderen. Echter Altruismus ist am ehesten mit dem zu vergleichen, was man als reinen Altruismus bezeichnen könnte. Es ist das Geben von sich selbst mit keiner Erwartung einer Gegenleistung für eigene Handlungen. Wir helfen anderen, ihre Ziele zu erreichen, auch wenn der Helfer keinen unmittelbaren Nutzen hat und die Person, der geholfen wird, ein Fremder ist. Echter Altruismus ist selten unter fast allen Arten und könnte ein einzigartig menschlicher Instinkt sein. Forscher haben gezeigt, dass Kinder bereits im Alter von 18 Monaten bereitwillig anderen helfen, ihre Ziele zu erreichen. Diese Form der Hilfe für andere ohne Gegenseitigkeit wird stark angetrieben durch Mitfühlende Empathie sowie im Zusammenhang mit Tugendhafter Verantwortung und Gemessener Fairness, die wir weiter unten diskutieren werden. Die Forscher Dr. Felix Warneken und Michael Tomasello haben Echten Altruismus auf verschiedene Weisen bei sehr jungen Kindern und sogar bei Schimpansen nachgewiesen! Wir werden ihre Forschung in Kap. 7 besuchen.

6. **Tugendhafte Verantwortung**

Wir haben in den letzten Jahren einen beunruhigenden Trend in den Nachrichten bemerkt. Der amerikanische Präsident Harry Truman, berühmt für seine Aussage „The buck stops here", würde sich im Grab umdrehen, wenn er könnte. Jeder scheint gleichermaßen schuldig an diesem Verhalten zu sein, unabhängig von Reichtum, Ethnie oder politischer Zugehörigkeit. Es scheint, dass immer weniger Menschen Verantwortung übernehmen für ihre Handlungen und ihr Verhalten. Angesichts dessen, was sie ständig in den Medien berichtet sehen, ist es nicht überraschend, dass der häufigste Kommentar der Jugendlichen, mit denen wir arbeiten, die Aussage „Es ist nicht meine Schuld" ist. Wo haben wir uns geirrt? Wie können wir von Kindern erwarten, dass sie verantwortungsbewusst handeln, wenn sie immer wieder mit Erwachsenen konfrontiert werden, die das nicht tun?

Tugend handelt von Prinzipien und Ethik. Verantwortung bedeutet, für eigene Handlungen verantwortlich zu sein. Jedoch ist Tugendhafte Verantwortung mehr als nur die Annahme von Schuld oder Schuldzuweisungen, eine enge Sichtweise, die diesen Instinkt seiner mächtigen positiven Bedeutung berauben würde. Dieser Instinkt beinhaltet die Erfüllung von Verantwortlichkeiten, die die eigene Gesellschaft schützen und bereichern. Der Harvard-Professor für Government Michael Sandel bemerkte in einem Interview mit Leigh Wells im Jahr 2020, das die Verantwortlichkeiten jedes Bürgers während der COVID-19-Pandemie untersuchte: „Unsere ethischen Verpflichtungen bestehen zunächst darin, die Möglichkeit zu minimieren, dass unser Verhalten andere dem Risiko aussetzt, das Virus zu bekommen. Darüber hinaus haben diejenigen von uns, die das Glück haben, sicher von zu Hause aus arbeiten zu können, eine Verantwortung zur Unterstützung derjenigen, die Risiken in unserem Namen eingehen."

Diese breitere Sicht auf Tugendhafte Verantwortung zeigt, wie eng sie mit den Instinkten von Mitfühlender Empathie und Intrinsischer Motivation verbunden ist. Wie bereits erwähnt besitzen junge Kinder ein angeborenes Bedürfnis, hilfreich zu sein. Sie empfinden große Freude, wenn sie sich an dem beteiligen, was wir als beitragende Aktivitäten bezeichnet haben, wie ihr strahlendes Lächeln zeigt, wenn ihre Handlungen gelobt und geschätzt werden. Diese beitragenden Aktivitäten werden jeden Tag gezeigt. Sie wollen uns beim Kochen helfen, sich um jüngere Geschwister kümmern, Blätter harken, den Rasen mähen, mit unseren Werkzeugen bauen, die Küche fegen und den Tisch decken. Durch Möglichkeiten, verantwortungsbewusst zu handeln, lernen Kinder, die Konsequenzen von ihren Handlungen zu akzeptieren und zu umarmen, auch wenn sie scheitern oder Fehler machen. Indem wir Kindern helfen, Tugendhafte Verantwortung zu entwickeln, helfen wir ihnen, ihr volles

Potenzial zu erreichen. Aber wir müssen uns daran erinnern, dass Tugendhafte Verantwortung über das Helfen hinausgeht. Es beinhaltet schließlich, Entscheidungen zu treffen, Vertrauen zu gewinnen und zu lernen, für eigene Handlungen verantwortlich zu sein – unabhängig davon, ob diese Handlungen positive oder negative Ergebnisse haben.

Obwohl die aktuelle wissenschaftliche Forschung nicht so stark ist, um die instinktive Grundlage für Tugendhafte Verantwortung zu liefern, glauben wir aufgrund unserer Erfahrungen mit Tausenden von Kindern und Familien, dass die Möglichkeit und sogar Anleitung allein nicht zu verantwortungsvollem Verhalten führen wird. Wir glauben, dass Kinder ein instinktives Bedürfnis oder einen Antrieb haben, verantwortungsbewusst zu handeln und bei gegebener Möglichkeit einen positiven Unterschied im Leben anderer zu machen. Obwohl viele Kinder manchmal egozentrisch sein können und ihre eigenen Bedürfnisse an erste Stelle setzen, wird dieses Merkmal oft gleichzeitig von einem Muster begleitet, bei dem sie Freude daran haben, anderen zu helfen und ihr Leben zu bereichern.

Wir berichteten über diese Dynamik, als wir Gavin in Kap. 1 beschrieben. Sein angegebenes Interesse und Fähigkeiten in der Pflege seines Hundes führten dazu, dass er als Haustierbetreuer der Schule rekrutiert wurde. Das Aufzeigen seiner *Insel der Kompetenz* und die Bitte, zum Wohlergehen der Haustiere beizutragen und sein Wissen mit seinen Mitschülern zu teilen, hatte einen spürbaren Einfluss. Sein Verhalten und Lernen verbesserten sich erheblich.

Wir sind uns bewusst, dass nach dem Bericht vieler Eltern das frühe Verlangen ihrer Kinder, zu helfen und verantwortlich zu sein, bis zur mittleren Kindheit abzunehmen scheint. Sie wehren sich gegen viele Möglichkeiten, hilfreich zu sein, es sei denn, es gibt etwas für sie dabei. Wir haben jedoch beobachtet, dass der Ausdruck von Tugendhafter Verantwortung bei vielen Kindern nicht nachlässt, sondern sich eher darauf verlagert, Freunden zu helfen und ihnen gegenüber verantwortlich zu sein. Wir sagen den Eltern oft, dass die Tatsache, dass ihre Kinder nun Verantwortung gegenüber ihrer Peer-Gruppe zeigen, darauf hindeutet, dass die Eltern einen guten Job gemacht haben, diesen Instinkt bei ihren Kindern zu verstärken.

In unserem Buch *Raising Resilient Children* haben wir die Entwicklung von Verantwortung, Mitgefühl und einem sozialen Gewissen eng miteinander verknüpft. Wir glauben immer noch, dass diese Konzepte eng miteinander verbunden sind, aber dass sie weiter differenziert werden sollten. Der Instinkt der Tugendhaften Verantwortung leitet das Aufkommen von verantwortungsvollem Verhalten und verstärkt den Ausdruck von Mitfühlender Empathie und einem sozialen Gewissen. Wenn Kinder diese Grundlage entwickeln, die eine Schlüsselkomponente einer resilienten Einstellung ist, entsteht ein Engagement, für das eigene Leben verantwortlich zu sein. Verantwortungsbewusste Kinder und Erwachsene sind eher bereit, Verantwortung zu übernehmen für ihr Verhalten auf eine ehrliche, offene Weise. Eine solche Akzeptanz ermöglicht es ihnen, zu lernenund positivere, prosoziale Formen des Verhaltens zu initiieren.

7. **Gemessene Fairness**
Der Instinkt der Gemessenen Fairness liegt auf der grundlegenden Ebene unseres sozialen Selbst. Diese Welt und die vielen Arten in ihr haben sich entwickelt und überlebt wegen dieses Instinkts. Für Tausende von Generationen hat es das Überleben aller sichergestellt, wenn man in seiner Familie oder seinem Stamm fair zu anderen war. Jeder hat gleich beigetragen. Und so hat Fairness ihren Gegenspieler: Unfairness. Wie oft haben Sie von Ihren Kindern gehört: „Aber das ist nicht fair"? Wie oft haben Sie diese Worte gesagt? Warum kümmern wir uns so sehr um Fairness? Warum stört es uns so sehr? Hat Ihr Kind jemals eine Ungerechtigkeit gefühlt? Hat er mit Ihnen darüber gesprochen, dass er gemobbt wurde oder zugesehen hat, wie jemand in der Schlange fürs Mittagessen vordrängelt, aber jeder Angst hatte, etwas zu sagen? Wir alle leben mit einem unterschiedlichen Ausmaß von Ungerechtigkeit oder Unfairness. Wir kommen so gut wie möglich zurecht. Tatsächlich haben wir andere gesehen, die auf schmerzhafte oder zerstörerische Weise „zurechtkommen". Wir können unseren Kindern helfen, es besser zu machen.

Wie findet jemand den Weg zurück von Ungerechtigkeit? Wie kehrt man sich von Unfairness wieder ab, ob sie durch geringfügige alltägliche Interaktionen mit Menschen oder durch ein unvorstellbares, tragisches Ereignis verursacht wurde? Jeder, der am empfangenden Ende einer ungerechten Handlung war, kennt die tiefen Emotionen, die damit verbunden sind. Wir finden oft das Verhalten unerträglich und suchen Verständnis oder sogar Vergeltung. Einige Menschen investieren sogar ihre Lebensersparnisse in Prozesskosten, einfach um etwas zu beweisen, ein Unrecht zu korrigieren.

So wichtig es ist zu untersuchen, wie wir den Weg zurück von Ungerechtigkeit finden, sollten wir fragen, was die besten Wege sind, um den Instinkt der Gemessenen Fairness in unseren Kindern zu fördern? Wir werden diese in Kap. 9 untersuchen.

Unsere Kinder, ihre Zukunft

Kinder kommen mit unterschiedlichen Temperamenten und anderen angeborenen Eigenschaften auf diese Welt. Wie Diamanten sind keine zwei genau gleich. Allerdings sind alle in gewissem Maße mit den sieben Instinkten der *Ausdauer* genetisch ausgestattet. Es ist unsere Aufgabe als Hüter der nächsten Generation, zu pflegen und diese Instinkte in allen Kindern zu entwickeln, unabhängig von ihrem Temperament, Verhalten, ihrer Leistung oder Entwicklung. Diese sieben Instinkte bilden die lebenslange Grundlage einer widerstandsfähigen Denkweise und effektiven Selbstbeherrschung. Nachfolgende Kapitel werden die Strategien erforschen und definieren, die erforderlich sind, um diese Instinkte in jedem Kind und dabei auch in uns selbst zu fördern und zu stärken.

Kapitel 3
Intuitiver Optimismus

Larry, ein 24 Monate altes Kleinkind, baut einen Turm aus Holzblöcken. Ein Ausdruck der Freude überquert sein Gesicht, während er einen Block auf den anderen stapelt und dabei auf seine erfreuten Eltern blickt. Während der Turm höher wird, wird er zunehmend instabiler, aber Larry hält durch. Als er einen weiteren Block oben auflegt, stürzt der Turm um und die Blöcke verstreuen sich auf dem Boden. Er sieht verwirrt aus, vielleicht überrascht, dass der Turm umgefallen ist.

Bevor seine Eltern etwas sagen oder tun können, sagt Larry „Ich mach" und beginnt, den Turm wieder aufzubauen. Er akzeptiert sogar die Hilfe seiner Mutter, die die Blöcke so ausrichtet, dass der Turm stabiler wird. Doch schon bald stürzt auch dieser höhere Turm zu Boden.

Larry behauptet erneut „Ich mach" und beginnt den Bauprozess zum dritten Mal, wobei die Freude in sein Gesicht zurückkehrt.

Obwohl man vorsichtig sein muss, nicht mehr Bedeutung Larrys Handlungen beizumessen als gerechtfertigt, ist seine Beharrlichkeit offensichtlich. Wir glauben, dass die Darstellung einer solchen Entschlossenheit, begleitet von einer scheinbar freudigen Haltung, den Instinkt des Intuitiven Optimismus einfängt, der Glaube, dass ein glücklicheres und erfolgreicheres Ende erreicht werden kann.

Vergleichen Sie Larrys Verhalten mit dem von Eli. Seine Eltern kontaktierten uns, als Eli 6 Jahre alt war, besorgt darüber, wie leicht er frustriert wurde, wenn er Rückschlägen und Hindernissen gegenüberstand, sei es beim Erlernen des Fahrradfahrens auf zwei Rädern, beim Versuch, einen Ball zu schlagen, oder beim Erlernen des Alphabets. Sie berichteten, dass seine typische Reaktion in solchen Situationen darin bestand, aufzugeben und zu sagen, die Aufgabe sei „dumm" oder „langweilig". Oder, je nach Aktivität, gab er manchmal ihnen oder anderen die Schuld. Darüber hinaus waren sie besorgt, dass er oft ablehnte, neue Aktivitäten auszuprobieren. Sie vermuteten, dass er nicht glaubte, dass er Erfolg haben könnte. Eli schien gegenüber ihren Ermutigungen unempfindlich zu sein. „Es ist, als ob er sich dafür entscheidet, unglücklich zu sein", sagten sie uns, verwirrt über Elis scheinbaren Widerstand gegen Veränderungen.

Wir fragten Elis Eltern, ob diese besorgniserregenden Verhaltensweisen relativ neu waren. Sie antworteten nein und erinnerten sich sofort daran, dass Eli schon mit 24 Monaten frustriert wurde, wenn er einen Turm mit Blöcken baute. Wenn die Blöcke umfielen, hob Eli sie auf und warf sie gegen die Wand und rief dabei „böse Blöcke".

Elis Mutter sagte: „Er war so jung, aber es war, als ob ein Muster etabliert wurde, andere Dinge oder Menschen für Fehler verantwortlich zu machen. Nach ein paar Versuchen wollte er nicht mehr mit den Blöcken bauen, auch wenn wir ihm Hilfe anboten."

Betrachten Sie diese beiden 24 Monate alten Kinder, eines, dessen Verhalten darauf hindeutete, dass es glaubte, dass bessere Ergebnisse in der Zukunft existierten, das andere spürte anhaltendes Scheitern. Eines optimistisch, das andere nicht, und doch hatten beide fürsorgliche Eltern. Trotz der Position im letzten Kapitel, dass der Intuitive Optimismus instinktiv ist, lässt Elis Verhalten in so jungem Alter anderes vermuten. Wir halten jedoch an dieser Position fest, was zu zwei weiteren Ideen führt, die nicht nur auf den Intuitiven Optimismus anwendbar sind, sondern auch auf die sechs anderen Instinkte, nämlich: Obwohl ein Verhalten instinktiv, komplex sein kann, erfordern menschliche Instinkte mehrere Faktoren, einschließlich des angeborenen Temperaments eines Kindes und frühere Lebenserfahrungen, um die Verhaltensweisen zu formen, die mit diesem Instinkt verbunden sind, um zu gedeihen.

Es gibt viele Strategien, die Eltern und andere Betreuer anwenden können, um alle sieben Instinkte zu stärken und, falls notwendig, einen neuen Weg zu bieten, wenn die Pflege eines Instinkts im normalen Verlauf der Entwicklung entgleist ist.

Was ist Intuitiver Optimismus?

Wie in Kap. 2 beschrieben, kann Intuitiver Optimismus als „geboren glaubend" definiert werden. Das Wort „intuitiv" impliziert, dass Kinder nicht durch Erfahrung allein lernen müssen. Sie wissen einfach. „Optimismus" deutet darauf hin, dass sie unabhängig von den Herausforderungen, denen sie gegenüberstehen, den Glauben behalten, dass sie mit Ausdauer letztendlich Erfolg erleben werden. Es war dieser Instinkt, der Larry dazu antrieb, weiterhin mit offensichtlicher Freude einen Turm aus Blöcken zu bauen, auch wenn vorherige Versuche gescheitert waren. Es war eine Schwächung des Intuitiven Optimismus aus welchen Gründen auch immer, die Eli dazu veranlasste, seine Suche nach dem Bau eines Turms aufzugeben und die Blöcke anschließend dafür verantwortlich zu machen, dass sie umgestürzt sind.

Optimismus wurde auf verschiedene Weise untersucht und konzeptualisiert. Es ist wertvoll, zu Beginn dieses Kapitels diese Ideen zu betrachten. Dr. Christopher Peterson, Professor für Psychologie an der Universität von Michigan, bemerkte: „Zeitgenössische Ansätze behandeln Optimismus in der Regel als eine kognitive Eigenschaft – ein Ziel, eine Erwartung oder eine kausale Zuschreibung –, was sinnvoll ist, solange wir uns daran erinnern, dass der in Frage stehende Glaube zukünftige Ereignisse betrifft, über die Individuen starke Gefühle haben."

Indem er auf die starken Emotionen aufmerksam macht, die oft mit Optimismus verbunden sind, warnte Dr. Peterson: „Optimismus ist nicht einfach kalte Kognition, und wenn wir den emotionalen Geschmack vergessen, der den Optimismus durchdringt, können wir wenig Sinn aus der Tatsache machen, dass Optimismus sowohl motiviert als auch motivierend ist."

Die Psychologie-Professoren Dres. Michael Scheier und Charles Carver führten das Konzept des *dispositionalen Optimismus* vor fast dreißig Jahren ein. Sie sahen dies als die Erwartung, dass „gute Dinge in der Zukunft reichlich vorhanden und schlechte Dinge selten sein werden". Ihr Fokus lag darauf, wie Individuen Ziele verfolgen, insbesondere angesichts von Hindernissen. Menschen wurden als optimistisch angesehen, wenn sie weiterhin auf Ziele hinarbeiteten, die sie als erreichbar wahrnahmen. Sie maßen Optimismus mit einem kurzen Selbstberichtsinstrument namens Life Orientation Test (LOT), das Aussagen wie folgt enthielt:

In unsicheren Zeiten erwarte ich normalerweise das Beste.

Wenn etwas für mich schief gehen kann, wird es das auch (umgekehrt bewertet).

Eine Gruppe von Psychologen an der Universität von Pennsylvania hat einige der bekanntesten Forschungen im Zusammenhang mit dem Konzept des Optimismus durchgeführt. Dres. Karen Reivich, Jane Gilliam, Martin Seligman und Andrew Shatte haben ihre Arbeit auf die Studie des *erlernten Optimismus* konzentriert. Diese Forschung ist eine Weiterentwicklung von Dr. Seligmans breiterer Studie zur Positiven Psychologie. Ursprünglich untersuchten Dr. Seligman, der oft als der Vater der Positiven Psychologie bezeichnet wird, und sein Co-Forscher Dr. Steven Maier das Konzept der *erlernten Hilflosigkeit,* bevor Dr. Seligman zu der Untersuchung des *erlernten Optimismus* überging. Diese Theorien der Hilflosigkeit und des Optimismus sind in dem Erklärungsstil verwurzelt, den Menschen anwenden, um die Ursachen sowohl negativer als auch positiver Ereignisse in ihrem Leben zu interpretieren.

Ein ähnliches Modell wurde vom Sozialpsychologen Bernard Weiner vor über 35 Jahren durch seine Beschreibung der *Attributionstheorie* vorgeschlagen. Als Illustration: Optimistische Kinder betrachteten, während sie anderen, die ihnen geholfen hatten, Anerkennung zollten, ihren Erfolg als größtenteils durch ihre eigenen Ressourcen bestimmt, während pessimistische Kinder externe Gründe für ihre Erfolge anboten wie: „Ich hatte Glück", „Der Lehrer hat einen einfachen Test gegeben", „Der Werfer hat den Ball nicht sehr hart geworfen und deshalb konnte ich ihn schlagen". Wenn Sie glauben, dass Ihr Erfolg auf diesen sogenannten externen Kräften beruht, dann ist es schwierig, optimistisch über zukünftigen Erfolg zu sein, über den Sie wenig, wenn überhaupt, Kontrolle haben.

Die von Dres. Seligman und Weiner vorgeschlagenen Rahmenbedingungen untersuchten auch die Erklärungen, die Menschen wählten, wenn sie mit Misserfolg konfrontiert wurden. Optimisten interpretierten solche Rückschläge als Situationen, aus denen sie lernen konnten, anstatt sich besiegt zu fühlen. Sie akzeptierten realistische Hilfe von Erwachsenen und glaubten, dass sie neue Ansätze zur Erfolgserzielung initiieren könnten.

Im Gegensatz dazu schrieben Pessimisten Fehlern Phänomene zu, die nicht veränderbar sind, zum Beispiel: „Ich bin dumm", „Ich bin mit einem halben Gehirn geboren" oder „Ich werde das nie können" und unser absoluter Favorit – „Der Lehrer ist dumm und weiß nicht, wie man unterrichtet, also wie kann ich etwas lernen?" Wenn man solche Gedanken hegt, die die Aussicht auf zukünftige Leistungen versperren, ist es nicht ungewöhnlich, dass solche Personen kontraproduktive Bewältigungsstrategien (z. B. Aufgeben oder Rationalisieren) anwenden. Solche Strategien verschlimmern leider das Problem.

Diese Theorien rahmen den Instinkt des Intuitiven Optimismus ein und legen die Grundlage für Eltern, Erzieher und Therapeuten, diesen Instinkt bei Kindern zu entwickeln und zu verstärken. Wir werden später in diesem Kapitel mehrere effektive Strategien überprüfen.

Die Vorteile des Optimismus

Wenn man nach der Rolle des Optimismus in unserem Leben gefragt wird, glauben wir, dass die meisten Menschen antworten würden, dass es wichtig ist, optimistisch zu sein, dass, wie Dr. Peterson schrieb, der Optimismus als Quelle der Motivation dient, um Rückschläge zu überwinden und neue Herausforderungen selbstbewusster anzugehen. Wir stimmen dieser Einschätzung zu und fügen hinzu, dass eine wachsende Menge von Forschungsergebnissen darauf hindeutet, dass eine optimistische Einstellung uns nicht nur darauf vorbereitet, uns mit Herausforderungen zu konfrontieren und sie zu überwinden, sondern auch einen bedeutenden Beitrag zu unserem körperlichen und emotionalen Wohlbefinden leistet.

Mehrere Forschungsstudien haben gezeigt, dass optimistische Menschen ein geringeres Risiko für Herzkrankheiten, Schlaganfälle, Abnahmen der Lungenkapazität und -funktion und ein niedrigeres Risiko für einen frühen Tod durch Krebs und Infektionen haben. Optimismus scheint auch zur Langlebigkeit im Leben beizutragen. In zwei im Jahr 2019 abgeschlossenen Studien, einer mit Frauen, bei der der LOT durchgeführt wurde, und einer mit Männern, bei der eine Optimismus-Pessimismus-Skala verwendet wurde, wurden höhere Optimismuswerte mit Langlebigkeit im Leben in Verbindung gebracht. Die Ergebnisse dieser Studien sind besonders wichtig, da die Forscher Faktoren wie chronische körperliche Krankheiten, einschließlich Bluthochdruck und hohem Cholesterinspiegel, sowie gesundheitsbezogene Verhaltensweisen wie Rauchen und Alkoholkonsum kontrollierten. In Laienbegriffen: Sie stellten sicher, dass keiner von diesen Faktoren für ihre positiven Ergebnisse verantwortlich war.

Viele andere Studien unterstützen diese positiven Ergebnisse. Nicht überraschend rufen sie Bilder des Henne-Ei-Dilemmas hervor, wie es in einer *Harvard-Health*-Veröffentlichung aus dem Jahr 2008 geäußert wurde: „Menschen, die gesund sind, haben wahrscheinlich eine positivere Einstellung als Menschen, die krank sind, sodass vielleicht der Optimismus tatsächlich das Ergebnis guter Gesundheit ist, anstatt umgekehrt." Dies ist sicherlich eine berechtigte Frage. Es wurde von Forschern untersucht, die Menschen über 15, 30 und 40 Jahre hinweg verfolgten. Die Forscher kamen zu dem Schluss, dass „medizinische Zustände die Vorteile einer positiven Lebenseinstellung nicht trübten".

Ein weiterer möglicher Grund zur Erklärung der vorherrschenden Forschungsergebnisse ist, dass Menschen, die optimistisch sind, gesünder sind und länger leben als Pessimisten, weil sie gesündere Lebensstile pflegen, stärkere Beziehungen aufbauen und eine bessere medizinische Versorgung erhalten, wie der Harvard-Artikel berichtete: „Tatsächlich berichten einige Studien, dass Optimisten eher Sport treiben, weniger rauchen, eher mit einem Ehepartner zusammenleben und eher medizinischen Ratschlägen folgen als Pessimisten." Allerdings war der Optimismus „im Allgemeinen nicht mit einer besseren Ernährung oder schlankeren Figur verbunden, und selbst wenn die Ergebnisse für kardiovaskuläre Risikofaktoren angepasst wurden, blieb ein günstiger Effekt des Optimismus bestehen".

Obwohl eine genauere Antwort auf die Art der Beziehung zwischen Optimismus und Gesundheit – ob sie zum Beispiel kausal oder korrelativ ist – möglicherweise derzeit nicht verfügbar ist, sollte uns das nicht davon abhalten, Strategien zu implementieren, um den Instinkt des Intuitiven Optimismus bei unseren Kindern zu stärken.

Pflege der Ausdauer

Eine Reihe wichtiger Punkte muss betont werden, bevor wir Strategien zur Verstärkung des Intuitiven Optimismus sowie der sechs zusätzlichen Instinkte anbieten, die wir in den kommenden Kapiteln behandeln.

Der erste Punkt mag offensichtlich erscheinen, ist aber hervorzuheben; nämlich, ob wir es wollen oder nicht, wir sind die ersten Vorbilder unserer Kinder. Mehr als wir vielleicht realisieren, hören Kinder genau zu, was wir sagen, sind aber noch mehr auf das eingestellt, was wir tun. Wenn wir wollen, dass unsere Kinder die sieben Instinkte der *Ausdauer* entwickeln und stärken, müssen unsere täglichen Handlungen einen Ausdruck dieser Instinkte widerspiegeln.

Zum Beispiel wird es für den Intuitiven Optimismus (oder die sechs anderen Instinkte) viel herausfordernder sein, in unseren Kindern aufzublühen, wenn sie solche Verhaltensweisen nicht bei ihren Eltern beobachten. Kinder, die ihre Eltern ständig pessimistische Gedanken äußern hören (z. B. „Das wird nie funktionieren" oder „Schlechte Dinge scheinen immer zu passieren") oder Eltern sehen, die im Angesicht des Scheiterns aufgeben, werden eine schwierigere Zeit haben, den Intuitiven Optimismus zu entwickeln, als Kinder, deren Eltern Verhaltensweisen zeigen, die mit Optimismus verbunden sind.

Ein zweiter Punkt, der eng mit dem ersten zusammenhängt, ist die Bedeutung von Mitfühlender Empathie und empathischer Kommunikation beim Verstehen und Reagieren auf Kinder (sowie auf andere). Wir werden dies in Kap. 5 ausführlich diskutieren, müssen aber hier die Grundlage legen. Wir haben mit wohlmeinenden Eltern, Lehrern und anderen Betreuern gearbeitet, die das, was sie für positive Kommentare an Kinder halten, geäußert haben, aber die Kommentare wurden von den Kindern nicht als positiv erlebt.

Wir verwenden oft das folgende Beispiel, um diesen Punkt zu veranschaulichen und die Bedeutung empathischer Kommunikation zu verdeutlichen. Dies beinhaltet, dass einem Kind gesagt wird, es solle „härter versuchen", wenn es versucht, ein bestimmtes Projekt zu vervollständigen oder einen bestimmten Stoff zu lernen. Eltern können „härter versuchen" als ermutigend empfinden, aber Kinder werden diese Worte typischerweise als urteilend oder anklagend interpretieren. Wie uns ein junger Erwachsener sagte: „Wie wussten sie, dass ich nicht hart genug versuchte? Ich hatte genug Schwierigkeiten beim Lernen und diese Art von Kommentar machte die Dinge noch schlimmer." Tatsächlich könnten Sie überrascht sein zu erfahren, dass wir, obwohl wir Tests haben, um fast jede menschliche Qualität, Emotion, Leistung oder Verhalten zu messen, keinen Test haben, um zu messen, wie hart es jemand versucht!

Aus diesem Grund betonen wir empathische Kommunikation und bitten Eltern und andere Betreuer, über die folgenden Fragen nachzudenken, wenn sie mit Kindern interagieren:

„Würde ich wollen, dass jemand zu mir sagt oder tut, was ich gerade zu meinem Kind gesagt habe?"

„Was hoffe ich zu erreichenmit allem, was ich sage oder tue?"

„Sage oder tue ich Dinge auf eine Weise, die es meinen Kindern ermöglicht, zuzuhören, was ich zu sagen habe, und von mir zu lernen?"

Diese Fragen im Vordergrund der Kommunikation mit unseren Kindern zu halten, wird dazu beitragen, dass diese Botschaften effektiver sind und die Wahrscheinlichkeit verringern, dass sie mit Wut reagieren oder sich verteidigen.

Förderung des Intuitiven Optimismus

Lassen Sie uns nun mehrere Strategien überprüfen, die die Grundlage für die Verstärkung des Intuitiven Optimismus bilden.

Stärken Sie „persönliche Kontrolle" von frühem Alter an. Ein zentraler Befund aus der Forschung über Optimismus bezieht sich auf ein Konzept, das wir in mehreren unserer früheren Arbeiten hervorgehoben haben, nämlich „persönliche Kontrolle". Optimistische Menschen lernen ihre Zeit und Energie zu fokussierenauf Situationen, von denen sie wissen, dass sie sie beeinflussen können, anstatt zu versuchen, Situationen zu ändern, über die sie wenig, wenn überhaupt, Kontrolle haben. Sie gehen davon aus, was wir als Wir-sind-die-Autoren-unsereseigenen-Lebens-Mentalität bezeichnet haben. Sie erkennen, dass es Situationen gibt, über die sie wenig, wenn überhaupt, Kontrolle haben, aber was sie kontrollieren können, ist ihre Einstellung und Reaktion auf diese Situationen.

Madison wurde uns zugewiesen, als sie neun Jahre alt war. Drei Jahre zuvor wurde bei ihr Dyslexie diagnostiziert. Ihre Eltern, Mia und Joe Salter, berichteten, dass Madison seit der Diagnose Lesehilfe erhalten hatte und langsam, aber stetig Fortschritte machte. Sie waren jedoch besonders besorgt über das, was sie als zunehmende Frustration und Enttäuschung ihrer Tochter wahrnahmen. Kurz bevor uns die Eltern anriefen, hatte Madison ihren Eltern gesagt: „Ich weiß nicht, ob ich jemals wie die anderen Kinder lesen lernen werde", und hinzugefügt: „Ich wünschte, ich hätte nie Dyslexie gehabt. Warum muss ich das haben?"

Mia erzählte uns: „Es war so schmerzhaft, Madisons Leid zu beobachten. Ihre Lehrer und Tutoren waren sehr unterstützend und wir haben Madison darauf hingewiesen, dass sie Fortschritte gemacht hat und nicht so entmutigt sein sollte. Wir haben ihr von berühmten Menschen mit Dyslexie erzählt, die als Erwachsene sehr erfolgreich waren, aber sie sagt meistens, dass sie nicht sie ist."

Joe bemerkte: „Als Mia das Wort ‚schmerzhaft' benutzte, konnte ich nur daran denken, dass Madison immer zu resignieren scheint. Es scheint, als glaube sie, dass sie ein Opfer der Dyslexie ist. Sie denkt mehr darüber nach, was sie nicht kann, als darüber, was sie vielleicht tun kann. Wie Mia sagte, hatte Madison unterstützende Lehrer und Tutoren und ich denke, wir waren auch unterstützend, aber Madison scheint nicht an uns oder daran zu glauben, dass sich die Dinge verbessern können."

Joe fügte hinzu: „Ich liebe Madison, aber manchmal ärgere ich mich über das, was ich als ihre defätistische Einstellung empfinde. Neulich habe ich ihr etwas gesagt, von dem ich wusste, dass ich es nicht hätte sagen sollen, aber ich war einfach so frustriert. Nachdem sie mir wieder einmal gesagt hatte, dass sie nie wie ihre Freunde lesen lernen würde und dass sie wünschte, sie wäre nie mit Dyslexie geboren, habe ich ihr gesagt, dass sie, solange sie diese Einstellung hat, Schwierigkeiten beim Lernen haben würde. Sobald ich es gesagt hatte, wusste ich, dass es nicht sehr hilfreich war, besonders als sie zu weinen begann und den Raum verließ."

Es war offensichtlich, dass Mia und Joe sich sehr um Madison kümmerten, von ihrem Pessimismus „gequält" waren und sich bemüht hatten, mit der Schule zusammenzuarbeiten, um Dienstleistungen für sie zu erhalten. Wenn Sie ihr Berater wären, was würden Sie ihnen raten zu sagen oder zu tun, um ein Gefühl der persönlichen Kontrolle und des Intuitiven Optimismus bei ihrer Tochter zu fördern?

Mias und Joes Frustration und Sorgen waren verständlich. Eine Hauptaufgabe besteht darin, diese Emotionen nicht negativ auf die Art und Weise wirken zu lassen, wie sie auf Madisons Leid reagierten. In unseren Elternberatungssitzungen mit Mia und Joe waren wir darauf bedacht, Empathie in dem, was wir zu ihnen sagten, zu modellieren. Ein erster Schritt bestand darin, ihre Gefühle zu validieren, wobei anerkannt wurde, dass Validierung nicht notwendigerweise Zustimmung zu der Sichtweise einer anderen Person impliziert, sondern dass man versucht, die Perspektive dieser Person zu verstehen.

Wir stellten fest: „Wir können nachvollziehen, wie sehr Sie sich um Madison kümmern und all Ihre Bemühungen, ihr zu helfen, nicht nur mit ihren

Leseproblemen, sondern auch dem Stress und der Unsicherheit, die sie aufgrund dieser Probleme empfindet. Und, Joe, manchmal sagen wir als Eltern Dinge, die wir lieber nicht gesagt hätten. Was wichtig ist, ist das, was wir daraus lernen können, um in der Zukunft empathischer und hilfreicher zu sein."

Joe antwortete: „Ich bin begierig zu lernen."

In nachfolgenden Treffen mit Mia und Joe konzentrierten wir uns darauf, Madisons Gefühle zu validieren und ihr zu helfen, ein stärkeres Gefühl der persönlichen Kontrolle zu erlangen, was dann ihren Tochteroptimismus verstärken würde. Im Fall dass Madison Pessimismus über das jemals effektive Lesenlernen äußert oder in eine Opfermentalität von „Warum musste ich mit Dyslexie geboren werden?" fällt, schlugen wir eine Möglichkeit vor, wie sie reagieren könnten:

„Wir wissen, dass es sehr frustrierend sein kann, Schwierigkeiten beim Lesenlernen zu haben, besonders wenn du siehst, dass deine Freunde schneller lernen. Und wir wissen, dass es leicht ist zu fragen: ‚Warum musste ich mit Dyslexie geboren werden?' Wir möchten etwas sagen und wir hoffen, dass du nicht das Gefühl hast, dass wir dich kritisieren, denn das wollen wir nicht. Aber wenn du das Gefühl hast, dass wir dich kritisieren, lass es uns bitte wissen. Wir versuchen nur herauszufinden, wie wir helfen können."

Ein Wort der Vorsicht. In diesem Buch bieten wir viele Vorschläge, was Eltern mit ihren Kindern sagen oder tun könnten. Es gibt jedoch keine genaue Formel oder ein Rezept. Unsere Formulierung dient als Vorlage, um zum Beispiel zu veranschaulichen, was man einem Kind mit Madisons Einstellung sagen könnte. Die genauen Worte, die Eltern verwenden sollten, sollten auf die spezifische Situation und die einzigartigen Eigenschaften ihres Kindes abgestimmt sein.

Was ist der Zweck der Formulierung, die wir Mia und Joe vorgeschlagen haben? Sehr wichtig ist, dass sie bestätigt, was Madison behauptet hat. Da sie glaubt, dass ihre Eltern ihre Einstellung und Verhaltensweisen kritisiert haben, ist die Absicht des Kommentars „Wir möchten etwas sagen und wir hoffen, dass du nicht das Gefühl hast, dass wir dich kritisieren, denn das wollen wir nicht", Madison darauf vorzubereiten, eine bestimmte Meinung zu hören, ohne eine sofortige negative Reaktion zu haben. In unserer Erfahrung verringert eine solche Vorbereitung tatsächlich die Wahrscheinlichkeit, dass ein Kind die Bemerkungen der Eltern sofort als urteilend wahrnimmt. Darüber hinaus verringert die Einladung an Madison, ihnen mitzuteilen, wenn sie das Gefühl hat, dass sie kritisch mit ihr umgehen, die Möglichkeit einer sofortigen negativen Reaktion, während sie den fortlaufenden Dialog fördert.

In unseren Einzelsitzungen mit Madison sowie in unseren Eltern-Beratungssitzungen mit Mia und Joe wurden wir auch von dem Ziel geleitet, ein Gefühl der persönlichen Kontrolle zu verstärken. In unseren Gesprächen mit Madison zeigten wir Empathie für ihre Frustration und Wut über „das Geborenwerden mit Dyslexie", und fügten hinzu: „Viele Kinder, die Dyslexie haben, fragen sich, warum sie es haben mussten. Wir wissen nicht, warum einige Kinder mit Dyslexie geboren werden und andere nicht. Glücklicherweise lernen wir immer mehr über Möglichkeiten, Kindern mit Dyslexie beim Lesenlernen zu helfen. Es kann immer noch schwierig sein, aber mit Hilfe kann es weniger ein Kampf werden."

Die Essenz dieses Kommentars war, den Glauben zu vermitteln, dass wir kontrollieren können, die bestmöglichen Dienste für sie zu erhalten, während niemand Kontrolle darüber hatte, dass Madison mit Dyslexie geboren wurde. Ein Bild des Optimismus ist in unserem Kommentar verwurzelt.

Unterrichten Sie Problemlösungsstrategien. Es ist schwierig für Kinder, ein Gefühl der persönlichen Kontrolle und eine optimistische Einstellung zu entwickeln, wenn ihre sofortige Reaktion auf eine herausfordernde Situation ist: „Ich weiß nicht einmal, wo ich anfangen soll, mit diesem Problem umzugehen." Wenn dies der dominierende Gedanke ist, halten es Kinder für weniger wahrscheinlich, dass sie Autoren ihres eigenen Lebens sind oder dass eine hoffnungsvollere Zukunft vor ihnen liegt.

In vielerlei Hinsicht fühlen sich Kinder, denen Problemlösungsstrategien fehlen, ängstlich und verloren, wie Kapitäne, die auf See ohne Kompass verloren sind, einem Kurs oder einem anderen folgen, aber ohne jegliche zuverlässigen Informationen, um ihre Handlungen zu leiten. Kein Kapitän würde sich in einer solchen Situation optimistisch fühlen.

In unseren vorherigen Büchern haben wir eine Sequenz hervorgehoben, die Eltern verwenden können, um ihren Kindern jeden Alters zu helfen, effektivere Problemlöser zu werden. Sie basiert auf der Arbeit unserer Freundin und Kollegin Dr. Myrna Shure. Dr. Shure war maßgeblich an der Entwicklung des I-Can-Problem-Solve-(ICPS-)Programms beteiligt, das in ihren Büchern *Raising a Thinking Child* und *Raising a Thinking Preteen* beschrieben wird.

Dr. Shure rät Eltern, nicht vorschnell einzuspringen, um die Probleme ihrer Kinder zu lösen; dies würde ihnen die Möglichkeit nehmen, aktiv selbst Probleme zu lösen. Die Botschaft, die Kinder aus dieser elterlichen Handlung ableiten könnten, lautet: „Ich muss dich retten, weil ich nicht glaube, dass du in der Lage bist, die Situation zu bewältigen." Selbst gut gemeinte, liebevolle Eltern, die sich wünschen, dass ihre Kinder Ausdauer zeigen, können leicht in diese „Rettungs"-Reaktion verfallen.

Wir sind uns bewusst, dass verschiedene Situationen einen unterschiedlichen Grad an elterlicher Beteiligung erfordern. Eltern sollten jedoch immer ihr Maß an Unterstützung bewerten und ob es ihren Kindern ermöglicht, die Erfahrung zu machen, ihre eigenen Probleme zu lösen. Wie Dr. Shure festgestellt hat, können sogar sehr junge Kinder zur Problemlösung Strategien vorschlagen, wenn man ihnen die Plattform dazu gibt.

Ein Leitprinzip für Eltern, wenn sie ihre Kinder in Strategien zur Bewältigung verschiedener Herausforderungen einbeziehen, besteht nicht nur darin, das vorliegende Problem zu lösen, sondern eine Botschaft zu vermitteln, die ein Gefühl von persönlicher Kontrolle und von Optimismus stärkt. Scheinbar einfache Aussagen wie „Du hast wirklich herausgefunden, wie man dieses Matheproblem löst" oder „Das scheint eine ausgezeichnete Art zu sein, deinem Freund zu sagen, wie du dich fühlst", tragen viel dazu bei, Ausdauer zu fördern.

Die folgende Sequenz empfehlen wir Eltern, nicht nur im Umgang mit ihren Kindern, sondern auch in allen Aspekten ihres Lebens. Diese dreiteilige Sequenz mag sehr einfach erscheinen, aber ihre Anwendung erfordert Geschick und Geduld, um effektiv zu sein.

Artikulieren Sie das Problem und stimmen Sie zu, dass es ein Problem ist. Es ist schwierig, ein Problem zu lösen, wenn es nicht gut definiert ist. Auch wenn in den meisten Fällen Eltern und Kinder übereinstimmen werden, dass ein Problem besteht, insbesondere wenn das Kind es anspricht, kann es manchmal vorkommen, dass ein Elternteil das Vorhandensein eines Problems wahrnimmt, das Kind jedoch nicht.

Als bekanntes Beispiel können viele Eltern sich an Zeiten erinnern, in denen sie ihre Kinder gebeten haben, ihre unordentlichen Zimmer aufzuräumen, aber a) ihre Kinder ihre Zimmer nicht als unordentlich empfanden oder b) selbst wenn sie anerkennen, dass sie etwas unordentlich sind, sie keinen Bedarf sehen aufzuräumen. In solchen Fällen müssen Eltern Wege finden zu erklären, warum sie die Situation als Problem sehen, aber auf eine Weise, die nicht weitere Verärgerung und Trägheit hervorruft.

Eine validierende Aussage wie „Ich weiß, dass du es nicht als Problem siehst, Kleidung und Bücher überall auf dem Boden zu haben, aber ich möchte erklären, warum ich das tue, und dann können wir vielleicht die beste Art und Weise herausfinden, die Dinge zu handhaben" kann dazu beitragen, eine kooperativere, problemlösende Atmosphäre zu schaffen. Die Worte „*Wir* können die beste Art und Weise herausfinden, die Dinge zu handhaben" vermitteln Respekt für die Meinung des Kindes und erhöhen dessen Gefühl der Eigenverantwortung im Prozess.

Betrachten Sie zwei oder drei mögliche Lösungen und was das wahrscheinliche Ergebnis dieser Lösungen sein wird. Sobald eine Einigung bei der Identifizierung des Problems erzielt wurde, besteht der nächste Schritt darin, zwei oder drei mögliche Lösungen zur Lösung des Problems zu finden. In diesem Schritt finden es viele Eltern möglicherweise einfacher und weniger mühsam, ihren Kindern Lösungsvorschläge zu unterbreiten, ohne die Meinung oder Beteiligung ihrer Kinder einzuholen. Einige Kinder könnten aus verschiedenen Gründen sogar begrüßen, dass ihnen die Eltern sagen, was sie tun sollen, oder dass die Eltern etwas für sie tun.

Ein Beispiel für diese Dynamik tritt auf, wenn Kinder passiv zusehen, wie ihre Eltern den Großteil ihrer Hausaufgaben für sie erledigen. In diesem Moment kann jeder eine vorübergehende Erleichterung erleben, da der Stresspegel im Haus abnimmt. Kinder und ihre Eltern haben den scheinbar einfachsten, am wenigsten belastenden Weg gewählt, aber der einfachste ist nicht unbedingt der beste, wenn es darum geht, Kinder auf die zukünftigen Herausforderungen vorzubereiten, denen sie sich stellen werden. In einem solchen Fall wird es für sie schwierig sein, Vertrauen in ihre eigenen Fähigkeiten zu entwickeln, was sie anfällig dafür macht, sich besiegt zu fühlen, wenn ihre Eltern nicht zur Verfügung stehen, um ihnen zu helfen.

In unseren früheren Schriften haben wir Beispiele für die Nachteile gegeben, wenn Eltern zu schnell versuchen, die von ihren Kindern auftretenden Probleme zu lösen. Ein solches Beispiel betrifft die neunjährige Jane Jones, die weinend von der Schule nach Hause kam. Sie schluchzte ihrer Mutter Lilly vor, dass einige

Förderung des Intuitiven Optimismus

ihrer Freunde sich weigerten, mit ihr zu Mittag zu essen und ihr sagten, sie wollten sie nicht in ihrer Nähe haben. Jane war verwirrt und verärgert über die Ablehnung ihrer Freunde und fragte ihre Mutter, was sie tun sollte.

Einerseits war sich Lilly der Bedeutung bewusst, dass Kinder lernen, Probleme selbst oder mit nur wenig Hilfe seitens der Eltern zu lösen. Anstatt jedoch Jane in einen Dialog über mögliche Lösungen einzubeziehen, gab Lilly ihrer eigenen Angst und ihrem Wunsch nach, Janes Leid zu lindern, indem sie Jane sofort riet, den anderen Mädchen zu sagen, wenn sie nicht mit ihr spielen wollen, dann will sie auch nicht mit ihnen spielen.

Obwohl man darüber streiten kann, ob Lillys Vorschlag Jane dabei helfen würde, mit ihren Gleichaltrigen umzugehen, hatte die Tatsache, dass Lilly Jane schnell sagte, was sie tun sollte, und sie nicht in die Überlegung anderer möglicher Lösungen einbezog, zur Folge, dass sie ihrer Tochter die Möglichkeit nahm, ihre Problemlösungsfähigkeiten zu stärken.

Wir glauben, dass eine produktivere Reaktion gewesen wäre, wenn Lilly für Janes Leid Empathie gezeigt hätte, und nachdem sie das getan hätte, eine Problemlösungsdiskussion eingeleitet hätte. Lilly hätte sagen können: „Jane, ich sehe, wie aufgeregt du bist. Es scheint definitiv so, als hätten deine Freunde dich nicht sehr nett behandelt, besonders indem sie dich nicht am selben Mittagstisch sitzen ließen. Ich würde gerne mehr hören, wenn du eine Idee hast, was vor dem Mittagessen passiert sein könnte. Dann können wir vielleicht ein paar Möglichkeiten überlegen, wie wir auf sie reagieren können und welche Möglichkeit sich als die beste herausstellen könnte." Man kann nicht vorhersagen, was das Ergebnis eines solchen Kommentars sein wird, aber aus unserer Sicht stärkt es die Problemlösungsfähigkeiten sowie das Gefühl persönlicher Kontrolle.

Wählen Sie, was die beste Option zu sein scheint, und setzen Sie es in die Tat um. Aber bereiten Sie sich darauf vor, was passieren wird, wenn sich die beste Option als erfolglos erweist. Dieser Teil der Problemlösungssequenz beinhaltet zwei Teile. Der erste Teil ist unkompliziert. Nach sorgfältiger Überlegung verschiedener Lösungen wählen Sie diejenige aus, die am wahrscheinlichsten erfolgreich sein wird.

Der zweite Teil ist genauso wichtig. Wie wir alle wissen, kann sich das, was zunächst als der beste Kurs der Handlung erscheinen mag, als nicht so erweisen. Deshalb ist das Berücksichtigen von Hindernissen so wichtig, selbst wenn Sie über mögliche Lösungen nachdenken. Früh in unserer Karriere haben wir gelernt, dass das, was in unseren Büros als brillante Strategien erschien, in der Praxis nicht so brillant war. Darüber hinaus stellten wir fest, dass alle Parteien sich noch mehr besiegt fühlten und weniger motiviert waren, andere Interventionen anzustreben, wenn Eltern oder Lehrer und Kinder Strategien versuchten, die sie mitgestaltet hatten, und diese Strategien nicht die erwarteten positiven Ergebnisse brachten. Manchmal scheitern gute Lösungen aufgrund unseres Versagens, Hindernisse zu erkennen und zu schätzen, die zwischen dem Problem und einer funktionierenden Lösung stehen.

Diese Art von Situation wird oft durch den häufig auftretenden Ärger verschlimmert. Eltern oder Lehrer beschuldigen manchmal das Kind, wenn eine bestimmte Strategie nicht funktionierte. Ein Lehrer berichtete: „Ich war bereit, einige meiner Erwartungen zu ändern, aber dieser Schüler war nicht bereit zu kooperieren", während ein Elternteil klagte: „Mein Sohn sagte, er würde zu Hause verantwortungsbewusster sein, wenn ich aufhörte, ihn daran zu erinnern, was er tun musste. Nun, ich hörte auf, aber er änderte sein Verhalten nicht. Ich denke, er braucht eine strenge Herangehensweise der Liebe."

Der dreizehnjährige Warren verlegte ständig eines oder mehrere der in jeder Klasse benötigten Lehrbücher. Er beschloss, sein Schließfach aufzugeben und alle seine Bücher den ganzen Schultag über in einem Rucksack bei sich zu tragen. Bei einer ersten Überlegung schien dies eine praktikable Lösung zu sein; jedoch stellte Warren bald fest, dass sein achtzehn Kilogramm schwerer Rucksack einfach zu schwer und sperrig war, um ihn durch die Gänge zu tragen. Als er sich beim Gehen zur Klasse umdrehte, um einen Freund zu begrüßen, stieß er versehentlich einen kleineren Schüler um und wurde zum stellvertretenden Schulleiter geschickt, mit Rucksack und allem!

Warrens Backup-Plan war, eine zweite Kopie jedes Lehrbuchs anzufordern, die im Klassenzimmer gelassen werden sollte, sodass er seine Lehrbücher zu Hause lassen konnte. Warrens Naturwissenschaftslehrer gefiel diese Idee so gut, dass er diesen Plan für jeden Schüler einführte, der ihn anforderte.

Wie bei Warren ist eine gute Lösung für ein potenzielles Problem die Vorbereitung der Menschen auf die Möglichkeit, dass eine Strategie nicht funktioniert. Vor vielen Jahren fragten wir uns, was nach der Festlegung, eine bestimmte Strategie mit Patienten oder Konsultanten (sogar den von uns ausgebildeten Doktoranden) zu implementieren, passieren könnte; wir sagten: „Dieser Plan scheint sehr gut durchdacht zu sein, aber ich denke, es könnte wichtig sein, die Frage zu stellen: ‚Was, wenn es nicht funktioniert?'"

Wir dachten über die Gefahr nach, eine solche Frage einzuführen, nämlich die Möglichkeit, dass sie als eine sich selbst erfüllende Prophezeiung für das Scheitern interpretiert wird. Wenn die Menschen auf mögliche Rückschläge vorbereitet werden sollten, war es notwendig, eine zusätzliche Botschaft zu vermitteln, die folgende Form annahm:

„Wenn unsere erste Strategie nicht funktioniert, denken wir darüber nach, wie Sie reagieren könnten. Und sehr wichtig, denken wir darüber nach, was wir aus dem Rückschlag lernen könnten, um eine andere Strategie auszuwählen. Manchmal stellt sich heraus, dass die erste verwendete Strategie nicht die effektivste ist."

Es mag paradox erscheinen, dass wir in einem Kapitel, das dem Intuitiven Optimismus gewidmet ist, das Thema möglichen Scheiterns einführen. Allerdings legt die Forschung der Psychologin Dr. Gabriele Oettingen, Autorin von *Rethinking Positive Thinking*, etwas anderes nahe. Sie hat ein wichtiges Modell vorgeschlagen, das durch Forschung gestützt wird, um die Notwendigkeit zu demonstrieren, „positives Denken mit Realismus zu verbinden". Sie betont die Wichtigkeit der Identifizierung nicht nur der eigenen Wünsche oder Ziele, sondern auch der Hindernisse, die bei der Verwirklichung dieser Ziele auftreten könnten, sowie Wege, um diese Hindernisse zu überwinden.

Förderung des Intuitiven Optimismus

Dr. Oettingens Ansatz, den sie als *mentales Kontrastieren* beschreibt, trug dazu bei, dass die Teilnehmer in ihren Studien bessere Ergebnisse erzielten als diejenigen, die sich ausschließlich auf ihre Wünsche konzentrierten oder sich nur auf mögliche Hindernisse fixierten. Tatsächlich ist es für Menschen einfacher, erfolgreich mit diesen Barrieren umzugehen und ihre Ziele zu erreichen, wenn sie auf Rückschläge und Hindernisse vorbereitet sind.

Wir sahen die 12-jährige Becky in Therapie wegen ihrer überwältigenden Angst. Sie war ein schüchternes, besorgtes Mädchen und jüngste familiäre Ereignisse hatten ihre Angst verstärkt, einschließlich der Diagnose ihrer Mutter mit Brustkrebs und der vorübergehenden Arbeitslosigkeit ihres Vaters, der jedoch bald eine neue Stelle fand.

Während der ersten Monate der Therapie verringerte sich Beckys Angstniveau, als wir verschiedene Bewältigungsstrategien für ihre Sorgen untersuchten. Sie erzählte uns zu einem Zeitpunkt, dass es sie beruhigte, wenn wir über Lösungswege für Probleme sprachen, da es ihr das Gefühl gab, dass es verschiedene Lösungen für die Probleme gab, mit denen sie konfrontiert war.

In einer Sitzung kam Becky aufgebracht herein. Sie hatte von zwei anderen Mädchen, denen sie vertraute, erfahren, dass ihre vermeintlich beste Freundin Sara negative Geschichten über sie erfand, einschließlich der Behauptung, Becky sei keine „loyale" Freundin. Becky sagte, sie glaube, dass dies passiere, und fragte uns, was sie tun solle.

Wir erklärten, dass es wichtig für Becky sei zu überlegen, was sie für den besten Weg halte, mit Sara umzugehen. Becky erklärte, dass sie zunächst daran gedacht habe, nichts zu sagen, aber in letzter Zeit habe sie bemerkt, dass Sara in Bezug auf ihre Beziehung „heiß und kalt" sei. „Ich denke einfach, ich muss ihr etwas sagen, ich muss ihr erzählen, was ich gehört habe, und wir müssen über unsere Freundschaft sprechen."

Um Beckys Problemlösungsfähigkeiten weiter zu stärken, fragten wir uns: „Wie planst du, das zu tun?"

Becky antwortete, dass sie zwei Gedanken hatte: Einer war, Sara eine E-Mail zu schicken, und der andere war, mit ihr privat zu sprechen. Angesichts Beckys schüchterner Art waren wir etwas überrascht, als Becky beschloss, direkt mit Sara zu sprechen.

Als Nächstes überlegten wir, was Becky sagen könnte. Becky gab zu, dass sie nervös war, beschrieb aber, wie sie Sara sagen wollte, dass mehrere andere Mädchen erwähnt hatten, dass Sara einige negative Dinge über sie gesagt hatte und dass sie wissen wollte, wo „ihre Freundschaft stand".

Wir bestärkten Beckys Plan und stellten dann eine Frage, die auf ein Hindernis Bezug nahm. Wir fragten: „Was, wenn Sara leugnet, jemals etwas Negatives über dich gesagt zu haben?"

Becky antwortete: „Darüber habe ich noch nie nachgedacht. Ich glaube, ich würde mich festgefahren fühlen."

Wir erklärten: „Der Grund, warum wir diese Frage gestellt haben, ist, dass wir glauben, dass es hilfreich ist zu überlegen, wie wir antworten könnten, wenn wir versuchen, Veränderungen in unserem Leben vorzunehmen und unerwartete Dinge auftreten. Manchmal kann uns das aus dem Gleichgewicht bringen."

Becky fragte uns, wie sie antworten sollte. Obwohl wir eine Antwort hatten, dachten wir, es wäre vorteilhafter, gemeinsam verschiedene Optionen zu überlegen. Schließlich kamen wir zu einer Lösung. Obwohl die Lösung teilweise durch unsere Fragen angestoßen wurde, fühlte sich Becky sicherlich an dem Prozess beteiligt.

Falls Sara Becky erzählen sollte, dass nichts von dem, was ihr erzählt wurde, wahr sei, war Becky darauf vorbereitet zu sagen: „Ich dachte, du würdest das sagen, aber ich muss ehrlich sein, ich glaube, es ist wahr." Wir diskutierten als Nächstes andere mögliche Szenarien, einschließlich Sara, die sagte, sie wolle nicht mehr Beckys Freundin sein.

Tatsächlich antwortete Sara, indem sie sagte, dass das, was Becky erzählt wurde, nicht wahr sei. Becky antwortete auf die Art und Weise, auf die sie sich vorbereitet hatte.

Becky erzählte uns: „Ich wusste nicht, was Sara sagen würde, nachdem ich ihr gesagt hatte, dass ich dachte, dass das das ist, was sie sagen würde. Ich war überrascht, als Sara anfing zu weinen und sich entschuldigte und sagte, sie wolle weiterhin meine Freundin sein."

Dieses Ereignis stellte sich als entscheidender Moment in Beckys Therapie heraus. Sie zeigte ein gesteigertes Vertrauen in ihre Fähigkeit, zukünftige Probleme erfolgreich zu bewältigen.

Identifizieren Sie Stärken oder *Inseln der Kompetenz*. In Kap. 1 haben wir unseren Wechsel von einem „defizit-" zu einem „stärkenbasierten" Ansatz und einem Fokus auf die Identifizierung und Verstärkung der *Inseln der Kompetenz* eines jeden Kindes hervorgehoben. Ein solcher Wechsel bedeutet nicht, Probleme zu ignorieren, sondern vielmehr Interessen und Stärken hervorzuheben. Wenn Kinder wie Gavin, der „Haustiermonitor", den wir in Kap. 1 beschrieben haben, ermutigt werden, aktiv ihre *Inseln der Kompetenz* zu verfolgen, und wenn diese Inseln von Eltern und anderen Erwachsenen geehrt werden, wird der Instinkt des Intuitiven Optimismus verstärkt.

Aus diesem Grund führen wir das Thema Stärken oder *Inseln der Kompetenz* immer in unserer klinischen Arbeit ein. Zum Beispiel fragten wir in einer Sitzung mit Mia und Joe, über die wir früher in diesem Kapitel gesprochen haben, nach den Stärken ihrer Tochter Madison. Mia beschrieb sofort, wie sehr Madison das Zeichnen, besonders von Tieren, genoss und fügte hinzu, dass sie die Zeichnungen ihrer Tochter sehr beeindruckend fand.

Dann fügte sie traurig hinzu: „Madison hat große Freude am Zeichnen, aber wenn sie anfängt, sich wegen ihres Lesens schlecht zu fühlen, scheint sie auch das Interesse am Zeichnen zu verlieren. Es ist, als ob all ihre Energie abfließt."

In einer Einzelsitzung mit Madison fragten wir, was sie gerne tat und was sie ihrer Meinung nach sehr gut machte. Madison erwähnte schnell, dass sie es liebte, Bilder zu zeichnen. Als wir fragten, was sie gerne zeichnete, sagte Madison: „Viele Dinge, aber am meisten liebe ich es, alle Arten von Tieren zu zeichnen."

Als Madison das sagte, schien ihr ganzes Gesicht aufzuhellen, aber die Freude war nur von kurzer Dauer, als sie die Beobachtung ihrer Mutter bestätigte und bemerkte: „Aber ich habe mich in letzter Zeit müde gefühlt und habe nicht viel gezeichnet."

Wir baten Madison, einige ihrer Zeichnungen zu unserer nächsten Sitzung mitzubringen. Sie tat es und wir waren beeindruckt von ihrer Kreativität und ihrem Talent. Sie strahlte, als sie ihr Skizzenbuch durchblätterte und jede Zeichnung im Detail beschrieb. Gespräche mit Mia und Joe sowie Madisons Lehrerin führten zu einem Interventionsplan, der in großem Maße darauf abzielte, diese *Insel der Kompetenz* zu verstärken und zu zeigen.

Madison stimmte zu, einen Kunstunterricht in einem örtlichen Museum zu nehmen, bei dem sie sehr positives Feedback von der Lehrerin erhielt. Darüber hinaus beauftragte sie Madisons Lehrerin in der Schule, mehrere Zeichnungen von Tieren anzufertigen, die Teil einer Ausstellung in der Eingangshalle der Schule wurden. Madison wurde auch gebeten, Erstklässlern in ihrer Schule das Zeichnen von Tieren beizubringen.

Diese Interventionen sollten Madison nicht dazu bringen, ihre Leseschwierigkeiten zu ignorieren, sondern vielmehr den pessimistischen Ausblick, den sie mit Dyslexie verband, zu mildern. Sie gaben ihr konkrete Möglichkeiten, ihre Stärken zu erleben. Ein wichtiger Aspekt ihrer Therapie bestand darin, die von ihrem Vater als "Opfermentalität" bezeichnete Einstellung durch eine Denkweise zu ersetzen, die mit Hoffnung gefüllt war und eine Wertschätzung dieser Stärken beinhaltete. Eine solche Wertschätzung half Madison, langsam die Einstellung zu entwickeln, dass das Lesen für sie immer schwierig sein könnte, sie aber dennoch ein sehr fähiges Mädchen war.

„Bieten Sie Möglichkeiten, sich an beitragenden Aktivitäten zu beteiligen." Diese Strategie zur Verstärkung des Intuitiven Optimismus ist eng mit den Instinkten der Mitfühlenden Empathie und des Echten Altruismus verbunden. Wie Sie lernen werden, kann eine einzelne Strategie tatsächlich dazu dienen, mehr als einen der sieben Instinkte zu verstärken.

In vier unserer Bücher, die von der Resilienztheorie gerahmt und für Eltern geschrieben wurden, beschrieben wir, was wir als beitragende Aktivitäten bezeichnen, als eine Hauptaktivität zur Förderung der Hoffnung und Resilienz. Solche Aktivitäten spielen auch eine große Rolle bei der Stärkung des Intuitiven Optimismus. Kleine Kinder scheinen mit einem angeborenen Bedürfnis zu helfen auf die Welt zu kommen. Dreijährige Kinder werden ihre Eltern begeistert ansprechen, während sie ihnen beim Rasenmähen zusehen und fragen, ob sie helfen können. Sie wollen uns beim Kochen helfen, sich um jüngere Geschwister kümmern, Blätter harken, Dinge mit unseren Werkzeugen bauen und manche wollen sogar das Auto fahren oder den Rasenmäher schieben.

Einige Eltern berichten, dass ihre Kinder diesen Antrieb in den mittleren Kindheitsjahren verloren haben. Während das in der häuslichen Umgebung wahr sein mag, übersehen Eltern oft, wie ihre Kinder ihren Mitschülern oder Lehrern in der Schule helfen. In unserer Forschung fanden wir heraus, dass einige der schönsten Erinnerungen der Menschen an die Schule – Erfahrungen, die ihren optimistischen

Ausblick und ihre Motivation gestärkt haben – sich um das Helfen drehten (z. B. „Ich erinnere mich, als ein Lehrer mich bat, die Milch und die Strohhalme auszuteilen"; „Ich liebte es, als ich Bücher in der Bibliothek stapelte"; „Ich werde nie vergessen, als ich als Senior in der High School die Möglichkeit bekam, einem Freshman zu helfen, der Probleme mit Mathe hatte").

Zum Wohlergehen anderer beizutragen, unabhängig vom eigenen Alter, nährt das Gefühl von Zweck und Bedeutung im eigenen Leben. Es fördert den Glauben „Ich kann diese Welt zu einem besseren Ort machen". Eine Studie fand heraus, dass gefährdete Jugendliche hoffnungsvoller wurden und weniger wahrscheinlich die High School abbrachen, wenn sie gebeten wurden, Grundschülern vorzulesen. Dieses Gefühl von Zweck, einen positiven Unterschied zu machen, befeuert den Intuitiven Optimismus.

Wir haben ein Beispiel für die Kraft der beitragenden Aktivitäten (sowie *Inseln der Kompetenz*) mit Gavin, dem Haustiermonitor, gegeben, der seinen Klassenkameraden Tierpflege beigebracht hat. Lassen Sie uns zu Becky zurückkehren, um eine weitere Illustration dieser Strategie zu geben. Früher haben wir über Becky gesprochen, um die Bedeutung des Problemlösens zu veranschaulichen. Wir erwähnten auch, dass ihre Angst zunahm, als ihre Mutter an Brustkrebs erkrankte.

Die Unsicherheit über die Krebsprognose ihrer Mutter, die Störung der Haushaltsroutinen aufgrund der Behandlung der Mutter, die Angst, ihre Mutter zu verlieren, und die vorübergehende Arbeitslosigkeit ihres Vaters, all das diente dazu, die Angst in diesem bereits ängstlichen Kind zu verstärken. Bei der Überlegung zu verschiedenen Interventionen für Becky reflektierten wir über persönliche Kontrolle und beitragende Aktivitäten als mögliche therapeutische Kräfte. Es gibt viele Ereignisse, über die wir wenig, wenn überhaupt, Kontrolle haben wie die Brustkrebserkrankung von Beckys Mutter. Wie wir jedoch bereits früher bemerkt haben, haben wir mehr Kontrolle, als wir denken, in Bezug auf unsere Einstellung und Reaktion auf diese Ereignisse.

Becky nahm mit ihren Eltern an einem „Walk for Breast Cancer Research" teil. Alle Gelder, die durch den Spaziergang gesammelt wurden, wurden zur Unterstützung der Forschung zur Beendigung von Brustkrebs verwendet. Becky war sehr stolz auf die Anzahl der Spender, die zu ihrem Spaziergang beigetragen haben. Ihre Fortschritte in der Therapie, einschließlich mehr Selbstvertrauen in ihre Fähigkeit, Probleme zu lösen, wurden durch das Sammeln von Geld für die Brustkrebsforschung verstärkt.

Diese scheinbar einfachen Erfahrungen hatten einen starken Einfluss auf Beckys Denkweise. Wir erinnern Eltern und Kinder häufig daran, dass wir das physische Gehirn trotz Versprechen einiger Website-Gurus nicht leicht verändern können, aber wir alle sind in der Lage, zu neuen Ideen zu gelangen, die unser Leben bereichern. Aus unseren Gesprächen mit Becky ging hervor, dass der Spaziergang für wohltätige Zwecke ihren Glauben stärkte, dass sie etwas Konstruktives tat; ihre Bemühungen gaben Hoffnung für die Zukunft. Intuitiver Optimismus wurde gestärkt.

Versuche es immer wieder

„Wenn du zuerst nicht erfolgreich bist, versuche es immer wieder", schrieb der amerikanische Pädagoge Thomas Palmer in seinem *Lehrerhandbuch* im Jahr 1822. Um ausdauernd zu sein, erfordert es eine Denkweise, die bereit ist, erneut zu versuchen, trotz Herausforderungen, Widrigkeiten oder Fehlern. Dies impliziert nicht die wertende Qualität von „härter versuchen". Vielmehr ist die kritische Komponente einer solchen Denkweise der intuitive, optimistische Glaube, dass Ausdauer zusammen mit der Umsetzung neuer Problemlösungsstrategien zum Erfolg führen kann. Angesichts der Geschichte der Menschheit ist die Wertschätzung des Intuitiven Optimismus als Schlüsselkomponente der *Ausdauer* leicht verständlich.

Kapitel 4
Intrinsische Motivation

Alexa und Dawn sind vier Jahre alt. Sie besuchen verschiedene Vorschulklassen. Sie haben große Freude am Malen. Es ist ihre Lieblingsfreizeitaktivität. Ihre fertigen Produkte reichen von Strichmännchen mit Händen und Beinen, die oft von einem großen Kopf ausgehen, was für ihr Alter nicht ungewöhnlich ist, bis hin zu dem, was wie Kritzeleien aussehen mag, aber von diesen beiden Kindern – sowie ihren Eltern– als Kunstwerke wahrgenommen wird.

Alexas Lehrerin dachte, dass die Kinder, die Freude am Malen und Zeichnen hatten, diese Aktivität noch mehr genießen würden, wenn sie nach Abschluss jedes Bildes eine greifbare Belohnung erhielten. Sie dachte auch, dass die Bereitstellung einer Belohnung für diese Aktivität auch die Kinder motivieren würde, die nicht so interessiert am Zeichnen schienen, Stifte und Buntstifte in die Hand zu nehmen. Dawns Lehrerin dachte nicht, dass eine Belohnung notwendig sei, um das Erlebnis des Zeichnens und Malens zu bereichern.

Glauben Sie, dass die Einführung einer Belohnung einen Einfluss auf Alexa, ihre gleichgesinnten Mitschüler und alle Kinder in der Klasse haben würde? Eine häufig zitierte Studie, die vor fast 50 Jahren von den Forschern Dr. Mark Lepper, David Greene und Richard Nisbett veröffentlicht wurde, untersuchte diese Phänomene. Sie fragten, was passieren würde, wenn bei 3- bis 5-jährigen Kindergartenkindern externe Verstärker für eine Lieblingsaktivität eingeführt würden. Würde ein solcher Preis das Interesse eines jungen Kindes an der Aktivität steigern, wie Alexas Lehrerin annahm? Oder würde es das nicht?

Diese Forscher beobachteten eine Vorschulklasse und identifizierten die Kinder, die sich immer zum Zeichnen entschieden, wenn es eine Freizeitperiode gab. Sie teilten diese Kinder dann in drei Gruppen ein. Die erste Gruppe nannten sie die Erwartete-Auszeichnungs-Gruppe. Sie zeigten jedem Kind in dieser Gruppe ein Guter-Spieler-Zertifikat mit einer blauen Schleife und dem Namen des Kindes. Sie erklärten, dass jedes Kind diese Auszeichnung erhalten würde, wenn es seine Zeichnungen fertiggestellt hatte.

Eine zweite Gruppe wurde als Unerwartete-Auszeichnungs-Gruppe bezeichnet. Auch diese Kinder erhielten die Guter-Spieler-Zertifikate, als sie ihre Zeichnungen fertiggestellt hatten, aber ihnen wurde nicht im Voraus gesagt, dass dies geschehen würde. Die dritte Gruppe wurde als Keine-Auszeichnungs-Gruppe bezeichnet. Diese Vorschulkinder wurden gefragt, ob sie zeichnen wollten, aber ihnen wurde weder vorher eine Auszeichnung versprochen noch nach Abschluss ihrer Zeichnungen eine gegeben.

Zwei Wochen später stellten die Lehrer dieser Gruppen während der freien Spielzeit Papier und Marker zur Verfügung, während die Forscher die Kinder heimlich beobachteten. Eine zentrale Frage in dieser Studie war, ob die Beteiligung an einer der drei Gruppen zwei Wochen zuvor einen Einfluss auf das aktuelle Verhalten der Kinder haben würde. Wenn ja, welcher wäre das? Eine Vorhersage war, dass eine zwei Wochen zuvor gegebene Auszeichnung keinen Einfluss auf das aktuelle Verhalten des Kindes haben würde. Eine andere Möglichkeit, die in den Grundsätzen der extrinsischen Motivation oder dem von Autor Daniel Pink in seinem Buch *Drive* bezeichnete „Motivation-2.0-Betriebssystem" verankert ist, war, dass die Kinder, denen eine Belohnung für das Zeichnen versprochen und gegeben wurde, sogar noch größeres Interesse daran zeigen würden, diese Aktivität in der Zukunft auszuüben.

Diese Forscher fanden heraus, dass tatsächlich sogar zwei Wochen später die Präsentation einer Auszeichnung einen Einfluss auf das Interesse der Vorschulkinder am Zeichnen hatte! Die Ergebnisse entsprachen jedoch nicht dem, was das von Pink beschriebene 2.0 System hätte vermuten lassen. Die Kinder in den Gruppen „Unerwartete Auszeichnung" und „Keine Auszeichnung" zeichneten genauso viel, mit der gleichen Begeisterung wie vor dem Experiment. Im Gegensatz dazu zeigten die Kinder in der ersten Gruppe – diejenigen, die eine Auszeichnung erwartet und dann erhalten hatten – viel weniger Interesse und verbrachten weniger Zeit mit dem aktuellen Zeichnen. Wurden die Kinder in dieser Gruppe durch die Vergabe einer versprochenen Auszeichnung für eine Aktivität, die sie zuvor aus reinem Vergnügen ausgeübt hatten, entmutigt?

Ohne eine Interpretation vorzuschlagen, die weit über die Daten hinausgeht, scheint es, dass die Vergabe von Zertifikaten oder Preisen, eine gängige Praxis in vielen Klassenzimmern, scheinbar das Spielen in Arbeit verwandelt hat. Es ist wichtig zu betonen, dass nicht unbedingt die Belohnung das Interesse der Kinder verringerte, da, wenn Kinder keine Belohnung erwarteten, der Erhalt einer solchen nur wenig Auswirkung auf ihre Intrinsische Motivation hatte. Nur das, was wir als *bedingte* Belohnungen bezeichnen – wenn du das tust, dann bekommst du das – hatte einen negativen Effekt. Tatsächlich haben mehrere Studien über viele Jahre hinweg festgestellt, dass bedingte Belohnungen, die Grundlage fast aller Verhaltensmodifikationsprogramme, selten erfolgreich sind, um dauerhafte Veränderungen im Verhalten oder in den Einstellungen zu bewirken. Wenn die Belohnungen aufhören, kehren Kinder und Erwachsene in der Regel zu dem Verhalten zurück, das sie vor Beginn des Programms gezeigt haben. Wie Autor Alfie Kohn in seinem Buch *Punished by Rewards* vor über fünfundzwanzig Jahren hervorhob, ändern extrinsische Motivatoren nicht die emotionalen oder kognitiven

Verpflichtungen, die dem Verhalten zugrunde liegen – zumindest nicht in eine wünschenswerte Richtung. Einem Kind, das für das Lernen oder verantwortungsbewusstes Handeln eine Belohnung versprochen wurde, wurde auch ein Grund gegeben, dies zu unterlassen, wenn es keine Belohnung mehr zu gewinnen gibt.

Die Ergebnisse der Studie von Dres. Leeper, Greene, Nisbett werfen die Frage auf, warum extrinsische Motivatoren nicht nur das Interesse an einer bevorzugten Aktivität nicht steigerten, sondern tatsächlich das Interesse an dieser Aktivität verringerten. In Kap. 2 haben wir auf die Arbeit von dem Harvard-Psychologen Dr. Robert White verwiesen. Im Jahr 1959 stellte Dr. White die Hypothese auf, dass es ein angeborenes Bedürfnis gibt, seine Umwelt zu beherrschen, dass wir alle einen „Antrieb zur Wirksamkeit" besitzen. Dieser natürliche Antrieb, angetrieben durch Neugier, Interesse und Meisterschaft, wird behindert, wenn extrinsische Verstärker ausschließlich auf bedingte Weise eingeführt werden. Es ist, als ob solche Verstärker von einem Gefühl des Genusses und der Meisterschaft ablenken.

Die Self-Determination Theory (SDT, dt.: Selbstbestimmungstheorie), eine Theorie der Motivation, die mit Dr. Whites Position übereinstimmt, wurde von den Psychologen Dres. Edward Deci und Richard Ryan vorgeschlagen. Sie stellen die Wirksamkeit eines bedingten Belohnungs- und Bestrafungsmodells (d. h. extrinsische Motivation) als Katalysator zur Motivation von Kindern und Erwachsenen infrage. Stattdessen ist eine grundlegende Prämisse ihrer Theorie, dass Menschen intrinsisch motiviert sein werden, sich an Aufgaben zu beteiligen, bei denen bestimmte innere Bedürfnisse befriedigt werden. In einer Studie zahlten sie Kindern Geld dafür, dass sie lasen. Diese Kinder wurden ausgewählt, weil sie bereits gerne lasen und dies aus eigenem Antrieb taten. Als die Zahlungen aufhörten, hörten viele dieser Kinder tatsächlich auf zu lesen!

Dres. Deci und Ryan identifizierten ursprünglich drei Bedürfnisse, fügten aber nach weiteren Forschungen ein viertes hinzu. Diese Bedürfnisse umfassen 1) Zugehörigkeit und Verbundenheit, 2) Selbstbestimmung und Autonomie, 3) Kompetenz und 4) einen Sinn für den Zweck im eigenen Leben. Lassen Sie uns kurz jedes dieser Bedürfnisse definieren und dann jedes im Detail diskutieren.

Zugehörigkeit und Verbundenheit Zugehörigkeit ist das Bedürfnis, mit anderen verbunden zu sein sowie von anderen und für andere Aufmerksamkeit zu geben und zu erhalten. Zugehörigkeit gibt Kindern ein Gefühl von Sicherheit und Geborgenheit. Zugehörigkeit beginnt mit der Familie und ist ein starkes und unvermeidliches Gefühl, das in der menschlichen Natur existiert. In Kap. 1 haben wir das Konzept charismatischer Erwachsener beschrieben, ein Konzept, das erstmals von dem verstorbenen Psychologen Julius Segal eingeführt und in unserem Buch *Raising Resilient Children* betont wurde. Solche Erwachsenen wurden als mit dem Kind verbunden und in dessen Herz und Geist unabhängig von den Umständen auf besondere Weise verankert gesehen. Ob es sich um Familie, Freunde, Kollegen, eine Religion oder etwas anderes handelt, Menschen haben in der Regel ein angeborenes Bedürfnis, dazuzugehören, verbunden zu sein und ein wichtiger Teil von etwas Größerem als sie selbst zu sein. Dies impliziert eine Beziehung, die mehr ist als eine einfache Bekanntschaft oder Vertrautheit.

Die sozialen Psychologen Dres. Roy Baumeister und Mark Leary postulieren, dass Zugehörigkeit eine so grundlegende menschliche Motivation ist, dass wir schwerwiegende Folgen erleben, wenn wir glauben, dass wir nirgendwo oder zu niemandem gehören. Wenn es nicht so grundlegend für unsere Natur wäre, dann hätte das Fehlen von Zugehörigkeit nicht solche schwerwiegenden Folgen für jeden von uns. Denken Sie daran, wie Sie sich gefühlt haben, als Sie von einer gewünschten Gruppe oder Person ausgeschlossen wurden. Denken Sie daran, wie verletzt Ihre Kinder wirken, wenn sie von gewünschten Gleichaltrigen ausgeschlossen werden. Dieses Bedürfnis ist so universell, dass das Bedürfnis nach Zugehörigkeit in allen Kulturen und bei verschiedenen Arten von Menschen zu finden ist.

Selbstbestimmung und Autonomie Dies ist das zweite Bedürfnis. Menschen extrinsische Belohnungen für Verhalten anzubieten, das intrinsisch motiviert ist, untergräbt die Selbstbestimmung und Autonomie, da Kinder weniger Interesse an der Aktivität zeigen. In dem gerade besprochenen Vorschulexperiment wird intrinsisch motiviertes Verhalten durch externe Belohnungen gesteuert, was dann die Autonomie eines Kindes untergräbt. Wir können Ihnen nicht sagen, wie oft Jugendliche, mit denen wir arbeiten, uns sagen, dass sie nur eine bestimmte Menge an Arbeit in einer Klasse erledigen müssen, um eine gewünschte Note zu erhalten. Das Ziel, die Note zu erreichen, ein extrinsischer Verstärker, hatte die Suche nach Wissen ersetzt. Dr. Deci und seine Kollegen fanden in der gleichen Studienreihe auch heraus, dass das Geben von unerwartetem positivem Feedback zu einer Aufgabe die Intrinsische Motivation der Menschen erhöht, die Aufgabe zu erledigen. Denken Sie daran, wie Sie sich gefühlt haben, als Sie eine erfolgreiche Hausaufgabe mit nach Hause gebracht haben und Ihre Eltern sie stolz auf dem Kühlschrank ausgestellt haben. Tatsächlich diente das Geben von positivem Feedback zu einer Aufgabe nicht nur dazu, die Intrinsische Motivation zu erhöhen, sondern auch die extrinsische Motivation für die Aufgabe zu verringern. Im Einklang mit dieser Ansicht entdeckten die Forscher Dres. Robert Vallerand und Greg Reid, dass negatives Feedback den gegenteiligen Effekt hat (d. h., die Intrinsische Motivation verringert den Antrieb und das Interesse an der Entwicklung von Kompetenzen).

Dres. Deci und Ryan haben sich davon abgewandt, Verhalten als entweder extrinsisch oder intrinsisch motivierend zu bezeichnen. Stattdessen empfehlen sie, dass Verhalten entweder als kontrolliert oder autonom kategorisiert wird. Ersteres wurde als Verhalten gesehen, das von Kräften außerhalb des Selbst kommt, während Letzteres als Verhalten gesehen wurde, das in einem Gefühl von Willensfreiheit und Wahl verwurzelt ist.

Kompetenz ist das dritte Bedürfnis. Es hat viele verschiedene Bedeutungen. Es ist einer der am meisten diffusen Begriffe in der organisatorischen und beruflichen Literatur. Für unseren Zweck kann Kompetenz jedoch am besten als Fähigkeit beschrieben werden, unsere Welt zu verstehen, erfolgreich darin zu agieren und sie zu meistern. Wenn ein Kind das Vertrauen hat, dass es diese drei Dinge bei der Bewältigung der Lebensherausforderungen und -möglichkeiten tun kann, dann wird es sich kompetent fühlen. Kompetenz ist sowohl ein Glaube als auch eine Handlung. Kompetente Menschen glauben, dass sie ihr Wissen und ihre Fähigkeiten ausreichend nutzen können, um die Aufgaben, die sie antreffen, zu bewältigen und erfolgreich zu sein. Wir alle besitzen ein Streben nach Kompetenzund Meisterschaft. Dies ist angesichts der vielen Entwicklungsprobleme, denen wir gegenüberstehen, und der außergewöhnlichen Menge an Wissen, das wir erwerben müssen, während wir wachsen, unerlässlich. Das Streben nach Meisterschaft zeigt sich schon in jungen Jahren. Betrachten Sie die Ausdauer eines sehr kleinen Kindes, das trotz vieler Stürze weiterhin versucht zu laufen. Und die Freude, die Kinder zeigen, wenn sie es schaffen!

Zweck im Leben Zweck, das vierte Bedürfnis, wird als das Verlangen gesehen zu glauben, dass die eigenen Aktivitäten das Leben anderer bereichern, dass das, was wir tun, weit über die Vorteile hinausgeht, die uns zukommen. In seinem Buch hat Daniel Pink Folgendes beobachtet: „Autonome Menschen, die auf Meisterschaft hinarbeiten, leisten auf hohem Niveau. Aber diejenigen, die dies im Dienste eines größeren Ziels tun, können noch mehr erreichen. Die am tiefsten motivierten Menschen – ganz zu schweigen von denen, die am produktivsten und zufriedensten sind – koppeln ihre Wünsche an eine Sache, die größer ist als sie selbst." Das Bedürfnis, einen Sinn für den Zweck zu fühlen, wird in der Auswirkung der „beitragenden Aktivitäten" erfasst, die wir in Kap. 3 beschrieben haben.

Unser Kollege und Pädagoge Herr Rick Lavoie bietet in seinem Buch *The Motivation Breakthrough* auch eine wertvolle Theorie der Motivationsbedürfnisse. Er schlug vor, dass es sechs primäre Bedürfnisse oder Kräfte gibt, die als Quellen der Motivation bei allen Kindern und Erwachsenen dienen. Er stellte fest, dass diese Kräfte bei jedem von uns unterschiedlich verteilt sind und dass deshalb bestimmte Situationen für einige Kinder intrinsisch motivierender sind als für andere. Er bezeichnete sie als die 6 P. Dazu gehören das Bedürfnis nach Lob, Macht, Projekten, Prestige, Preisen und Menschenorientierung.

In den Modellen von Dres. Deci und Ryan und Herrn Lavoie blüht die Intrinsische Motivation auf, wenn diese Bedürfnisse erfüllt sind. Im Gegenzug, wenn diese Bedürfnisse nicht erfüllt sind, entwickelt sich die Intrinsische Motivation nicht und kann sogar abnehmen. Dres. Deci und Ryan stellten fest, dass Führungskräfte und Manager in zu vielen Umgebungen auf einen Belohnungs- und Bestrafungsansatz zurückgreifen. Sie warnten vor der Verwendung von kontingenten Verstärkern nicht nur bei Kindern, sondern auch bei Erwachsenen. Auch Daniel Pink schrieb: „Das ist eine wirklich große Sache im Management. Wenn die Leute nicht produzieren, greifen Unternehmen in der Regel zu Belohnungen oder Strafen. Was sie nicht getan haben, ist die harte Arbeit der Diagnose, was das Problem ist. Sie versuchen, das Problem mit einer Karotte oder einem Stock zu überfahren." Wir stimmen zu, lehnen aber den Einsatz von Belohnungen nicht uneingeschränkt ab, insbesondere wenn sie mit einem bewussten Bemühen verbunden sind, Intrinsische Motivation aufzubauen.

Daniel Pink fasste die begrenzten Bedingungen zusammen, unter denen extrinsische Motivation vorteilhaft sein kann. Für Herrn Pink liegt der Schwerpunkt auf dem Wort *begrenzt*. „Für Routineaufgaben, die nicht sehr interessant sind und nicht viel kreatives Denken erfordern, können Belohnungen einen kleinen Motivationsschub geben, ohne schädliche Nebenwirkungen. In gewisser Weise ist das einfach gesunder Menschenverstand."

Aus unserer Perspektive ist die Intrinsische Motivation als Instinkt der *Ausdauer* eng mit den Modellen von Dres. Deci und Ryan und Herrn Lavoie verbunden und weit entfernt von der Verhaltenstheorie und Praxis externer Belohnungen und Strafen. Als Instinkt betrachtet, stimmt die Intrinsische Motivation mit dem Konzept des *Flows* überein, das vom Psychologen Dr. Mihaly Csikszentmihalyi eingeführt wurde. Dr. Csikszentmihalyis Theorie besagt, dass Menschen am glücklichsten und produktivsten sind, wenn sie sich in einem *Zustand des Flows* befinden – definiert als ein Zustand der Konzentration oder völligen Aufnahme in die aktuelle Aktivität oder Situation.

Dr. Csikszentmihalyi hat den *Flow* als optimalen Zustand Intrinsischer Motivation charakterisiert. In einem Online-Interview mit Herrn John Geirland des Magazins *Wired* im Jahr 1996 beschrieb er den Flow als „vollständig in einer Aktivität um ihrer selbst willen involviert zu sein. Das Ego fällt weg. Die Zeit fliegt. Jede Aktion, Bewegung und jeder Gedanke folgt unweigerlich auf den vorherigen, wie beim Jazzspielen. Ihr ganzes Wesen ist beteiligt und Sie nutzen Ihre Fähigkeiten bis zum Äußersten." Obwohl der von Dr. Csikszentmihalyi beschriebene *Flow* weit entfernt zu sein scheint von dem, was Vorschulkinder erleben, die das Zeichnen genießen, während sie sich dieser Aktivität widmen, könnte es ähnlicher sein, als wir denken. Mit Stift oder Buntstift in der Hand könnten sie vollständig in einer Aktivität um ihrer selbst willen involviert sein. Und dann wird der Genuss dieser Aktivität durch einen Erwachsenen unterbrochen, der einen Preis anbietet. Leider führen, wie wir in Kap. 2 beobachtet haben, viel zu viele Schulen extrinsische Verstärker früh im Leben eines Kindes ein. Tatsächlich war es unsere Erfahrung, dass je mehr ein Kind mit Leistung, Verhalten und Sozialisation in der Schule zu kämpfen hat, desto mehr extrinsische Verstärker in Form von Punkten, Diagrammen und Preisen angeboten werden. Stattdessen schlagen wir vor, die folgende Frage zu stellen, die aus der Forschung von Dres. Deci und Ryan hervorgeht:

„Was können Eltern, Lehrer und andere Betreuer tun, um ein Zuhause und Schulumgebungen zu schaffen, die die Bedürfnisse nach Zugehörigkeit, Selbstbestimmung, Kompetenz und Zweck erfüllen?"

Genauer gesagt, in Bezug auf die *Ausdauer* könnte die Frage folgendermaßen gestellt werden: „Was können Eltern, Lehrer und andere Betreuer tun, um ein Zuhause und Schulumgebungen zu schaffen, die den Instinkt der Intrinsischen Motivation verstärken?" Lassen Sie uns einige Möglichkeiten untersuchen.

Das Bedürfnis zu gehören und sich verbunden zu fühlen

Beziehungen und ein Gefühl der Verbundenheit sind wesentliche Bestandteile, um alle Instinkte der *Ausdauer* zur Reife zu führen. Kinder werden motivierter, aufgeregter und begieriger sein, Aufgaben in Anwesenheit von Erwachsenen zu erfüllen, die Akzeptanz, Ermutigung und Liebe vermitteln. Im Gegensatz dazu wird die Intrinsische Motivation vermindert, wenn negative Emotionen die Eltern-Kind-Beziehungen dominieren.

Kinder haben eher das Gefühl, einer Familie anzugehören und mit ihr verbunden zu sein, wenn sie Akzeptanz und bedingungslose Liebe von ihren Eltern spüren. Die Freude an Intrinsischer Motivation leidet unter bedingter Liebe, wenn sie die Eltern-Kind-Beziehung dominiert. Bedingte Liebe wird gefördert, wenn Eltern versehentlich die Interessen ihrer Kinder nicht respektieren und stattdessen fast alles, was ihre Kinder tun, mit bedingten Verstärkern belohnen. Viele fürsorgliche Eltern geraten immer wieder in diese Falle. Tatsächlich ist es verführerisch. Wenn unsere Kinder aus irgendeinem Grund in irgendeinem Bereich kämpfen, greifen wir schnell auf bedingte Belohnungen zurück und nehmen dem Kind oft die Möglichkeit, einen intrinsischen Weg zum Erfolg zu finden.

Der dreizehnjährige George, ein Siebtklässler, wurde uns überwiesen, weil er in der Schule ein Feuer gelegt hatte. Es war das, was der Direktor sarkastisch als kontrolliertes Feuer bezeichnete. George nahm ein Blatt Papier, zündete es mit Streichhölzern an, die er in der Küche zu Hause gefunden hatte, und warf das Papier in einen leeren Papierkorb. Obwohl das Anzünden eines Feuers nicht verharmlost werden sollte, ging der Direktor davon aus, dass die Art und Weise, wie George das Feuer entzündete, darauf hindeutete, dass er nicht versuchte, die Schule niederzubrennen. Allerdings fügte der Direktor hinzu: „Aber etwas Besorgniserregendes passiert."

George wurde als schüchterner, junger Jugendlicher mit wenigen Freunden beschrieben, der in der Schule gerade so durchkam. Er kämpfte mit einer Lesebehinderung sowie mit feinmotorischen und grobmotorischen Herausforderungen. Sein Kampf um effektives Lesen und Schreiben wirkte sich nun fast in jedem Mittelschulfach negativ auf ihn aus. Im starken Kontrast dazu zeigte Georges 16-jährige Schwester Linda hervorragende zwischenmenschliche Fähigkeiten, war eine Starathletin und eine Einser-Schülerin. Ihre Eltern, Missy und Max White, erzählten von ihren eigenen Kindheiten, die ähnlich wie die von Linda waren, geprägt von vielen Freundschaften und Erfolgen im Sport und in der Schule. Ihre Leistungen begleiteten sie in ihr Erwachsenenleben.

Während unseres ersten Treffens mit Missy und Max äußerten sie sofort, wie enttäuscht sie von George waren und wie stolz sie auf Linda waren. Während sie Georges dokumentierte Lernprobleme anerkannten, äußerten sie dennoch eine gängige, wenn auch falsche Meinung: „Wenn George wollte, könnte er sein Leben umkrempeln. Er ist faul und war es schon immer. Er übernimmt nie Verantwortung."

Sie beschrieben, dass sie und die Schule oft auf ein Punktesystem zurückgegriffen hatten, um George zu motivieren, die Schularbeiten zu erledigen und familiäre Pflichten zu erfüllen, aber nach einem anfänglichen Aktivitätsschub schienen weder positive noch negative Konsequenzen (kein Online-Spielen mit Freunden) Georges Verhalten zu ändern.

Wie es unsere Praxis ist, fragten wir die Whites, was sie glaubten, dass George gut macht, und wollten speziell wissen, wann sie ihren Sohn am motiviertesten und engagiertesten bei irgendeiner Aufgabe erlebt hatten.

Missy und Max warfen einander einen unbehaglichen Blick zu. Max antwortete: „Wir sind etwas peinlich berührt, Ihnen das zu sagen. Wir glauben einfach nicht, dass es die Art von Aktivität ist, mit der ein 13-jähriger Junge viel seiner Zeit verbringen sollte." Die Art und Weise, wie Max dies sagte, schien darauf hinzudeuten, dass er auf eine Art antisoziales Verhalten anspielte. Glücklicherweise war dies nicht der Fall.

Seine Zurückhaltung, Georges Interessen und *Insel der Kompetenz* zu identifizieren, verdeutlichte die Diskrepanz, die Missy und Max mit ihrem Sohn empfanden, ein Gefühl, das George in einer Einzeltherapiesitzung mit uns bestätigte. Schließlich beantwortete Max unsere Frage. „George mag es, zu gärtnern und sich um Pflanzen zu kümmern. Das wäre in Ordnung, wenn er in der Schule gut abschneiden und an anderen Aktivitäten teilnehmen würde. Wir haben versucht, seine Aktivitäten im Garten einzuschränken, es sei denn, er hat seine Hausaufgaben erledigt, aber auch das scheiterte bald. Wie kann ein 13-Jähriger so an Pflanzen interessiert sein?"

Diese Diskrepanz wurde noch deutlicher, als wir die Whites baten, uns von einem der positivsten Momente zu erzählen, die sie mit ihrem Sohn in Erinnerung haben. Wir fanden es sehr aufschlussreich, dass sich schließlich jeder von ihnen an eine Zeit erinnerte, bevor George mit dem Kindergarten begonnen hatte. Missy wurde traurig, als sie berichtete: „Ich erinnere mich, als George etwa vier oder fünf Jahre alt war, liebte er es, wenn ich ihm Gutenachtgeschichten vorlas. Sein Lieblingsbuch war *Goodnight Moon*. Wenn ich ihm im Bett vorlas, kuschelte er sich an mich."

Missy wischte ihre Tränen weg. Bevor wir nachfragen konnten, was sie zum Weinen gebracht hatte, sagte sie: „Es ist sehr emotional für mich, über diese Zeiten mit George zu sprechen. Ich fühlte mich ihm damals so nahe, aber wir haben uns immer weiter voneinander entfernt. Ich glaube nicht, dass er überhaupt noch gerne mit Max und mir zusammen ist."

Wir fühlten mit Missy und fragten, wann sie begann, diese emotionale Distanz zu George zu spüren.

„Es schien über ein paar Jahre hinweg stattzufinden, aber ich weiß, dass es größer wurde, als Hausaufgaben ins Spiel kamen und als George wenig Interesse zeigte, irgendwelche Mannschaftssportarten wie T-ball oder Fußball zu spielen. Ich erinnere mich, als er etwa sieben Jahre alt war, boten Max und ich ihm eine Art Preis an, wenn er Fußball spielte. Wir zwangen ihn im Grunde genommen zum Spielen. Es war schmerzhaft, zu seinen Spielen zu gehen und ihm zuzusehen. Er hatte Schwierigkeiten zu rennen. Er war so unkoordiniert, dass er den Ball kaum treten konnte. Beim zweiten Spiel schien er so desinteressiert, während die anderen Kinder so viel Spaß zu haben schienen."

Max nickte, als seine Frau dies sagte, und fügte dann hinzu: „Es war so viel einfacher mit Linda. Es war eine Freude, zu ihren Spielen zu gehen. Wir mussten ihr keinen Lohn zum Fußballspielen oder anderen Sportarten anbieten. Sie liebte es einfach, das zu tun."

Wir fragten: „Wie Sie erwähnt haben, liebt George es, zu gärtnern und sich um Pflanzen zu kümmern?"

Missy antwortete: „Ich habe noch nie in dieser Weise darüber nachgedacht, aber ich würde sagen, das stimmt." Und dann in einem dieser Aha-Momente, die wir mit Eltern in der Beratung erlebt haben, bemerkte Missy mit wieder aufsteigenden Tränen: „Aber wir haben die Dinge, die George liebt, nicht unterstützt oder wirklich auf die gleiche Weise Interesse gezeigt, wie wir die Dinge unterstützt haben, die Linda liebt."

Max hörte den Bemerkungen seiner Frau genau zu und bemerkte: „Aber es war einfacher, die Dinge zu unterstützen, die Linda tat. Sie waren Dinge, die wir als Kinder und sogar als Erwachsene geliebt haben. Und wie ich bereits erwähnt habe, scheint sie immer so in ihre Aktivitäten involviert zu sein."

In unseren nachfolgenden Sitzungen mit den Whites ermutigten wir sie, über ihre unrealistischen Erwartungen an George sowie ihre Frustration und Wut nachzudenken, dass er diesen Erwartungen nicht gerecht wurde. Langsam formulierten sie realistischere Ziele und begannen, was sehr wichtig war, Georges Interessen als Stärken und nicht als eine Art Pathologie zu sehen, die nicht zu einem 13-jährigen Jungen passt.

Diese Veränderung der Denkweise diente als Katalysator für ihre Unterstützung von Georges Teilnahme an einer Gartenbauausstellung, die sie besuchten. Max erzählte uns: „Ich kann mich nicht erinnern, wann ich George das letzte Mal so aufgeregt und motiviert gesehen habe. Er verbrachte Stunden damit, eine Gruppe von Kakteen zu topfen und war so lebhaft, als er den Leuten auf der Ausstellung erzählte, was er geschaffen hatte."

Anstatt Georges *Insel der Kompetenz* des Gärtnerns als Belohnung zu nutzen, um ihn zu motivieren, seine Schularbeiten zu erledigen, schufen die Whites nichtkontingente Möglichkeiten für George, seine Intrinsische Motivation in einer Aktivität zu erweitern und zu entwickeln, die ihm Freude bereitete. Als die Whites begannen, die Ausdrucksweise von Georges Leidenschaften zu ehren und zu fördern, als sie realistischere Erwartungen für ihn entwickelten und aufhörten, ihn mit Linda zu vergleichen, wuchs langsam ihre Verbindung zu ihrem Sohn. Sie erkannten, dass seine Lernprobleme und sein Mangel an Interesse an Sport ihn nicht definierten. Er besaß andere Qualitäten und Fähigkeiten, die ihrer Aufmerksamkeit würdig waren.

Nach unserer Beratung mit Georges Erziehern lud der Schulleiter ihn ein, einige Blumen in der Nähe des Schuleingangs zu pflanzen. Jeden Tag, als er das Gebäude betrat, wurde er von den Blumen begrüßt, die er gepflanzt hatte. Er brachte auch Pflanzen für das Frontoffice der Schule mit, sogar eine Orchidee, die er für den Schulleiter gezüchtet hatte. Ein Gefühl der Zugehörigkeit und Verbundenheit wurde hergestellt. Der Schulleiter bat George auch, einen Ausschuss für Gelände und Garten zu gründen, um dem Schulhausmeister bei der Pflege der Blumenbeete rund um die Schule zu helfen. Ähnlich wie Gavin, der Junge, den wir in Kap. 1 trafen und der Haustierbeauftragter wurde, wurden Georges Stärken in der Schulumgebung gezeigt. Als Ergebnis stieg seine Intrinsische Motivation, sich akademischen Herausforderungen zu stellen, anstatt vor ihnen zu fliehen, als er sich in der Schulumgebung immer wohler fühlte.

In einer von uns durchgeführten Studie, in der Schüler aller Altersgruppen die Frage beantworteten: „Was kann ein Erwachsener in der Schule regelmäßig sagen und tun, das Ihnen hilft, sich zugehörig und willkommen in der Schule zu fühlen?", erfuhren wir, dass zwei der häufigsten Antworten „begrüße mich mit meinem Namen" und „lächle" waren. Georges Lehrer und andere Mitarbeiter bemühten sich verstärkt, ihn mit einem warmen Lächeln zu begrüßen und seine Blumen und Pflanzen zu kommentieren.

Das Bedürfnis nach Selbstbestimmung und Autonomie

In unseren Workshops, fragen wir oft Eltern und Fachleute die folgende Frage: „Wem wird gern genau gesagt, was er tun soll, und hat kein Mitspracherecht bei allem, was er tut?" Oft wird diese Frage mit Lächeln beantwortet, was wir sogar noch weiter übertreiben, indem wir verkünden: „Wenn einer von Ihnen diese Frage bejahend beantwortet, werden wir eine intensive Therapie arrangieren."

Intrinsische Motivation gedeiht, wenn wir glauben, dass unsere Stimme gehört und respektiert wird und dass wir Einfluss auf Situationen haben, die auf unser Leben einwirken. Wenn die Stärkung dieses Instinkts durch Eltern und andere Betreuungspersonen entmutigt wird, ist es nicht überraschend, Frustration, Wut und einen scheinbaren Mangel an Motivation als dominierende Kräfte im Leben eines Kindes zu sehen. Gallup-Umfragen unter Schülern sowie Erwachsenen in der Arbeitswelt zeigen, dass diejenigen, die als „losgelöst" bezeichnet werden, oft berichten, dass sie glauben, dass sie wenig, wenn überhaupt, Mitsprache in der Schule oder Arbeitsumgebung haben.

Was können Eltern tun, um den Instinkt der Intrinsischen Motivation bei ihren Kindern zu stärken? Schon wenn Kinder noch Kleinkinder sind, können wir ihnen Auswahlmöglichkeiten bieten. Je jünger das Kind, desto weniger (zwei reichen oft aus) und einfachere Auswahlmöglichkeiten kann man geben. Hier sind einige Beispiele, die Ihnen wahrscheinlich bekannt sind:

„Möchtest du mit diesem Spiel oder diesem Spiel spielen?"

„Möchtest du deine Spielsachen in diese Box oder in jene Box räumen?"

„Möchtest du das gelbe Hemd oder das rote Hemd anziehen?"

„Möchtest du, dass ich dich 5 oder 10 Minuten vor dem Schlafengehen erinnere?" (Sie können sogar einen Timer verwenden.)

„Möchtest du dein Lieblingsspiel auf dem Computer für 10 oder 15 min spielen?" (Die meisten, wenn nicht alle, Kinder werden 15 Minuten wählen, aber sie

Das Bedürfnis nach Selbstbestimmung und Autonomie

werden sich wahrscheinlich eher an die 15-Minuten-Grenze halten, da sie die Wahl getroffen haben.)

Einige mögen sich fragen, ob diese Art von einfachen Auswahlmöglichkeiten einen spürbaren Einfluss auf die Verstärkung der Intrinsischen Motivation haben wird. Wir glauben, dass jede Wahl, die einem Kind angeboten wird, dazu dient, ein Gefühl persönlicher Kontrolle zu stärken, eine Dynamik, die wir in Kap. 3 diskutiert haben. Wir sollten darauf hinweisen, dass die Macht der Wahl nicht auf die frühe Kindheit beschränkt ist. Echte Auswahlmöglichkeiten stärken die Intrinsische Motivation in jedem Alter und in jeder Umgebung.

Wenn Kinder emotionale und verhaltensmäßige Regulation und kritisches Denken zur Leitung des Verhaltens entwickeln, können einfache Auswahlmöglichkeiten, die von den Eltern angeboten werden, auf die Einladung zur Teilnahme an komplexeren Familienentscheidungen ausgeweitet werden. Wir schlagen nicht vor, dass Eltern ihre Verantwortung abgeben; vielmehr sollten sie ihren Kindern und Jugendlichen erlauben, zunehmend Einfluss auf Angelegenheiten zu nehmen, die ihr Leben betreffen. Wenn Eltern die Aktivitäten ihrer Kinder mikromanagen, wenn Kinder und Jugendliche das Gefühl haben, dass ihre Eltern willkürlich vorschreiben, was zu tun ist, wird die Intrinsische Motivation zu einem verlorenen Gut.

Wenn Intrinsische Motivation als ein angeborener Instinkt verstanden wird, der jeden von uns dazu antreibt, Erfüllung zu suchen, werden Kinder negativ reagieren, wenn der Ausdruck dieses Instinkts frustriert wird. Sie könnten sich weigern, bestimmte Aktivitäten auszuführen, selbst wenn Eltern Belohnungen anbieten, wie Missy und Max es versuchten, um George zum Fußballspielen zu bewegen. Oder, besonders wenn sie in ihre Teenagerjahre kommen, könnten sie auf Verhaltensweisen zurückgreifen, die selbstzerstörerisch und/oder gefährlich sind wie Drogenkonsum oder die Weigerung, Schularbeiten zu erledigen, um zu beweisen, dass es Bereiche in ihrem Leben gibt, die sie kontrollieren.

Um Eltern zu helfen, den Grad zu beurteilen, in dem sie die Selbstbestimmung ihrer Kinder und Intrinsische Motivation unterstützen, bitten wir sie, die folgenden Fragen zu berücksichtigen:

„Wenn wir Ihre Kinder interviewen und sie fragen würden, welche Wahlmöglichkeiten oder Entscheidungen sie gerne über ihr eigenes Leben treffen würden, aber nicht dürfen, was könnten sie sagen?"

„Wenn wir Ihre Kinder interviewen und sie fragen würden, welche Wahlmöglichkeiten oder Entscheidungen sie über ihr eigenes Leben treffen, was würden sie sagen?"

„Was sind eine oder zwei Entscheidungen, die Ihre Kinder getroffen haben, die ihr Leben betreffen und die Sie in den letzten Wochen unterstützt haben?"

Als wir diese Fragen zur Überlegung in einem Elternworkshop stellten, sagte ein Teilnehmer: „Wenn wir unserer 15-jährigen Tochter einen Zentimeter geben, will sie einen Kilometer nehmen." Wir baten ihn, das zu erläutern.

„Wir haben ausgehandelt, dass sie, wenn sie ihre Hausaufgaben erledigt hat, eine halbe Stunde auf einer dieser Apps verbringen kann, mit denen Kinder mit all ihren Freunden sprechen. Sie wollte 45 Minuten, aber wir haben ihr gesagt, dass eine halbe Stunde die Grenze ist. Sie ist sehr gesellig und könnte zwei Stunden lang bleiben, wenn wir keine Grenzen setzen. Aber sie testet ständig die Grenzen. Sie ist ziemlich willensstark."

Seine Frau stimmt dem zu, was er sagte.

Wir fragten, ob ihre Tochter ihre anderen Verpflichtungen ebenso erfüllte wie genügend Schlaf bekam. Interessanterweise antworteten sie bejahend. Sie stellten auch fest, dass sie die Freunde kannten und mochten, mit denen sie sprach. Da ihre Tochter ihre anderen Verpflichtungen erfüllte und nicht sehr spät ins Bett ging, fragten wir uns, was ihr Vorbehalt war, von 30 auf 45 Minuten mit ihren Freunden zu gehen.

Die Frau antwortete: „Mein Mann und ich dachten, 30 Minuten wären eine faire Grenze."

Wir sahen ihren Mann an und sagten: „Sie haben vorhin das Wort ‚verhandelt' verwendet. Was meinten Sie mit diesem Wort? Glauben Sie, dass Ihre Tochter es als Verhandlung gesehen hat?"

Er lächelte und sagte: „Um ehrlich zu sein, weiß ich nicht, ob es eine Verhandlung war. Wir haben ihr gesagt, dass sie nach den Hausaufgaben 30 Minuten Zeit mit ihren Freunden haben könnte."

Wir stellten fest: „Da Ihre Tochter anscheinend alle ihre Verpflichtungen erfüllt, was glauben Sie, würde passieren, wenn Sie ihr sagen würden, dass Sie erkennen, dass sie verantwortungsbewusst ist und dass Sie es in Ordnung finden würden, wenn sie 45 Minuten Zeit hätte?"

Die Frau antwortete: „Das Problem ist, dass meine Tochter wahrscheinlich über die 45-Minuten-Grenze hinausgehen würde. Und wenn wir sie dann unterbrechen würden, um ihr zu sagen, dass die Zeit um ist, würde sie sagen, dass wir unflexibel sind und ihr keinen Spielraum lassen. Was sollten wir dann tun?"

„Das ist eine gute Frage. Wir können eine mögliche Strategie vorschlagen, die weiterhin die Beteiligung und das Eigentum Ihrer Tochter an Entscheidungen in ihrem Leben stärkt, aber Ihnen auch ein Sicherheitsnetz bietet, falls sie über 45 Minuten hinausgeht."

Der Mann sprang ein und sagte: „Bitte sagen Sie uns das."

„Es ist eine Strategie, die andere Familien, mit denen wir gearbeitet haben, erfolgreich eingesetzt haben. Sie können Ihrer Tochter sagen, dass Sie zuversichtlich sind, dass sie sich an die 45 Minuten halten wird, aber manchmal können Menschen so sehr ins Gespräch vertieft sein, dass sie die Zeit aus den Augen verlieren. Sie können hinzufügen, dass Sie nicht möchten, dass sie denkt, Sie würden sie nörgeln, wenn Sie sie daran erinnern, dass die 45 Minuten um sind, und Sie möchten, dass sie Ihnen sagt, wie sie daran erinnert werden möchte, ohne dass sie denkt, Sie würden sie nörgeln."

Wir teilten dann die Geschichte eines Teenagerjungen, der zunächst dachte, er wäre lustig, als er seine Eltern bat, ein Schild hochzuhalten, um ihn an eine Aufgabe zu erinnern, aber es funktionierte sehr gut. Da es seine Idee war, dass sie ein Schild hochhalten, war es für ihn schwierig zu sagen, dass sie ihn nörgelten, als sie es taten. Wir betonten, dass ein Hauptziel dieser Art von Strategie darin besteht, dass ein Kind oder Jugendlicher ein Gefühl von Eigentum gewinnt, was seine Intrinsische Motivation stärkt.

Diese Eltern sagten, es sei eine interessante Herangehensweise an das Problem und sie würden es versuchen. Einige Tage später kontaktierten sie uns, um zu berichten, dass ihre Tochter die Idee einer Erinnerung „akzeptiert" hat; sie bat darum, dass die Erinnerung in Form einer Textnachricht kommt. Nicht überraschend war sie erfreut, die zusätzlichen 45 Minuten zu bekommen, mit der zusätzlichen Bedingung, dass die Zeit an ihrem Handy nicht über 9:45 hinausgehen durfte. Obwohl die Strategie erst seit einigen Tagen in Kraft war, mussten sie bisher keine Erinnerungen verwenden, da ihre Tochter die Zeit selbst überwachte.

Das Bedürfnis, sich kompetent zu fühlen

Diese spezielle Komponente resoniert mit unserem Fokus auf Stärken. In Kap. 1 und 2 haben wir unseren Wechsel von einem *defizit-* zu einem *stärkenbasierten* Ansatz detailliert, der das Identifizieren und Verstärken von *Inseln der Kompetenz* bei jedem Kind beinhaltete. Als Beispiele berichteten wir, dass Gavin zum Haustierbeauftragten seiner Schule ernannt wurde und Madison, die Schwierigkeiten beim Lesen hatte, sich mit Zeichnen beschäftigte, einer Aktivität, die ihr Zufriedenheit und Bewunderung brachte.

Früher in diesem Kapitel schrieben wir von George und seiner Leidenschaft für das Gärtnern. Angesichts seiner Lernprobleme und seiner Schwierigkeiten mit fein- und grobmotorischen Bewegungen zeigte er wenig Interesse am Lernen oder Sport, war aber hoch motiviert, wenn er sich mit dem Gärtnern beschäftigte. Als Georges Eltern schließlich die Ausdrucksweise seiner *Insel der Kompetenz* förderten, verbesserte sich ihre Beziehung zu ihrem Sohn, insbesondere als er ihre Akzeptanz spürte. In diesem Zusammenhang wurde sein Wohlbefinden in der Schule gesteigert, als seine Stärken auch in diesem Umfeld zur Schau gestellt wurden.

Intrinsische Motivation wird gedämpft, wenn Kinder dazu gezwungen werden, Aufgaben zu erfüllen, die sie als Hervorhebung ihrer Schwächen wahrnehmen. In einer solchen Situation wird ihre Hauptmotivation darin bestehen, solchen Aufgaben zu entkommen. Denken Sie an Gavins Kommentar: „Ich dachte früher, es wäre besser, ein anderes Kind zu schlagen und ins Direktorenzimmer geschickt zu werden oder mich hinter den Büschen zu verstecken, als im Klassenzimmer zu sein, wo ich mich wie ein Dummkopf fühlte."

Einige Psychologen haben ein solches Verhalten als Ausdruck von „Vermeidungsmotivation" bezeichnet. Dies wirft eine interessante Frage auf. Wenn, wie Dr. Robert White vorschlug, es einen angeborenen Antrieb gibt, seine Umwelt zu beherrschen und wenn, wie wir vorschlagen, die Intrinsische Motivation ein Instinkt ist, warum würde dieser angeborene Antrieb oder Instinkt entführt und in Vermeidung umgewandelt werden. Wir stellten eine ähnliche Frage über Intuitiven Optimismus und in den folgenden Kapiteln kann dieselbe Frage für alle sieben Instinkte gestellt werden – nämlich, was hindert sie daran, zur Reife zu gelangen?

In Bezug auf Vermeidungsmotivation gehen wir davon aus, dass Kinder (und Erwachsene) Aufgaben vermeiden werden, die sie als unüberwindbar wahrnehmen – Aufgaben, die letztendlich in Misserfolg und Demütigung sowie in physischer und emotionaler Erschöpfung enden werden. Wir sind sicher, dass wir alle irgendwann in unserem Leben auf Vermeidungsmotivation zurückgegriffen haben, aber normalerweise hat die Vermeidung uns nicht daran gehindert, in wichtigen Bereichen unseres Lebens voranzukommen. Das ist jedoch nicht die Situation für einige Kinder. Sie glauben, dass sie wenige, wenn überhaupt, *Inseln der Kompetenz* haben, um ihre Schwächen und Misserfolge auszugleichen, sodass Vermeidungsmotivation zu einer allgegenwärtigen Kraft in ihrem Leben wird. Fast alle ihre Energie und Aufmerksamkeit sind auf einen Fluchtmodus gerichtet.

Wir neigen eher dazu, Aufgaben zu übernehmen, die unsere Kompetenzen zeigen. Wenn *Inseln der Kompetenz* gezeigt werden, selbst innerhalb dessen, was wir als „selbstwahrgenommenes Meer der Unzulänglichkeit" bezeichnen, hat ihr Auftreten einen Welleneffekt. In unserer Erfahrung sind Kinder wie Gavin, Madison und George, wenn sie für ihre Stärken anerkannt werden, eher bereit, sich auf andere Herausforderungen einzulassen, die sich als problematisch erwiesen haben. Die Vermeidung von Herausforderungen wird durch die Bereitschaft ersetzt, Widerständen mit erhöhtem Selbstvertrauen und Motivation zu begegnen. Erfolg auf einer *Insel* führt zum Erfolg in anderen Bereichen des eigenen Lebens.

Es ist auch gleich wichtig, die Zuschreibungen oder Schlussfolgerungen zu berücksichtigen, die Kinder über die Ursachen ihres Erfolgs und Misserfolgs ziehen. In einer Reihe von Studien mit Grundschülern fanden der Bildungspsychologe Dr. Dale Schunk und Kollegen heraus, dass Drittklässler, die über mehrere Sitzungen hinweg für ihre Fähigkeiten gelobt wurden (d. h., „Du bist gut darin"), größere Fertigkeiten und Selbstwirksamkeit zeigten als Kinder, die für ihre Anstrengungen gelobt wurden (d. h., „Du hast hart gearbeitet"). Wie bei jeder Forschung betonen andere, einschließlich Dr. Carol Dweck, die Wichtigkeit, Anstrengungen zusammen mit Fähigkeiten zu loben. In einer weiteren Reihe von Studien führte die Kombination von extrinsischer Verstärkung mit Bemühungen um die Entwicklung Intrinsischer Motivation für gutes Verhalten zu der erwarteten Verbesserung. Aber im Gegensatz zu Studien, die nur auf extrinsischer Verstärkung basieren, setzte sich das gute Verhalten fort, als die extrinsische Verstärkung eingestellt wurde. Wir lernen die Lektion, dass sogar bedingte Belohnungen einen anhaltenden positiven Effekt haben können, aber sie müssen mit der Entwicklung von Intrinsischer Motivation und dem Glauben an Intrinsische Motivation gekoppelt sein. Kinder müssen glauben, dass es ihre Anstrengung und Fähigkeit ist, die zu Veränderungen führt, und nicht nur das Versprechen einer Belohnung. Die Belohnung ist nur ein zusätzlicher Vorteil.

Ein letzter Gedanke zu den Vor- und Nachteilen von Lob. Das Verständnis der Kräfte, die das Verhalten unserer Kinder leiten und formen, ist komplizierter, als es scheint. In einer hervorragenden Übersicht über die Auswirkungen von Lob auf die Intrinsische Motivation wiesen die Entwicklungspsychologen Jennifer Henderlong und Mark Leeper im Jahr 2002 darauf hin, dass es wichtig ist, die motivationalen Konsequenzen zu verstehen, da Erwachsene auf Lob sowohl zur Beeinflussung des Verhaltens der Kinder als auch zum Ausdruck von Zustimmung angewiesen sind. Sie schrieben: „Vorausgesetzt, dass Lob als aufrichtig wahrgenommen wird, ist es besonders förderlich für die Motivation, wenn es Leistungszuschreibungen zu kontrollierbaren Ursachen fördert, Autonomie fördert, Kompetenz ohne eine übermäßige Abhängigkeit von sozialen Vergleichen steigert und erreichbare Standards und Erwartungen vermittelt." Im Grunde genommen befürworteten die Autoren, dass Lob effektiv sein kann, wenn es im Dienste der Förderung der Intrinsischen Motivation verwendet wird.

Das Bedürfnis nach Zweck

Dieses Bedürfnis entspricht dem, was wir in Kap. 3 als beitragende Aktivitäten bezeichnet haben, und steht in enger Verbindung mit dem Instinkt des Echten Altruismus, den wir später in Kap. 7 ausführlicher besprechen. Wie wir bereits bemerkt haben, glauben wir, dass Kinder ein angeborenes Bedürfnis haben zu helfen. Intrinsische Motivation wird für jene Aktivitäten verstärkt, die die Botschaft vermitteln: „Du bereicherst das Leben anderer."

Diese Botschaft ist zu jeder Zeit in unserem Leben präsent. Sie zeigt sich in den Gesichtern von Vierjährigen, wenn sie statt aufgefordert zu werden, ihre Aufgaben zu erledigen, gebeten werden, „auszuhelfen". Sie zeigt sich, wenn Gymnasiasten, die kurz davor stehen, die Schule abzubrechen, gebeten werden, ein paar Stunden pro Woche Grundschulkindern vorzulesen. Ihre Motivation, die Schule zu verlassen, wird ersetzt durch die Intrinsische Motivation, in der Schule erfolgreich zu sein. Wie ein Schüler betonte: „Wie kann ich die Schule abbrechen? Ich habe jüngere Schüler, die auf mich angewiesen sind."

Diese gleiche Dynamik zeigt sich, wenn Senioren ihre Zeit freiwillig opfern, um in Schulen Kindern vorzulesen oder andere Fürsorgehandlungen zu vollziehen. Die universelle Kraft des Zwecks wurde von zahlreichen Berühmtheiten hervorgehoben, darunter:

„Niemand ist jemals arm geworden durch Geben" (Anne Frank).

„Niemand ist nutzlos in dieser Welt, der die Lasten von anderen erleichtert" (Charles Dickens).

„Nichts für andere zu tun, ist das Verderben von uns selbst" (Horace Mann).

Wir haben die Vorteile von beitragenden Aktivitäten veranschaulicht, wie Gavin, der seinen Klassenkameraden beibringt, wie man sich um Haustiere kümmert, oder Becky, die Geld für die Brustkrebsforschung sammelt, eine Krankheit, mit der ihre Mutter diagnostiziert wurde. Kindern Möglichkeiten zu bieten, anderen zu helfen, ist eine der ersten Strategien, die wir zur Förderung der Intrinsischen Motivation und Resilienz bei Kindern vorschlagen. Eltern und Lehrer, die Kinder dazu anregen, Geld für bestimmte Wohltätigkeitsorganisationen zu sammeln, haben die Stärke des Engagements und der Motivation erlebt, die Kinder zeigen, wenn sie sich in diesen Bemühungen engagieren. Haben Sie die

Begeisterung von Kindern erlebt, die Girl Scout Cookies verkaufen oder Geld für eine Organisation in der Schule sammeln? Ihre Anfragen sind schwer abzulehnen!

Peter, ein 10-Jähriger, diagnostiziert mit ADHS, war in der Schule nicht sehr glücklich. Er erzählte uns offen, dass der häufigste Kommentar, den er von Lehrern hörte, war, er solle „still sitzen" und „sich konzentrieren"; beides war für ihn schwierig, das über längere Zeiträume zu tun, selbst unter der Medikation, die sein Kinderarzt verschrieben hatte. Peter erklärte, dass sein Kinderarzt ihm gesagt hatte, die Medizin würde ihm helfen, in der Schule erfolgreich zu sein. Da er die Medizin einnahm, aber immer noch Probleme hatte, fragte er sich, ob sein Gehirn „in schlechterem Zustand" war, als er ursprünglich angenommen hatte. Wie wir jedoch aus unserer Arbeit mit ADHS-Kindern gelernt haben, sind Pillen kein Ersatz für Fähigkeiten. Die Medizin ist kein Allheilmittel, das jedes Problem zu hundert Prozent löst. Tatsächlich war Peter nun so besorgt, dass er ein Buch oder eine Aufgabe vergessen könnte, dass er, ähnlich wie der 13-jährige Warren, den wir in Kap. 3 beschrieben haben, nie ohne all seine Bücher und Papiere in seinem prall gefüllten Schulranzen das Haus oder die Schule verließ. Leider waren sie völlig unorganisiert in seine Tasche geworfen, was es ihm schwer machte, irgendetwas zu finden, einschließlich seiner Aufgaben.

In einer unserer Sitzungen mit Peter brachte er seinen Schulranzen in der Hoffnung mit, dass wir ihm helfen könnten, besser organisiert zu werden. Ein abgestandener Geruch ging von der Tasche aus, und als er all seine Papiere und Bücher auf unserem Büroboden auspackte, entdeckte er ein verrottendes Sandwich, zu dem er ausrief: „Oh, da war mein Mittagessen." Tatsächlich hatte er keine Ahnung, wie lange das Mittagessen in der Tasche verpackt gewesen war.

Auch offensichtlich war Peters Gefühl der Hoffnungslosigkeit, jemals in der Schule erfolgreich zu sein, und sein Gefühl, dass seine Lehrer glaubten, er sei nicht motiviert, erfolgreich zu sein. Seine Eltern, Al und Mandy, berichteten, dass es zunehmend schwierig wurde, ihn morgens rechtzeitig zur Schule zu bringen, und dass er häufig über Bauchschmerzen klagte. Mandy sagte: „Er ist so unglücklich in der Schule. Er macht sich so viele Sorgen und ist so ängstlich wegen der Schule, dass es mich nicht überraschen würde, wenn er wirklich Bauchschmerzen hat."

Während unseres Treffens mit Peters Lehrern wussten wir, dass eines unserer ersten Ziele sein muss, ihre Denkweise von „Peter könnte sitzen bleiben und sich konzentrieren, wenn er sich mehr anstrengen würde" oder „Peter braucht mehr Medikamente" zu „Peter möchte in der Schule erfolgreich sein, aber er fühlt sich überfordert" zu ändern. Wir stellten eine Frage, die wir oft in unseren Schulkonsultationen stellen, nämlich: „Was können wir anders machen, um Peter zu helfen, erfolgreich zu sein?" Bei der Stellung dieser Frage sind wir immer vorsichtig, den Lehrern und/oder Eltern nicht zu suggerieren, dass sie etwas falsch gemacht haben, sondern sie zu ermutigen, neue Strategien zu erforschen.

Wir erleichterten die Diskussion, indem wir Peters Eltern und Lehrer fragten, was sie als seine Stärken ansahen und was ihm seine größte Freude bereitet. Al und Mandy sprachen darüber, dass Peter es liebt, sein Lieblingsvideospiel zu spielen. Al fügte hinzu: „Obwohl Peter oft ziemlich unkonzentriert sein kann, ist er viel konzentrierter, wenn er ein paar jüngeren Kindern aus der Nachbarschaft zeigt, wie man das Spiel spielt. Es ist, als wüsste er, dass er langsamer werden und geduldig sein muss." Mandy fügte hinzu, dass Peter gerne mit ihr kocht und sehr aufmerksam zu sein scheint, wenn er ihren Anweisungen folgt.

Diese Beispiele spiegelten wider, was wir oft bei Kindern mit ADHS finden, nämlich, dass sie besser in der Lage waren, sich zu konzentrieren und die Aufmerksamkeit aufrechtzuerhalten, wenn sie sich mit Aufgaben beschäftigten, die von hohem Interesse waren, als ob das *Flow*-Erlebnis ausgelöst worden wäre. Bei dem Schulmeeting überlegten wir, wie wir diese Informationen am besten in eine realistische Strategie übersetzen könnten, damit die Schule für Peter eine angenehmere Umgebung werden würde.

Der entwickelte Plan bestand darin, Peter zu sagen, dass einige Erstklässler Schwierigkeiten hatten, am Ende des Tages aufzuräumen, was wahr war, und dass es sehr hilfreich wäre, wenn er bereit wäre, 10–15 Minuten vor Schulschluss in die erste Klasse zu gehen, um ihnen bei dieser Aufgabe zu helfen. Es würde auch erfordern, dass Peter von dem Schulpsychologen eine „Ausbildung" erhält, wie er seinen eigenen Schulranzen packt, damit er den Erstklässlern besser helfen kann.

Es war ermutigend, am Ende des Treffens zu sehen, wie alle von diesem Plan begeistert waren. Man kann den Erfolg eines Plans nie garantieren. Daher sagten wir, dass wir, wenn dieser Plan nicht so erfolgreich wäre, wie wir es uns wünschen, anstatt entmutigt zu werden, uns auf das konzentrieren würden, was wir aus diesem ersten Versuch gelernt haben, wenn wir eine neue Strategie entwickeln. In Peters Fall war eine Backup- oder zweite Strategie nicht notwendig. Peter nutzte schnell die Gelegenheit, ein „Helfer" zu sein und eine „Ausbildung" von dem Schulpsychologen zu erhalten. Darüber hinaus stellten die Lehrer sicher, dass sie sich von Kommentaren fernhielten, die von Peter als urteilend und implizierend wahrgenommen werden könnten, dass er sich verbessern könnte, wenn er es nur wollte.

Ein paar Tage nach dem Schulmeeting berichtete Mandy, dass sie Peter seit Jahren nicht mehr so motiviert gesehen hatte, zur Schule zu gehen. „Er scheint jetzt viel glücklicher zu sein und kann es kaum erwarten, Al und mir von den Kindern zu erzählen, denen er hilft. Und sein eigener Schulranzen, obwohl weit davon entfernt, perfekt zu sein, ist viel ordentlicher als je zuvor."

Die Eigenschaften, mit denen wir geboren werden

Der berühmte Autor, Vortragsredner und Managementberater W. Edwards Deming fasste unsere Perspektive über Motivation zusammen, als er behauptete: „Menschen werden geboren mit Intrinsischer Motivation, Selbstwertgefühl, Würde, Neugier zu lernen, Freude am Lernen." In unserer Sicht ist das „Geborenwerden mit" jedem Instinkt nur der erste Schritt, um seine Entwicklungzu fördern und einen fähigen Menschen aufzubauen und zu stärken. Es ist unsere Verantwortung als Eltern und Betreuer sicherzustellen, dass diese angeborenen Qualitäten bei unseren Kindern geformt und verstärkt werden. Ein erfülltes, bedeutungsvolles Leben wird das Endergebnis dieser Bemühungen sein.

Kapitel 5
Mitfühlende Empathie

Louis wurde im Alter von 4 Jahren von Charlie und Anita Grace adoptiert. Seinen biologischen Eltern wurden nach vielen Jahren der Vernachlässigung und zahlreichen gescheiterten Versuchen, sich an ein Erziehungsprogramm zu halten, um ihren Sohn zurückzubekommen, die elterlichen Rechte entzogen. In den fünf Jahren seit seiner Adoption haben wir eine Reihe von neuropsychologischen Bewertungen mit Louis durchgeführt, haben uns mit dem Schulteam von Louis beraten, mit seinen Eltern gearbeitet und Louis in Beratung getroffen. Louis nahm drei verschiedene Arten von psychiatrischen Medikamenten. Trotz aller Bemühungen hatte Louis weiterhin zu kämpfen und tatsächlich nahmen seine Kämpfe zu, als er die Pubertät erreichte. Er war impulsiv, zeigte eine niedrige emotionale Schwelle und eine intensive Wut, wenn er verärgert war. Er zeigte wenig Empathie und Mitgefühl, selbst wenn er nicht verärgert war.

Louis hatte große Schwierigkeiten, eine Idee oder Meinung zu akzeptieren, die nicht seine eigene war. Er litt nicht an Autismus, da wir feststellten, dass er in der Lage war, eine andere Personenperspektive zu verstehen und einzunehmen. Er schien sich einfach nicht zu kümmern, wie er seinen Eltern mehrmals sagte: „Es ist mir egal, was ihr denkt oder fühlt." Louis demonstrierte diese Überzeugung immer wieder mit seiner Familie, seinen Schulkameraden und sogar Haustieren.

Als wir mit der Familie Grace über Empathie und Mitgefühl sprachen, kommentierte Charlie traurig: „Ich glaube nicht, dass Louis irgendein Mitgefühl hat. Vielleicht hatte er das, als er auf die Welt kam, aber die Vernachlässigung, die er erlebt hat, hat ihn gelehrt, sich um nichts oder niemanden außer sich selbst zu kümmern. Ich befürchte, dass er sich nie ändern wird."

Trotz unserer besten Bemühungen als Eltern kommen einige Kinder in die Welt oder erleiden früh negative Erfahrungen, die zu einer eingeschränkten Fähigkeit führen, Mitgefühl und Mitfühlende Empathie gegenüber Menschen oder Tieren zu entwickeln und zu zeigen. Obwohl viele Experten berichten, dass die Gewalt eines Kindes gegen andere Kinder oder Tiere oft verdrängte Feindseligkeit und Aggression darstellt, die aus Vernachlässigung oder Missbrauch resultiert, glauben wir, dass diese negativen Erfahrungen Kinder vor allem der Möglichkeit berauben, Mitfühlende Empathie zu entwickeln.

Selbst nach vielen Jahren therapeutischer Interventionen während seiner Teenagerjahre, einschließlich eines Aufenthalts in einer psychiatrischen Klinik und einem Wohnbehandlungsprogramm, war sein Fortschritt in der Integration und Darstellung von Mitfühlender Empathie begrenzt. Wie Charlie beobachtete, hatten die frühen Jahre extremer Vernachlässigung und ein Mangel an Bindung zu seinen Adoptiveltern trotz ihrer Versuche, unterstützend und liebevoll zu sein, ihren Tribut von Louis gefordert, ein Tribut, der nicht leicht behoben werden konnte.

Die Kraft der Mitfühlenden Empathie

Obwohl Wissenschaftler verschiedene Theorien für die Konzepte der Empathie und des Mitgefühls und Wege vorgeschlagen haben, wie sie voneinander unterschieden werden können, definieren die meisten Empathie als das Verstehen der Welt einer anderen Person sowohl auf affektiver als auch auf emotionaler Ebene. Im Gegensatz dazu wird Mitgefühl, basierend auf dieses Verständnis, als Versuch gesehen, das Leben anderer zu verbessern. Zusammen genommen glauben wir, dass das Konzept der Mitfühlenden Empathie ein mächtiger Instinkt ist, der in das Überleben und die Entwicklung unserer Art involviert ist.

James Allworth, Leiter der Innovation bei Cloudfare, ein Bestsellerautor der *New York Times* und Absolvent der Harvard Business School (HBS), beschrieb „das Wertvollste, was sie an der HBS lehren" in einem 2012 veröffentlichten Artikel der *Harvard Business Review*. Was glauben Sie, hat er als das Wertvollste beurteilt?

Empathie!

Er behauptete: „Das sind wahrscheinlich nicht die Worte, die Sie erwartet haben, in einem Satz zu lesen – Harvard Business School und Empathie, aber wenn ich auf meine Zeit als Student dort zurückblicke, habe ich begonnen zu erkennen, dass dies mehr als alles andere eines der wertvollsten Dinge ist, die die Schule lehrt."

In der Reflexion über seine Erfahrungen an der HBS betonte Herr Allworth, dass Empathie „es Ihnen ermöglicht, aus Ihren eigenen Schuhen zu treten und sich in die Lage eines anderen zu versetzen". Er stellte fest, dass diese Qualität oft in Wirtschaft und Politik fehlt und dass sie eine Eigenschaft ist, die kultiviert werden sollte.

Der Psychologe Dr. Daniel Goleman schlug vor, dass Empathie eine entscheidende Komponente sowohl der emotionalen als auch der sozialen Intelligenz ist. In seinem 2002 erschienenen Buch *Primal Leadership: Realizing the Power of Emotional Intelligence* beschrieben Goleman und die Mitautoren Richard Boyatzis und Annie McKee eindrucksvoll die Auswirkungen der Empathie. Sie schrieben:

Empathie ist die grundlegende Kompetenz der sozialen Bewusstheit ... Empathie ist die Sine qua non aller sozialen Effektivität im Arbeitsleben. Empathische Menschen sind hervorragend darin, die Bedürfnisse von Kunden, Käufer oder Untergebenen zu erkennen und zu erfüllen. Sie wirken zugänglich, wollen hören, was die Menschen zu sagen haben. Sie hören sorgfältig zu, nehmen wahr, was die Menschen wirklich beschäftigt, und sie reagieren punktgenau.

In unseren bisherigen Schriften haben wir betont, welche Auswirkungen Empathie auf die Qualität unserer Interaktionen hat, einschließlich der Eltern-Kind-Beziehung. Es ist von Interesse, dass Allworth von der HBS sprach, die ihren Absolventen Empathie lehrt. Wir haben Mitgefühlvolle Empathie als einen instinktiven Bestandteil von *Ausdauer* positioniert. Man könnte fragen, wenn es ein Instinkt ist, warum muss er dann gelehrt werden? Und warum muss das Lehren über unsere Kindheit hinaus bis in die Jahre des Graduiertenstudiums reichen? Wie wir in früheren Kapiteln dieses Buches behauptet haben und erneut betonen möchten, glauben wir, dass die Keime aller sieben Instinkte von Geburt an vorhanden sind, aber die geduldige Eingabe und Modellierung der Eltern und anderer Betreuer benötigen, um zur Reife zu gelangen. Wie Allworth beobachtet hat, ist die Entwicklung der Empathie ein fortlaufender Prozess, der in unser Erwachsenenleben hineinreicht – ein Prozess, den wir als Grundlage der fortlaufenden Entwicklung von *Ausdauer* postulieren.

Bevor wir fortfahren, möchten wir zwei Fragen klären. Die erste betrifft die Definition der Begriffe „mitfühlend" und „Empathie", die Untersuchung der Unterschiede zwischen ihnen und die Gründe, warum wir sie zu einem Instinkt zusammengefasst haben. Die zweite hebt die Forschung hervor, die die instinktive Natur der Empathie und des Mitgefühls und ihr rudimentäres Auftreten im sehr jungen Kind und Kleinkind unterstützt.

Mitgefühl und Empathie: eine starke Dynamik

Dieses Buch stellt unseren ersten Versuch dar, die Konzepte der Empathie und des Mitgefühls zusammenzubringen. Wir glauben, dass die Verschmelzung der beiden eine wichtige instinktive Komponente der *Ausdauer ermöglicht*. Der Psychologe Dr. Dacher Keltner, Gründer des Greater Good Science Center an der University of California, Berkeley, berichtete 2012, dass Forscher menschlicher Emotionen Mitgefühl als „das Gefühl definiert haben, das entsteht, wenn man mit dem Leiden eines anderen konfrontiert wird und sich motiviert fühlt, dieses Leiden zu lindern. Mitgefühl ist nicht das Gleiche wie Empathie oder Altruismus, obwohl die Konzepte verwandt sind. Während sich Empathie allgemeiner auf unsere Fähigkeit bezieht, die Perspektive und die Emotionen einer anderen Person zu übernehmen, ist Mitgefühl dann gegeben, wenn diese Gefühle und Gedanken den Wunsch zu helfen beinhalten."

Parallel zu unserer Ansicht, dass die Instinkte die *Ausdauer* ausmachen, kann man durch eine evolutionäre Linse verstehen, schlug Dr. Keltner vor , dass

„Mitgefühl wesentlich für unsere evolutionäre Geschichte ist, es definiert uns als eine Art und es erfüllt unsere größten Bedürfnisse als Individuen – zu überleben, sich zu verbinden und unsere Partner im Leben zu finden." Dr. Keltner stellte fest, dass "unsere Babys die verletzlichsten Nachkommen auf der Erdoberfläche sind. Wir sind zur superpflegenden Art geworden, bis zu dem Punkt, dass Pflegehandlungen unsere körperliche Gesundheit verbessern und unser Leben verlängern. Wir sind geboren, um gut zueinander zu sein."

Frau Sara Schairer, Gründerin von CompassionIt, eine gemeinnützige Organisation, die entwickelt wurde, um mitfühlende Handlungen und Einstellungen zu inspirieren, bot in einem Artikel von 2017 eine Perspektive ähnlich der von Dr. Keltner an. Sie schrieb, dass Empathie„das instinktive Fühlen dessen ist, was ein anderer fühlt," und zitierte Forschungen, die sich auf „Spiegelneuronen" beziehen und auf das automatische Fühlen, was eine andere Person fühlt. Im Gegensatz dazu sagte sie, dass "wenn Sie mitfühlend sind, fühlen Sie den Schmerz eines anderen (Empathie) und dann tun Sie Ihr Bestes, um das Leiden der Person in dieser Situation zu lindern."

Der Psychologe Dr. Paul Ekman hat menschliche Emotionen seit Jahrzehnten studiert und stellte 2010 fest, dass die meisten Forscher „im Allgemeinen Empathie als die Fähigkeit definieren, die Emotionen anderer Menschen zu spüren, gekoppelt mit der Fähigkeit, sich vorzustellen, was jemand anderes denken und hören könnte". Er unterschied zwischen zwei Arten von Empathie, *affektive Empathie,* die sich auf die Emotionen bezieht, die wir erleben in Reaktion auf die Emotionen anderer, und *kognitive Empathie* oder Perspektivenübernahme, die sich auf die Fähigkeit bezieht, die Emotionen anderer Menschen zu identifizieren und zu verstehen.

Dr. Ekman glaubt, dass während Empathie nicht das Einleiten von Handlungen zur Hilfe einer bedürftigen Person beinhaltet, ist sie in der Regel ein wichtiger Schritt in Richtung dessen, was er als *mitfühlende Handlung* bezeichnet. Er skizzierte eine Taxonomie des Mitgefühls und stellte fest, dass es auf verschiedene Weisen gezeigt werden kann, einschließlich gegenüber der Familie, anderen Menschen und auf globaler Ebene.

Von Geburt an vorhanden

Anfängliche Ausdrucksformen von Empathie und Mitgefühl existieren von Geburt an. Dr. Ekman beobachtete: „Empathie scheint tiefe Wurzeln in unseren Gehirnen und Körpern zu haben. Beweise für elementare Formen der Empathie wurden bei sehr jungen Kindern, bei Primaten, bei Hunden und bei Ratten gesehen … Die Forschung hat Beweise für eine genetische Basis für Empathie geliefert, obwohl Studien darauf hinweisen, dass Menschen ihre natürlichen empathischen Fähigkeiten verbessern (oder einschränken) können." Diese Ansicht ist der Position nahe, die wir in diesem Buch vorgeschlagen haben.

Die Psychologen Dres. Erin und David Walsh schreiben in einem 2019 veröffentlichten Artikel: „Dank Spiegelneuronen zeigen Säuglinge im Alter von nur 18 Monaten oft eine gewisse Reaktion auf andere Säuglinge in Not. Wir lehren Babys nicht, wie man das macht; sie sind geboren mit einer fest verdrahteten Fähigkeit, die Erfahrungen anderer in ihrem Gehirn und Körpern abzubilden."

In einem Artikel aus dem Jahr 2005 schlussfolgerte der Primatologe Dr. Frans B. M. de Waal: „Beispiele für Empathie bei anderen Tieren würden auf eine lange evolutionäre Geschichte dieser Fähigkeit beim Menschen hindeuten." Er lieferte auch Beispiele für die Wege, auf denen Empathie erheblich zu mitfühlenden Handlungen beitrug. Als ein Beispiel sprach er von Soldaten, die Gefangene ohne negative Konsequenzen hätten töten können, sich aber dagegen entschieden. „Im Krieg kann Zurückhaltung eine Form von Mitgefühl sein."

Mehrere Forscher beschrieben die frühen Manifestationen der Empathie in einem Roots-of-Empathy-Forschungssymposium, das 2018 in Toronto abgehalten wurde. Dr. Andy Meltzoff, Co-Direktor des Instituts für Lernen und Gehirnwissenschaften an der Universität von Washington, diskutierte Empathie und Gehirnentwicklung und bemerkte: „Das Kind im Alter von nur 13 Monaten beginnt emotionale Eigenschaften und Persönlichkeit anderer zuzuschreiben, basierend auf emotionalen Signalen von einem Erwachsenen."

Auf der Toronto-Konferenz unterstützte Dr. Brian Goldman, ein Notarzt, die Position von Dr. Meltzoff: „Das menschliche Gehirn ist fest verdrahtet, um empathisch zu sein." Er betrachtete Empathie als eine Komponente von Freundlichkeit oder Mitgefühl, „die Qualität, freundlich, großzügig und rücksichtsvoll zu sein."

In der Arbeit dieser und vieler anderer Forscher und Kliniker können die Fähigkeit zur Empathie und Mitgefühl als grundlegende Eigenschaften verstanden werden, die in rudimentärer Form von Geburt an existieren. Darüber hinaus wird Empathie als eine affektive und kognitive Komponente konzeptualisiert, die zu unserem Verständnis der Welt anderer beiträgt, während Mitgefühl als Handlungen wahrgenommen wird, die wir einleiten, um Fürsorge gegenüber diesen anderen zu zeigen.

Verstärkung von Empathie und Mitgefühl bei sehr jungen Kindern

Wir wurden bei unseren Elternworkshops gefragt: „Wann können Eltern beginnen, Empathie oder Mitgefühl bei ihrem Kind zu fördern?" Ohne zu zögern antworten wir: „Vom Moment der Geburt an." Manchmal wird unsere Antwort mit einem überraschten oder sogar amüsierten Blick beantwortet, gefolgt von dem Kommentar: „Von Geburt an? Was kann ich von Geburt an tun?"

Es gibt viele Dinge, die wir von der Geburt unserer Kinder an tun können, um die Entwicklung von Empathie und Mitgefühl zu verstärken. Glücklicherweise handelt es sich dabei um Aktivitäten, die die meisten Eltern ganz natürlich tun.

Auf der Roots-of-Empathy-Konferenz zitierte Dr. Meltzoff die Hirnforschung, die zeigte, dass Neugeborene bereits in den ersten Stunden nach der Geburt imitatives Lernen zeigten und bereits auf die Handlungen anderer reagierten. In einer Studie mit Elektroenzephalografie (EEG, eine Messung der elektrischen Aktivität im Gehirn) beobachtete ein Baby, wie ein anderes Baby am Fuß berührt wurde, und bemerkenswerterweise „leuchtete" der Fußbereich im „somatosensorischen Kortex" des beobachtenden Babys auf.

Bei der Beschreibung der Ergebnisse dieser Forschung schloss Dr. Meltzoff: „Nichts könnte eine engere Selbst-andere-Verbindung sein als diese und dies ist der Anfang der Neurobiologie der Imitation. Das Baby sieht einen anderen Körper sich bewegen und projiziert dies auf den eigenen, um es nachahmen zu können. Wir glauben, dass dies die grundlegende Basis für die Wurzeln der Empathie ist." Bei der Zusammenfassung einer Reihe von Ergebnissen beobachtete Dr. Meltzoff: „Dies ist ein Beweis dafür, dass sich das Gehirn des Babys auf der Grundlage der Emotionen, die sie sehen, regulieren kann, auch wenn diese Emotionen nicht auf sie gerichtet sind."

Angesichts dieser Forschungsergebnisse sollten Eltern sich bewusst sein, dass sie jedes Mal, wenn sie ihr Baby aufnehmen und zärtlich halten und beruhigen, wenn sie lächeln und ihrem Baby in die Augen schauen und leise mit ihm sprechen, zur Verstärkung von Mitfühlender Empathie beitragen. Wir wurden oft gefragt, ob Kinder in den ersten 12–18 Monaten ihres Lebens „verwöhnt" werden können. Ein häufiges Beispiel ist, ob Babys aufgenommen und gehalten werden sollten, wenn sie weiter weinen. Wie ein Vater sich fragte, nachdem er einen Artikel zu diesem Thema in einer Zeitschrift gelesen hatte: „Wenn ein Baby weint, nachdem es eine Weile in der Wiege war, und man es aufnimmt, wird ihm das nicht das Lernen nehmen, mit unangenehmen Gefühlen umzugehen?"

Wir möchten sicherlich, dass Kinder lernen, sich selbst zu beruhigen, aber wir fühlen uns wohl dabei zu behaupten, dass das Wiegen eines verstörten Einjährigen wahrscheinlich nicht dazu führen wird, dass dieses Kind verwöhnt wird und unfähig ist, Bewältigungsstrategien zu erlernen. In ihrem Artikel von 2019 haben Dres. Erin und David Walsh diesen Standpunkt mit der Aussage unterstrichen: „Wenn Betreuer pflegen und sich um Säuglinge kümmern, machen Babys entscheidende Assoziationen zwischen positiven menschlichen Interaktionen, Belohnungssystemen und Gefühlen von Ruhe und Sicherheit. Kinder, die sich sicher, geborgen und geliebt fühlen, sind schließlich sensibler für die emotionalen Bedürfnisse anderer."

Der Psychiater Dr. David Sack hat die Ansicht, die wir über das Fördern von Mitfühlender Empathie von frühem Alter an vertreten, in einem Essay von 2012 eloquent formuliert: „Babys lernen Empathie, wenn ihre Eltern konsequent auf ihre Bedürfnisse eingehen. Wenn sie unruhig, ängstlich, hungrig oder unwohl sind, bemüht sich der reagierende Elternteil, ihre Gefühle und Signale zu verstehen und sie sich besser fühlen zu lassen."

Dr. Sack hat die beiden Merkmale der Mitfühlenden Empathie, die wir oben beschrieben haben, aufgegriffen, als er anmerkte: „Kinder, die wissen, dass sie sich auf einen Elternteil oder Betreuer für emotionale Unterstützung und körperliche Zuneigung verlassen können, sind eher bereit, anderen zu helfen."

Wenn Kinder das Säuglings- und Kleinkindalter hinter sich lassen

Die frühe Förderung von Empathie und Mitgefühl legt den Grundstein für die fortlaufende Entwicklung dieses Instinkts bei Kindern. Es gibt spezifische Maßnahmen, die Eltern ergreifen können, um die Reifung dieses Instinkts zu erleichtern.

Wie wir in Kap. 3 hervorgehoben haben, dienen Eltern als erste Vorbilder für ihre Kinder. Um diese Rolle effektiv auszufüllen, ermutigen wir Sie, die folgenden Fragen zu berücksichtigen und sie als Wegweiser in Ihrem Bestreben zu nutzen, Mitgefühl und Empathie bei Ihren Kindern zu stärken:

„Mit welchen Worten hoffe ich, dass meine Kinder mich beschreiben?"

„Was sage und tue ich *bewusst* regelmäßig, damit meine Kinder wahrscheinlich die Worte verwenden, mit denen ich hoffe, dass sie mich beschreiben?"

„Welche Worte glaube ich, würden sie tatsächlich verwenden, um mich zu beschreiben?"

„Wenn die Worte, die ich hoffe, dass sie verwenden würden, auffällig von den Worten abweichen, die sie tatsächlich verwenden würden, welche Änderungen muss ich vornehmen, um die beiden Beschreibungen näher zusammenzubringen?"

In Kap. 3, als wir das Konzept der empathischen Kommunikation diskutierten, baten wir die Leser, über die folgenden Fragen nachzudenken:

„Würde ich wollen, dass jemand zu mir sagt oder tut, was ich gerade zu meinem Kind gesagt habe?"

„Was hoffe ich mit allem, was ich sage oder tue, zu erreichen?"

„Sage oder tue ich Dinge auf eine Weise, die es meinen Kindern ermöglicht, zuzuhören, was ich zu sagen habe, und von mir zu lernen?"

Die folgenden Fragen beziehen sich speziell auf das Konzept des Mitgefühls:

„Was beobachten meine Kinder, was ich regelmäßig sage und tue, das Mitgefühl gegenüber anderen vorlebt?"

„Welche Familienaktivitäten unternehme ich mit meinen Kindern, die das Zeigen von Mitgefühl und die Bereicherung des Lebens anderer beinhalten?"

Lassen Sie uns Selbstmitgefühl nicht vergessen

Bei der Reflexion über diese Fragen möchten wir ein Konzept einführen, das eng mit dem gegenüber anderen gezeigten Mitgefühl verbunden ist, nämlich Selbstmitgefühl. Es ist ein Konzept, das in der psychologischen Literatur verstärkte

Aufmerksamkeit erhält und eine besondere Relevanz hat, wenn wir Eltern bitten, das Verhalten zu berücksichtigen, das sie ihren Kindern vorleben, um Mitgefühl und Empathie zu fördern. Im Folgenden beschreiben wir ein Beispiel für den Einfluss des Mangels an Selbstmitgefühl einer Mutter auf die emotionale Entwicklung ihrer Tochter, aber zuerst ist eine kurze Definition von Selbstmitgefühl angebracht.

Dr. Kristin Neff, eine Psychologin an der Universität von Texas in Austin, ist eine prominente Forscherin und Autorin, die die Dimensionen des Selbstmitgefühls definiert und artikuliert. In einem Interview von 2012 beschrieb sie Selbstmitgefühl als „sich selbst mit der gleichen Art von freundlicher, fürsorglicher Unterstützung und Verständnis zu behandeln, die man jedem zeigen würde, den man mag". Sie fuhr fort: „Tatsächlich machen die meisten von uns unglaublich harte, grausame Selbsturteile, die wir niemals über einen völlig Fremden, geschweige denn über jemanden, den wir mögen, fällen würden."

Dr. Neff identifizierte drei Kernkomponenten des Selbstmitgefühls. Die erste Komponente ist *Selbstfreundlichkeit* oder sanft und verständnisvoll mit uns selbst zu sein, anstatt urteilend zu sein. Die zweite ist eine Wertschätzung unserer *gemeinsamen Menschlichkeit,* in der wir akzeptieren, dass wir nicht alleine sind und dass Unvollkommenheit ein grundlegender Teil von uns allen ist. Die dritte Komponente ist *Achtsamkeit,* womit Dr. Neff meint, dass wir unseren Schmerz nicht ignorieren oder übertreiben, sondern erkennen, dass es in Ordnung ist, negative Emotionen zu erleben, damit wir effektiv mit diesen Emotionen umgehen können.

Wir beobachteten die Auswirkungen, die das begrenzte Selbstmitgefühl eines Elternteils auf ein Kind haben kann, als wir von Wendy Lawrence, einer alleinerziehenden Mutter der 12-jährigen Isabella, kontaktiert wurden. In unserem ersten Treffen mit Wendy äußerte sie ihre Bedenken bezüglich ihrer Tochter. „Isabella fehlt es an Selbstvertrauen, sie macht sich oft selbst herunter, sagt ständig Dinge wie ‚Ich bin nicht schlau' oder ‚Ich sage immer dumme Dinge, wenn ich bei anderen Kindern bin' und sie scheint immer traurig zu sein. Ich wünschte, sie würde sich besser über sich selbst fühlen. Es ist schmerzhaft für einen Elternteil, sein Kind so unglücklich zu sehen."

Früher haben wir erwähnt, dass wir in unserer klinischen Praxis, nachdem Eltern beschrieben haben, was sie in Bezug auf das Verhalten und das emotionale Wohlbefinden ihres Kindes am meisten beunruhigt, sie typischerweise fragen, was sie als die Interessen, Leidenschaften und Stärken ihres Kindes oder ihre *Inseln der Kompetenz* wahrnehmen. Wendy dachte über diese Frage nach und antwortete: „Ich bin mir nicht sicher." Sie sah zunehmend bekümmert aus und sagte: „Ist das nicht schrecklich? Ich kann Ihnen nicht einmal sagen, was Isabellas Stärken sind."

Wir zeigten unsere Empathie bezüglich der Schwierigkeiten, die sie hatte, Isabellas Stärken zu identifizieren, und fügten hinzu, dass Eltern manchmal so sehr darauf konzentriert sind, die Probleme ihres Kindes zu lösen, dass sie den Blick für die Stärken ihres Kindes verlieren. Wir formulierten unsere Frage um, um sie spezifischer zu machen:

„Was hat Isabella das letzte Mal gemacht, als sie Ihrer Erinnerung nach glücklich war?"

Wendy antwortete: „Darüber hatte ich noch nicht wirklich nachgedacht. Ich glaube, das letzte Mal, als ich sie zufrieden gesehen habe, war, als sie kleine Töpferarbeiten gemacht oder kleine Edelsteine zusammengesetzt hat, um Schmuck zu machen. Ich hatte ihr einige Sets gekauft, damit sie diese Dinge machen konnte." Wendy sah auf ihr Handgelenk und sagte: „Isabella hat dieses Armband gemacht, das ich trage." Wir bemerkten, wie schön es war, worauf Wendy bemerkte: „Ich stimme zu, aber als ich ihr dankte und ihr sagte, wie hübsch es war, sagte sie sofort, sie wünschte, es wäre schöner geworden. Ich glaube, jedes Mal, wenn ich ihr ein Kompliment gemacht habe, lehnt sie das Kompliment ab. Es kann so frustrierend sein. Manchmal frage ich mich, ob ich überhaupt versuchen sollte, ihr ein Kompliment zu machen."

Im Verlauf des Treffens stellten wir mehrere der oben aufgeführten Empathiefragen. Wie immer erklärten wir die Bedeutung und den Zweck, die Welt durch die Augen unserer Kinder zu sehen, und fragten: „Mit welchen Worten würden Sie hoffen, dass Isabella Sie beschreibt?"

Wendy dachte kurz nach und antwortete: „Das ist eine ziemlich interessante Frage. Ich denke, ein Wort, das ich hoffe, dass sie verwenden würde, ist, dass ich liebevoll bin und dass ich ermutigend bin, besonders wenn sie sich niedergeschlagen fühlt, dass ich für sie da bin."

Als wir sie fragten, was sie sagt oder tut, damit Isabella wahrscheinlich diese Worte verwenden würde, reflektierte Wendy: „Ich sage ihr oft, dass ich sie liebe, sie lässt mich sie immer noch umarmen und ich ermutige sie oft, verschiedene Dinge auszuprobieren, aber das kann frustrierend sein."

Wir fragten uns: „Was meinen Sie mit frustrierend?"

„Manchmal scheint Isabella zu fühlen, dass ich zu viel Druck auf sie ausübe und dass sie einige der Dinge, von denen ich denke, dass sie sie kann, wirklich nicht tun kann. Neulich sagte sie etwas, das wehtat, aber ich denke, es tat weh, weil es eine gewisse Wahrheit darin gibt. Sie sagte, dass sie dachte, ich wäre enttäuscht von ihr, und dann sagte sie, dass ich dachte, ich wäre keine sehr gute Mutter, weil sie sich oft unglücklich über sich selbst fühlte."

Wir antworteten: „Das ist eine klare Aussage. Sie sagten, es gäbe eine gewisse Wahrheit in dem, was Isabella sagte. Was meinen Sie damit?"

„Ich glaube nicht einmal, dass es irgendeinen bestimmten Kommentar gibt, den ich mache, sondern einfach den verletzten und besiegt wirkenden Ausdruck in meinem Gesicht. Ich weiß, dass ich frustriert und enttäuscht von ihr bin, und ich muss zugeben, dass ich denke, sie hatte recht, als sie sagte, dass ich meine Elternschaft danach beurteile, wie ich Isabellas Gefühle wahrnehme. Aber ich denke, viele Eltern würden dasselbe tun."

Wendy hielt inne und fuhr dann fort: „Ich denke, ein Teil des Problems besteht darin, dass ich mich selbst so sehr in Isabella wiedererkenne, wenn ich sehe, wie sie sich selbst herabsetzt oder aufgibt. Leider erinnert sie mich an den Teil von mir, den ich nicht mag. Sie kann so hart zu sich selbst sein und ich frage mich oft, was ich hätte tun können, um ihr Selbstwertgefühl zu stärken. Ich bin mir einfach nicht sicher."

Wir fuhren fort: „Wir können darüber noch weiter diskutieren, aber wir haben eine weitere Frage, die wir stellen möchten. Wir hatten Sie gefragt, wie Sie möchten, dass Isabella Sie beschreibt. Die Frage ist, welche Worte glauben Sie, würde sie tatsächlich verwenden, um Sie zu beschreiben?"

Wendy bemerkte: „Das sind keine einfachen Fragen. Ich wäre nicht überrascht, wenn Isabella sagen würde, dass ich mich so verhalte, wie ich ihr sage, dass sie sich nicht verhalten soll, dass ich oft unsicher wirke, dass ich Dinge aufgebe und dass ich Angst habe, verschiedene Dinge auszuprobieren."

Wendy sah uns an und fügte mit spürbarer Emotion hinzu: „Ich bin sicherlich ein großartiges Vorbild, oder?"

Wir stellten fest: „Es ist offensichtlich, dass Sie in Ihrem Leben viele Herausforderungen hatten, einschließlich als alleinerziehende Mutter. Was wir mit Ihnen herausfinden müssen, sind Wege, wie Sie die Art und Weise, wie Sie sich selbst sehen und handeln, sowie die Art und Weise, wie Sie auf verschiedene Ereignisse in Ihrem Leben reagieren, ändern könnten. Aus dem, was Sie gesagt haben, ist Isabella sehr bewusst, wie negativ Sie sich selbst sehen, sogar bemerkend, dass Sie von ihr verlangen, Dinge an sich zu ändern, die sie in Ihnen sieht. Wir werden in ein paar Minuten mehr darüber sprechen, aber um die Diskussion zu erleichtern, haben wir noch eine weitere Frage. Vor einiger Zeit haben wir uns gefragt, was Sie als Isabellas Stärken und Leidenschaften sehen. Jetzt fragen wir, was würden Sie sagen, sind Ihre Stärken?"

Wendy schien von dieser Frage überrascht zu sein und antwortete nach einigen Momenten: „Genau wie ich Schwierigkeiten hatte, Isabellas Stärken zu beschreiben, tue ich mich gerade schwer, meine eigenen zu beschreiben. Mir wird klar, dass ich mich so sehr auf Isabella und meine Probleme konzentriert habe, dass ich keine Zeit hatte, über unsere Stärken nachzudenken. Ich brauche wirklich ein wenig Zeit, um darüber nachzudenken."

Wir waren beeindruckt von Wendys Bereitschaft, ihre Gedanken und Gefühle zu untersuchen, insbesondere in Bezug auf ihren Selbstwert und ihre Beziehung zu Isabella. Nach unserer ersten Sitzung mit Wendy umfasste unsere nächste Sitzung sowohl Wendy als auch Isabella. Angesichts dessen, was in dieser zweiten Sitzung geschah, und dem Wunsch von Mutter und Tochter waren unsere therapeutischen Sitzungen von Anfang an mit beiden zusammen.

Der Inhalt unserer Treffen verdeutlichte die erhebliche Rolle, die elterliches Vorbildverhalten und Interaktionen in der emotionalen Entwicklung von Kindern spielen. In ihrer ersten gemeinsamen Sitzung beschrieb Wendy ihre Bedenken hinsichtlich Isabellas mangelndem Selbstvertrauen und geringem Selbstwertgefühl. Isabella entgegnete, wie Wendy dachte, dass sie es tun könnte, dass ihre Mutter, obwohl sie wollte, dass sie selbstbewusster und positiver wird, genau das Verhalten zeigte, das sie bei Isabella ändern wollte. Mit großer Einsicht bemerkte Isabella: „Meine Mutter will, dass ich netter zu mir selbst bin, aber es macht mich sehr wütend, wenn ich sehe, wie meine Mutter sich selbst behandelt. Und es macht mich auch sehr wütend, weil ich glaube, dass ich mit den gleichen Gefühlen über mich selbst aufwachse."

Isabellas Aussage diente als Ausgangspunkt für die therapeutischen Interventionen, die folgen sollten. Wir setzten als Behandlungsziele die Steigerung des Selbstmitgefühls und Selbstwertes bei beiden an; wir diskutierten Wege, wie sie sich gegenseitig daran erinnern könnten, wenn einer von ihnen zu einer selbstkritischeren Einstellung zurückkehrte, und Schritte, die sie unternehmen könnten, um ihre Leidenschaften und Inseln der Kompetenz zu verfolgen.

Wir waren uns bewusst, dass die Veränderung tief verwurzelter negativer Emotionen und Skripte bei Wendy sowie bei Isabella nicht in nur wenigen Sitzungen erreicht werden konnte. Wir sahen sie in dem, was sie als „kleine" Familientherapie bezeichneten, für etwa 18 Monate. Dieses Mutter-Tochter-Behandlungsparadigma erwies sich als sehr erfolgreich. Wendy war entschlossen, Veränderungen in ihrer Einstellung und ihrem Verhalten vorzunehmen, teilweise geleitet durch die Fragen, die wir stellten, einschließlich, wie sie möchte, dass Isabella sie beschreibt, und was sie regelmäßig sagte und tat, damit ihre Tochter sie so beschreibt, wie sie es hoffte.

Wendy erzählte uns: „Diese Fragen haben mich sicherlich dazu gebracht, viel nachzudenken über die Art und Weise, wie ich mich selbst behandelte, wie ich Isabella behandelte und wie ich auf sie wirkte. Ich mochte die Antworten, die ich mir selbst auf diese Fragen gab, nicht und wusste, dass ich anfangen musste, Veränderungen vorzunehmen. Ich bin so froh, dass ich das getan habe, wenn ich Isabellas Verbesserung sehe und wie viel besser unsere Beziehung ist."

Eine Illustration von Isabellas Verbesserung spiegelt unsere Definition von Mitfühlender Empathie wider und beinhaltet auch den Ausdruck von eigenen *Inseln der Kompetenz*. Bei unserem ersten Treffen hatte Wendy erwähnt, dass Isabella Töpfern und Schmuckherstellung liebt. In einer späteren Sitzung beschlossen sie beide, eine Lebensmittelbank in ihrer Stadt zu unterstützen, indem sie eine Wohltätigkeitsaktion initiierten, an der mehrere andere Familien beteiligt waren. Isabella sammelte Geld, indem sie Stücke der Keramik und des Schmucks verkaufte, die sie hergestellt hatte.

Hindernisse bei der Pflege von Mitfühlender Empathie

Überprüfen Sie die Fragen, die wir oben in Bezug auf Empathie und Mitgefühl gestellt haben. Während Sie dies tun, ermutigen wir Sie, die folgende Übung durchzuführen:
Schreiben Sie Ihre Antworten auf jede Frage auf.

Für die Fragen, die auf Ihrer Seite zum Handeln ermutigen (z. B. „Wenn die Worte, die ich hoffe, dass sie verwenden würden, auffällig anders sind als die Worte, die sie tatsächlich verwenden würden, welche Änderungen muss ich vornehmen, um die beiden Beschreibungen näher zusammenzubringen?"), schreiben Sie ein oder zwei Schritte auf, die Sie planen, um bestehende Probleme anzugehen.

Betrachten Sie als Nächstes, was sehr wichtig ist, die Forschung der Psychologin Dr. Gabriele Oettingen, die wir in Kap. 3 besprochen haben. Dr. Oettingen, Autorin von *Rethinking Positive Thinking,* schlug vor, dass es bei Veränderungen in unserem Leben nicht nur notwendig ist, Ziele zu spezifizieren und Strategien zur Erreichung dieser Ziele zu entwickeln, sondern ebenso wichtig ist, mögliche Hindernisse zu identifizieren, die auftreten könnten, wenn wir unsere Ziele verfolgen, sowie Wege zu identifizieren, um erfolgreich mit diesen Hindernissen umzugehen, sollten sie auftreten.

Wir haben lange einen ähnlichen Ansatz befürwortet, wie ihn Dr. Oettingen vorschlägt. Dabei haben wir betont, dass die Berücksichtigung von möglichen Hindernissen und Rückschlägen nicht als Einladung zu einer sich selbst erfüllenden Prophezeiung des Scheiterns verstanden werden sollte, eine Sichtweise, die besonders bei denen auftreten könnte, die mit Selbstzweifeln kämpfen. Eine solche negative Denkweise ist weniger wahrscheinlich, solange jede Liste möglicher Barrieren für den Erfolg mit realistischen Strategien zur Überwindung dieser Barrieren begleitet wird. Das Bewusstsein für die Existenz dieser Strategien fördert ein Gefühl persönlicher Kontrolle – die Überzeugung, dass wir, obwohl wir wenig, wenn überhaupt, Kontrolle über das Auftreten bestimmter Hindernisse haben, doch Kontrolle über unsere Einstellung und Reaktion auf diese Herausforderungen haben.

Die folgenden sind drei typische Hindernisse, die wir in früheren Schriften hervorgehoben haben und die den Ausdruck von Mitfühlender Empathie bei uns selbst und unseren Kindern behindern.

Angst um Kinder in Not. Während einer Erziehungsberatung äußerte die Mutter der 8-jährigen Amanda, Sherrie, dass sie oft Verzweiflung und eine Verpflichtung verspürte, die negativen Meinungen ihrer Tochter zu leugnen. Wir baten um ein Beispiel. Sherrie kommentierte: „Letzte Woche, als Amanda von der Schule nach Hause kam, fragte ich sie nach ihrem Tag. Unter Tränen stieß sie hervor, dass niemand in ihrer Klasse sie mochte. Sie hat solche Aussagen schon oft gemacht. Es macht mir Sorgen und es ist sehr unangenehm, weil ich weiß, dass es nicht wahr ist. Ich habe sie mit ihren Klassenkameraden gesehen, als ich in ihrer Klasse freiwillig geholfen habe. Sie hat Freunde. Ich fühlte mich schlecht, als sie das sagte, aber ich wusste, dass sie sich irrte, also sagte ich es ihr. Das ging nach hinten los! Unter Tränen sagte sie mir, dass ich ihr nie zuhöre und rannte weinend davon. Ich fühlte mich schrecklich, aber ich wusste auch, dass sie sich irrte und wollte, dass sie es weiß."

Diese Erfahrung ist den meisten Eltern bekannt, wenn die Gefühle der Kinder ihre Wahrnehmungen verzerren, insbesondere in Bezug auf Schule und Freunde. In vielen solchen Situationen graben sich Kinder ein und werden streitlustig, wenn Eltern ihre gegensätzlichen Meinungen äußern. Im nächsten Kapitel über Simultane Intelligenz werden wir dieses Phänomen erklären und Strategien anbieten, um die kritische Denkfähigkeit der Kinder zu verbessern. Wir baten Sherrie, sich einen Moment vorzustellen, dass sie unsere Therapeutin ist. Stellen Sie sich vor, wir hätten Ihnen gesagt, dass wir uns einsam und deprimiert fühlen, und Sie hätten geantwortet, dass wir keinen Grund hätten, deprimiert oder einsam zu sein, und dass es auf der Welt viele Menschen gibt, denen es viel schlechter geht! Wir würden wahrscheinlich nicht für einen zweiten Besuch zurückkommen und vielleicht sogar eine Bewertung abgeben, dass Sie eine schlechte Therapeutin sind, die nicht zuhört!

Sherrie lächelte: „Ich glaube, ich habe das noch nie so gesehen. Also sagen Sie, Amanda möchte einfach nur, dass ich zuhöre. Sie möchte gehört werden?"

Wir stimmten zu und kommentierten: „Eine gute Strategie besteht darin, zuzuhören, zu lernen, mitzufühlen und dann durch Mitgefühl Hilfe anzubieten, wenn sie angefordert wird. Aber versuchen Sie auf keinen Fall, Ihre Tochter von ihren Gefühlen, Überzeugungen und Ideen abzubringen, wenn sie zu Ihnen kommt oder auf Ihre Fragen antwortet."

„Was soll ich sagen?"

Wir antworteten: „Atmen Sie zuerst tief durch, bevor Sie antworten. Als Eltern ist unsere sofortige Reaktion, wenn unsere Kinder Schmerzen haben, in einer Weise zu antworten, die das Leiden des Kindes minimiert. Wir schlagen vor, dass Sie Amandas Beobachtung validieren, indem Sie akzeptieren, dass das, was sie sagt, eine ehrliche Widerspiegelung ihrer Gefühle ist. Sie könnten sagen: ‚Ich sehe, wie sehr dich das aufregt, wie kann ich helfen?' In diesem Moment könnte Amanda antworten, dass Sie nicht helfen können. Aber zumindest weiß sie, dass Sie sie gehört haben. Zu einem späteren Zeitpunkt könnten Sie erneut fragen, ob Sie helfen können."

Das Gepäck, das wir aus unserer Vergangenheit mit uns tragen Wir haben oft Eltern sagen hören: „Ich habe mir versprochen, dass ich das meinen eigenen Kindern nie sagen würde, da ich es wirklich nicht mochte, als meine Eltern es mir sagten. Also kann ich nicht verstehen, warum ich diese Dinge zu meinen eigenen Kindern sage." Wie wir bei Wendy gesehen haben, beeinflussen die Erfahrungen, die wir aus unserer Kindheit mitbringen, die Art und Weise, wie wir unsere Kinder wahrnehmen und auf sie reagieren. Wenn wir in einem Zuhause aufwachsen, in dem unsere Eltern wenig Empathie oder Mitgefühl zeigen, insbesondere in jungen Jahren, wie Louis Grace erlebt hat, wird es für uns schwieriger, diese Eigenschaften zu entwickeln und sie in unserer Kindheit sowie als Eltern anzuwenden. Wenn unsere Eltern diese positiven Eigenschaften nicht vorleben, hoffentlich werden sie durch unsere Interaktionen mit anderen bedeutenden Erwachsenen in unserem Leben, die empathisch, ermutigend und mitfühlend sind, etabliert.

Vicky und Arthur Taunton kontaktierten uns wegen ihres 10-jährigen Sohnes Barry. Vicky beschrieb sofort, wie Barry ihr nie zuhörte, dass er ständig seine 12-jährige Schwester Chloe provozierte und dann behauptete, Chloe hätte den Streit begonnen. Vicky behauptete: „Barry kann einen verrückt machen, er übernimmt nie Verantwortung für das, was er tut, er gibt immer anderen die Schuld." Arthur versuchte, seine Frau zu unterstützen, bot jedoch eine andere Perspektive an. Er fand, dass Barry nicht so oppositionell war, wie seine Frau beschrieb, und fügte hinzu, dass Vicky schnell dazu neigte, Barry zu kritisieren, während sie immer auf Chloes Seite stand.

Arthurs Beurteilung löste Vickys Wut aus. „Ich habe das Gefühl, dass ich die Rolle des Disziplinierers, des *bösen Elternteils* in der Familie übernehmen muss, weil Arthur es nicht tut. Es mag so aussehen, als ob ich auf Chloes Seite stehe, aber das liegt daran, dass sie sich nicht so negativ verhält wie Barry. Es ist einfacher, mit ihr zusammen zu sein. Sie ist kooperativer."

Arthur antwortete auf empathische Weise, während er seine Frau ansah: „Ich weiß, dass du so fühlst und dass die Dinge zwischen dir und Barry nicht reibungslos verlaufen sind, aber ich denke, du scheinst oft viel verständnisvoller für Chloe zu sein. Es gab Zeiten, in denen offensichtlich war, dass Chloe Barry provoziert hat, aber du schreist Barry an und sagst ihm, er soll aufhören."

Vicky antwortete: „Aber ich denke, es ist offensichtlich, dass Barry derjenige ist, der ständig Chloe und mich provoziert."

Als das Gespräch weiterging, stellten wir eine Frage, die wir oft Eltern stellen, wer, wenn überhaupt, erinnert sie am meisten an Barry. Wir erklärten, dass unsere Erfahrung zeigt, dass Eltern oft auf ihre Kinder reagieren, basierend auf den Ähnlichkeiten, die sie mit einer anderen Person in ihrem Leben haben. Vicky und Arthur waren von der Frage fasziniert, konnten aber keine sofortige Antwort geben. Wir hätten nicht vorhersagen können, wie diese spezielle Frage als Wendepunkt in unserer Arbeit mit beiden dienen würde.

Ein paar Wochen später berichtete Vicky: „Ich habe Arthur gesagt, dass ich einen *Aha*-Moment hatte. Ich konnte nicht aufhören, darüber nachzudenken, ob Barry mich an jemanden erinnert, und dann wurde es mir plötzlich klar. Es hätte mir wahrscheinlich viel früher klar werden sollen, da es jetzt so offensichtlich erscheint. Es könnte erklären, warum ich so viele Kämpfe mit Barry hatte und mir nicht die Zeit genommen habe, empathischer und verständnisvoller mit ihm zu sein."

Wir sagten: „Das ist ein klarer Kommentar. Also, an wen erinnert dich Barry?"

Vicky sagte: „Mein Bruder Skip, der zwei Jahre älter ist als ich." Sie erzählte dann, dass sie als Erwachsene eine höfliche, aber nicht übermäßig enge Beziehung haben, als Kinder hat er sie jedoch ständig verbal gemobbt und mit ihren Gefühlen gespielt. „Er sagte mir, ich sei dick, dass niemand mich mochte, dass er lieber einen Bruder als eine Schwester hätte. Er ließ wirklich nicht locker und er konnte sehr verletzend sein. Das Problem war, dass ich immer das Gefühl hatte, meine Eltern bevorzugten ihn, vielleicht weil er ein Junge war. Wenn ich zu ihnen um Hilfe kam, sagten sie mir, dass alle Geschwister streiten, dass sie jeweils mit ihren Geschwistern gestritten haben und dass ich lernen müsste, nicht so dünnhäutig zu sein. Ich hatte das Gefühl, sie haben meine Gefühle immer minimiert und dass sie sich nicht um mich kümmerten."

Vicky sagte dies mit spürbar starken Emotionen. Sie fügte hinzu, dass die *Aha*-Erfahrung beinhaltete, dass es viele Erinnerungen an ihre Beziehung mit Skip weckte, wenn sie Chloe und Barry kämpfen sah, und sie wollte nicht, dass Chloe sich von Barry ungeschützt fühlte, so wie sie sich von Skip fühlte. „Obwohl ich wusste, dass Chloe oft ihre Kämpfe provozierte, fühlte ich, dass ich Barry sagen musste, dass er aufhören sollte, was er tat, genauso wie ich mir gewünscht hätte, dass meine Eltern Skip gesagt hätten, er solle aufhören, wenn er mich geärgert hat."

Was auch immer die Gründe für Vickys Eltern Mangel an Reaktion auf ihre Not waren, sie wuchs verletzt und verletzlich auf – Gefühle, die wieder entfacht wurden, als sie das Verhalten ihrer eigenen Kinder beobachtete. Vickys Wunsch sicherzustellen, dass Chloe sich geschützt fühlt, im Gegensatz zu ihrer eigenen Erfahrung als Kind, führte zu einer Verminderung der Empathie und des Mitgefühls gegenüber Barry. Bis sie ihren *Aha*-Moment hatte, war Vicky sich nicht bewusst, dass ihr Verhalten die gleichen negativen Gefühle in Barry hervorrief, die sie in ihrer Beziehung zu ihren Eltern erlebt hatte. Sobald sie die Kindheitskräfte erkannte, die ihr eigenes Elternverhalten beherrschten, konnte sie beginnen, die aktuellen negativen Skripte in positivere zu ändern, gefüllt mit größerem Mitgefühl und Empathie gegenüber ihrem Sohn.

Ein Missverständnis der Empathie In unseren klinischen Aktivitäten und Präsentationen hören wir weiterhin Eltern die folgende Meinung äußern: „Wenn ich zu empathisch bin, wird das die Disziplinierung meiner Kinder stören, sie werden mich ausnutzen." Wir erinnern Elterndaran, dass ihre Ausdrucksformen der Empathie und des Mitgefühls nicht als Beitrag zu einer Abdankung ihrer Verantwortung interpretiert werden sollten, Selbstdisziplin bei ihren Kindern zu fördern und zu versäumen, ihnen beizubringen, für ihr Verhalten verantwortlich und rechenschaftspflichtig zu sein.

Wir betonen auch, dass disziplinarische Praktiken am besten dienen, wenn sie frei von Einschüchterung und Demütigung sind. Wenn Eltern fragen: „Wie kann ich meine Kinder disziplinieren, sodass sie von mir lernen und offen dafür sind, ihr problematisches Verhalten zu ändern, anstatt dem, was ich zu sagen habe, zu widerstehen?", behaupten wir, dass Disziplin am effektivsten im Kontext von Empathie und einer positiven Beziehung ist.

Wir arbeiteten mit Thomas Dooley zusammen, der Probleme mit seinem siebenjährigen Sohn Evan hatte. Thomas griff dazu über, Evans Hintern als Reaktion auf dessen Gejammer zu versohlen, wenn er eine bestimmte Fernsehsendung nicht sehen durfte oder wenn Thomas ihm kein gewünschtes Spielzeug kaufen wollte. In dem Versuch, Thomas' Empathie zu fördern, schlugen wir vor, dass er sich in die Lage seines Sohnes versetzen sollte. Er entgegnete schnell: „Es ist mir egal, ob Evan eine bestimmte Show sehen will oder ein bestimmtes Spielzeug haben will, er muss lernen, dass er das nicht kann! Und er muss lernen, dass ich ihm einen Grund zum Jammern geben werde, wenn er jammert. Ich werde sicherstellen, dass er auf diese Weise lernt."

Thomas' Gebrauch von körperlicher Bestrafung, um das Gejammer seines Sohnes zu stoppen, löste das Problem nicht; wenn überhaupt, trug es zu dem Stress und der Spannung in ihrer Beziehung bei. Angesichts Thomas' starken Meinungen erkannten wir, dass wir Empathie in unserer Arbeit mit ihm vorleben mussten, wenn er einen anderen Ansatz mit Evan in Betracht ziehen sollte. Wir fragten ihn, was er hoffte, dass das Versohlen von Evan bewirken würde? Thomas antwortete: „Das Jammern zu stoppen. Ich weiß, er ist erst sieben, aber wenn er jammert, wirkt er noch jünger als das."

Thomas schien überrascht, als wir antworteten: „Wie Sie selbst, denken auch wir, dass es hilfreich ist, wenn Kinder ihrem tatsächlichen Alter entsprechend handeln, aber nach allem, was Sie uns erzählt haben, hat das Versohlen von Evan sein Verhalten nicht verändert, wenn überhaupt, scheint er mehr zu jammern. Wenn es in Ordnung ist, können wir einige Gedanken teilen, die wir über Methoden zur Disziplinierung von Evan haben, die zu den Veränderungen führen könnten, die Sie gerne sehen würden und, dürfen wir hinzufügen, Ihre Beziehung zu ihm verbessern könnten?"

Wir glauben, dass das Einbezogensein in die Erziehungsziele von Thomas und dies auf eine Weise, die als empathisch und nicht wertend empfunden wurde, ihm erlaubte, alternative Reaktionsweisen auf Evan in Betracht zu ziehen. Als ein Beispiel, als Evan anfing zu jammern, weil es ihm nicht erlaubt war, eine bestimmte Fernsehsendung zu sehen, die für einen Siebenjährigen als unangemessen angesehen wurde, unterließ Thomas es, seinen Sohn anzuschreien. Stattdessen sagte er mit einer ruhigen Haltung zu Evan: „Ich weiß, du möchtest die Show sehen, aber ich denke nicht, dass es eine Show für Kinder ist. Du kannst weiter jammern, aber das wird meine Meinung nicht ändern. Wenn du jedoch fernsehen möchtest, gibt es zwei andere Shows, die du auswählen kannst."

Ausgestattet mit einem neuen, empathischeren, weniger harten Ansatz für die Interaktion mit Evan verbesserte sich ihre Beziehung spürbar. Um ihre Beziehung noch weiter zu stärken, ermutigten wir Thomas, sich mit Evan an einer wohltätigen Aktivität zu beteiligen, und erklärten die Gründe dafür. Sie entschieden sich dafür, Geld für Evans T-ball-Team zu sammeln, indem sie zusammen bei einer Spendenaktion Cupcakes backten und verkauften. Thomas berichtete, wie reif Evan während dieser Aktivität war und wie angenehm es war, mit ihm zusammen zu sein.

Ein Wort der Vorsicht und Hoffnung

Wir verstehen, dass es, wenn wir verärgert, enttäuscht oder wütend sind, wie eine herkulische Aufgabe erscheinen mag, Mitfühlende Empathie für unsere Kinder zu modellieren. So wichtig wie Empathie und Mitgefühl zur Bereicherung unseres täglichen Lebens sind, sind sie nicht immer leicht zu erreichen. Zu unserer Frustration kommt hinzu, dass, sobald wir beginnen, diese Qualitäten zu zeigen, die herausfordernden Situationen, mit denen wir uns mit unseren Kindern konfrontiert sehen, wahrscheinlich nicht über Nacht gelöst werden. Das Ändern von negativen Denkweisen und Verhaltensweisen erfordert Geduld und Zeit. Dennoch kann unser Durchhaltevermögen bei der Minimierung von Negativität in unserer Einstellung und unseren Handlungen wichtige Vorteile sichern, einschließlich bereicherter Beziehungen zu unseren Kindern, die die Entwicklung von Mitfühlender Empathie ermutigen und fördern.

Kapitel 6
Simultane Intelligenz

Die neunjährige Maddie hatte gerade die dritte Klasse abgeschlossen. Im vorherigen Jahr wurde sie mit ADHS diagnostiziert und von ihrem Kinderarzt mit einem psychiatrischen Medikament behandelt. Obwohl ihre Eltern, Jack und Susan, sowie Maddies Lehrerin zustimmten, dass sich ihre Fähigkeit, still zu sitzen, fokussiert zu sein und sich zu konzentrieren, dramatisch verbessert hatte, hatte Maddie in der Schule weiterhin zu kämpfen. Am Ende der dritten Klasse äußerte Maddies Lehrerin ihre Bedenken gegenüber Jack und Susan. Obwohl Maddie in den ersten beiden Schuljahren leicht akademisches Wissen im Zusammenhang mit Lesen, Mathematik und Schreiben erwarb, hatte sie während der gesamten dritten Klasse zu kämpfen und hinkte in ihrer Erwerbung von Wissen und Fähigkeit, Anweisungen zu verstehen und zu befolgen, immer weiter hinterher.

Nicht überraschend war der erste Gedanke von Maddies Bildungsteam, einschließlich ihrer Lehrerin und Sonderpädagogin, dass die Schwierigkeiten, die sie erlebte, erheblich reduziert würden, wenn sie nur in der Lage wäre, sich zu konzentrieren, sich zu fokussieren und effizienter zu arbeiten. Leider war dies im Verlauf des dritten Schuljahres nicht der Fall. Wir trafen uns mit Maddies Eltern im Sommer zwischen der dritten und vierten Klasse, nachdem sie von einer örtlichen Sozialarbeiterin an uns verwiesen wurde. Maddies Kinderarzt befürchtete, dass ihre anhaltenden Kämpfe das Ergebnis von Angst sein könnten. Nach einem ersten Treffen mit Maddie schlug die Sozialarbeiterin vor, dass sie zu uns kommen sollten, um eine Bewertung vorzunehmen. In unserem ersten Treffen mit Maddies Eltern beschrieben sie sie als ein sehr angenehmes, glückliches Kind, solange sie nicht mit Schularbeiten beschäftigt war. Sie berichteten, dass Maddie schon als Säugling und Kleinkind ein leicht zu erziehendes Kind war, obwohl ihre Eltern bemerkten, dass sie nicht viel Zeit damit verbrachte, sich auf eine einzige Aufgabe zu konzentrieren. Tatsächlich brachten sie oft eine große Anzahl von Spielzeugen mit, wenn sie in der Öffentlichkeit waren, und wechselten oft zwischen Spielzeugen, um Maddies Interesse aufrechtzuerhalten.

Susan und Jack äußerten auch ihre Besorgnis, dass Maddie im Verlauf des dritten Schuljahres zunehmend desinteressiert daran war, Schularbeiten zu erledigen. Die Erledigung von Hausaufgaben, die in den vorherigen Schuljahren nicht eine Herausforderung waren, wurde ebenfalls zu einer zunehmend konfliktreichen Aufgabe. Maddie wehrte sich oft gegen die Fertigstellung von Hausaufgaben und beklagte sich häufig, dass sie die Arbeit nicht verstand. Ihre Eltern stellten fest, dass es oft so aussah, als könnte sie lesen, aber nicht verstehen, oder das Material, das sie las, logisch durchdenken. Sie äußerten die Befürchtung, dass dies auch bei Mathematik der Fall war. Maddie konnte einfache Berechnungen durchführen, hatte aber Schwierigkeiten mit Textaufgaben. Außerhalb der Schule genoss Maddie Tanz und Turnen. Sie hatte eine Reihe von Freunden und war eine hilfsbereite große Schwester für ihre beiden jüngeren Geschwister. Ihre Eltern beschrieben Maddie als ein „süßes, liebevolles Kind".

Wir trafen uns mit Maddie, um eine neuropsychologische Bewertung durchzuführen. Eine Möglichkeit, den Unterschied zwischen einer psychologischen, neuropsychologischen und pädagogischen Bewertung zu verstehen, besteht darin zu bedenken, dass sich eine pädagogische Bewertung speziell auf die Leistung konzentriert, was ein Kind im Verhältnis zum Lesen, zur Rechtschreibung, zum Schreiben und zur Mathematik gelernt hat. Eine psychologische Bewertung konzentriert sich oft ausschließlich darauf festzustellen, ob ein Kind die diagnostischen Kriterien für eine spezifische psychische oder Entwicklungsstörung erfährt oder erfüllt, wie ADHS, Angst, Depression oder eine Lernbehinderung. Eine neuropsychologische Bewertung konzentriert sich nicht so sehr auf Diagnosen oder Punktzahlen, sondern sucht nach einem Verständnis und einer Erklärung der zugrunde liegenden Schwächen, die zu den Problemen des Kindes führen. Dabei konzentrieren sich Neuropsychologen mehr auf den Prozess als auf das Produkt. Das Ziel ist es, die Gründe zu identifizieren, warum das Kind Schwierigkeiten hat, Emotionen zu bewältigen, konzentriert zu bleiben oder akademisches Wissen zu erwerben, und auf Prozessebene einzugreifen.

Wir haben mit Maddie eine neuropsychologische Bewertung abgeschlossen. In dieser Bewertung haben wir uns zunächst auf vier Arten von neuropsychologischen Prozessen konzentriert: Planung, Aufmerksamkeit, Sequenzierung und simultane Fähigkeit. Wir glauben, dass diese vier Fähigkeiten von entscheidender Bedeutung sind, wenn Kinder durch die Schule gehen. Unsere Tests ergaben, dass Maddie planen und Strategien entwerfen konnte. Sie konnte sich auf Details konzentrieren und mit Informationen in einer Sequenz arbeiten. Alle drei dieser Fähigkeiten sind Schlüsselkomponenten, die zum Erfolg beitragen, mit dem Kinder Wissen erwerben. Im Gegensatz zu den anderen drei Werten war Maddies simultane Fähigkeit, oder die Fähigkeit, abstrakt zu denken, jedoch deutlich unterdurchschnittlich und weit unter ihren anderen Werten. Wir stellten auch fest, dass Maddie eine durchschnittliche Sprachentwicklung und ein durchschnittliches Gedächtnis zeigte. Sie hatte die verschriebene Medikation kurz vor der Testung eingenommen. Wie nicht anders zu erwarten, war sie konzentriert und hat alle gestellten Aufgaben erledigt.

Interessanterweise stellten wir fest, als wir Maddies akademisches Wissen bewerteten, dass ihr Verständnis für Grundrechenarten, Wortangriff oder Lesedekodierung und Rechtschreibung alle im Durchschnittsbereich lagen. Im Gegensatz dazu wurde Maddies Leseverständnis als weit unterdurchschnittlich gemessen. Sie konnte lesen, hatte aber Schwierigkeiten, das Gelesene zu integrieren und zu verstehen. Dieses Wissen war notwendig, um Fragen zum Material zu beantworten. Dies war kein Sprachproblem, sondern spiegelte eine Schwäche in der Simultanen Intelligenz wider. Dieses Muster galt auch für Mathematik. Maddie verstand grundlegende mathematische Prozesse auf Klassenstufenniveau, hatte aber Schwierigkeiten, diese Prozesse effizient anzuwenden, wenn sie gebeten wurde, Textaufgaben zu lösen.

Wie wir in Kap. 2 kurz erklärten, leitet die Simultane Intelligenz unser praktisches Verständnis darin, wie Elemente eines Problems zu einer Lösung zusammenpassen. Simultane Intelligenz wird am besten als Fähigkeit definiert zu sehen, wie alle Teile zusammenpassen, wenn man Probleme löst. Sie erfordert logisches Denken und Nachdenken. Forschungen aus der ganzen Welt haben gezeigt, dass dieser Instinkt nicht an Kultur oder Erfahrung gebunden ist. Akademische Leistung wird oft am besten durch Möglichkeiten erklärt. Simultane Intelligenz hingegen wird nicht durch Kultur oder soziale Klasse definiert. Die aktuelle Konzeptualisierung von Intelligenz, wie sie in vielen öffentlichen Schulen definiert ist, beinhaltet nicht nur Denken, sondern auch Lesen und mathematische Leistung. Aus diesem Grund haben sich Intelligenztests, wie sie traditionell in Schulen verwendet werden, als gute Prädiktoren für grundlegende akademische Leistung erwiesen. Diese Tests haben traditionell Maßnahmen des Wortschatzes, Informationen und Verständnis umfasst, die sehr deutlich von Erfahrung abhängen. Leider hat dieser Schwerpunkt eine Voreingenommenheit geschaffen, die in unseren Schulen zu einer Überidentifikation von Minderheitenkindern oder Kindern in Armut als geistig behindert führt. Die Einschränkungen dieser Kinder sind eine Folge ihrer Umwelt, nicht ein Indikator für ihr Potenzial. Diese vier neuropsychologischen Fähigkeiten wurden bei gleichaltrigen Kindern, die in so unterschiedlichen Umgebungen wie dem australischen Hinterland, der Innenstadt oder wohlhabenden Vororten leben, unabhängig vom sozioökonomischen Niveau als gleich entwickelt gemessen.

Wir trafen uns mit Susan und Jack, um unsere Testergebnisse zu besprechen, und führten Sie in das Konzept der Simultanen Intelligenz ein. Wir finden dieses Konzept manchmal schwer zu verstehen. Wenn wir mit Eltern sprechen, beginnen wir mit diesen zwei Beispielen:

1. Ich gebe Ihnen eine definierte Zahlenfolge wie 2, 4, 6, 8, 10; diese sehr vorhersehbare Sequenz erfordert sehr begrenztes logisches Denken oder Simultane Intelligenz. Man muss nur 10 kennen, um 12 vorherzusagen. Wenn wir Ihnen jedoch diese Sequenz geben: 1, 3, 6, 10, 15, das Wissen um 15 oder sogar 10 und 15 reicht nicht aus, um die nächste Zahl in dieser Sequenz genau zu identifizieren. Dazu benötigt man Simultane Intelligenz. Das heißt, man muss gleichzeitig die Beziehung jeder Zahl zu jeder nächsten Zahl schätzen, um zu

verstehen, dass der Abstand zwischen jeder Zahlenreihe um 1 zunimmt. Die nächste Zahl in dieser Sequenz ist 21!
2. Das zweite Beispiel, das wir Susan und Jack anboten, verlangte von ihnen, einen Tiernamen zu erraten, basierend auf den zehn Fakten, die wir zur Verfügung stellten. Wir erklärten: Wenn wir diese zehn Fakten über ein Tier präsentieren, aber Sie zufällig drei auswählen, wählen Sie vielleicht ein Tier aus, das zu den drei passt, aber nicht zu den restlichen sieben. Effektive Simultane Intelligenz erfordert, dass Sie sich die Zeit nehmen, alle verfügbaren Informationen zu verstehen, darüber nachzudenken, sie durchzudenken und zu integrieren, wenn Sie vor der Lösung eines Problems stehen. Susan und Jack wiesen dann darauf hin, dass Maddie Schwierigkeiten hatte, benötigte Informationen zu sammeln, als sie einen Buchbericht schrieb. Sie wählte normalerweise ein oder zwei Fakten aus dem Buch als ihren Bericht und schien überfordert, wenn sie aufgefordert wurde, mehr Informationen einzubeziehen und zu integrieren.

Wir fragten sie, ob sie jemals zwanzig Fragen mit Maddie gespielt hatten. Tatsächlich hatten sie das. Jack lachte: „Wenn wir etwas im Raum auswählen, damit sie es errät, fängt sie immer an, ein Objekt auszuwählen. Wenn wir ihr sagen, dass es das nicht ist, fährt sie einfach fort, weitere Objekte aufzulisten." Als wir dann Jack fragten, ob er Maddie jemals eine andere Strategie angeboten hatte, antwortete er: „Tatsächlich habe ich versucht, ihr beizubringen, wie man zwanzig Fragen spielt, immer und immer wieder, aber sie scheint einfach nicht zu verstehen, wie man gleichzeitig denkt, wie Sie gerade sagten. Sie entscheidet sich dafür, zufällige Fakten, in diesem Fall Objekte im Raum, auszuwählen, in der Hoffnung, richtig zu raten."

Als wir weiter erklärten, wie wir Simultane Intelligenz messen, begannen Susan und Jack, andere Situationen zu beschreiben, in denen Maddie Schwierigkeiten hatte, alle Fakten einer Aufgabe zu berücksichtigen und zu integrieren, während sie versuchte, die gestellten Fragen zu beantworten.

Susan wies darauf hin: „Wenn Maddie lesen und Fragen beantworten muss, ist sie großartig, wenn die Fragen mit dem Namen einer Person, wo sie lebte oder was sie tat, zu tun haben. Aber wenn die Frage nach dem Warum gestellt wird, scheint Maddie es nie herausfinden zu können."

Wir werden gleich auf Maddie zurückkommen.

Warum denken wir?

Georgie, ein Teenager, mit dem wir gearbeitet haben, sagte uns eines Tages: „Das Leben wäre viel einfacher, wenn ich ein Hund wäre." Als wir Georgie befragten, antwortete er: „Ich weiß, dass mein Hund denken kann, aber nicht sehr viel. Das Leben wäre viel besser, wenn wir einfach Dinge tun und nicht so viel darüber nachdenken müssten." Wir lächelten, aber bevor wir antworten konnten, fuhr er fort: „Aber dann würden wir uns wahrscheinlich in viele Schwierigkeiten bringen!" Wie recht er hat!

Warum haben wir die Fähigkeit entwickelt, gleichzeitig oder kritisch zu denken, um Probleme zu lösen? Hilft unser Denken uns, bessere Entscheidungen zu treffen? Die offensichtliche Antwort ist Ja. Simultane Intelligenz spiegelt die Fähigkeit wider, manchmal scheinbar unverbundene Informationsstücke zu Informationen in eine einzige Gruppe oder Ganzes zu kombinieren, um besser zu verstehen, zu interpretieren und Probleme zu lösen. Dies erleichtert das Verständnis der Beziehungen zwischen und unter getrennten Variablen und ihrer Beziehung zu dem Problem, das es zu lösen gilt. Simultane Intelligenz ist für jeden Aspekt des Lebens entscheidend. Tatsächlich würden wir argumentieren, dass je komplexer eine Gesellschaft ist, desto wichtiger und vielfältiger muss die Simultane Intelligenz sein.

Einer der Väter der Neuropsychologie, Dr. A. R. Lurija, schlug zuerst das Konzept der simultanen Fähigkeit als grundlegenden Kern der Intelligenz in seiner bahnbrechenden Arbeit *Das arbeitende Gehirn* im Jahr 1973 vor, nach dem Studium von Individuen mit Gehirnverletzung. Im Jahr 2017 argumentierten jedoch die Wissenschaftler Dres. Hugo Mercier und Dan Sperber: Wenn Simultane Intelligenz (auch bezeichnet als Denken) uns menschlich macht und die Quelle unseres Wissens, Weisheit und höherer Funktionen ist, warum hat es sich dann nicht bei anderen Tieren weiterentwickelt? Und wenn es wirklich vorteilhaft ist, warum hilft es uns nicht allen, die beste Entscheidung die meiste Zeit zu treffen? Dres. Mercier und Sperber schlagen vor, dass Simultane Intelligenz nicht ausschließlich eine Fähigkeit ist, die dazu dient, bessere Entscheidungen zu treffen oder Probleme zu lösen. Sie findet eine zusätzliche Verwendung in der Rechtfertigung unserer Überzeugungen und Handlungen gegenüber anderen, indem sie sie durch stichhaltige Argumente überzeugt. Denken, argumentieren sie, „trägt zur Effektivität und Zuverlässigkeit der Kommunikation bei, indem es den Kommunikatoren ermöglicht, für ihre Behauptungen zu argumentieren, und den Adressaten ermöglicht, diese Argumente zu bewerten. Es erhöht sowohl in Quantität als auch in epistemischer Qualität die Informationen, die wir miteinander teilen können."

Dres. Mercier und Sperber argumentieren, dass es für eine zuverlässige Kommunikation eine Möglichkeit geben muss, die Wahrheit dessen zu vermitteln, was sie sagen, und auch die Wahrheit dessen zu beurteilen, was andere ihnen sagen. Sicherlich ist ein Mechanismus, der sich entwickelt hat, um uns dies erfolgreich zu ermöglichen, unsere Fähigkeit zu bestimmen, wann jemand lügt. Das Beurteilen der Kommunikation anderer ist jedoch nicht so einfach wie das Unterscheiden zwischen Wahrheit und Lügen. Wenn wir mit unterschiedlichen Meinungen konfrontiert sind, müssen wir ein Mittel haben, um zu entscheiden, welche von ihnen wir glauben und folgen sollen. Dres. Mercier und Sperber weisen darauf hin, dass wir unsere Denkfähigkeit manchmal erfolglos, manchmal erfolgreich nutzen, um diesen Prozess zu durchlaufen. Auf strategische Weise ermöglicht uns dies, die Ablehnung unserer Überzeugungen, Meinungen und Handlungen durch andere zu antizipieren. Dies erleichtert unsere Fähigkeit, Gegenargumente gegen potenzielle Ablehnung zu erstellen, was manchmal als motiviertes Denken bezeichnet wird.

Was ermöglicht es uns also, den Prozess zu beginnen, offen für die Sichtweise einer anderen Person zu sein, anstatt weiterhin Gegenargumente ad infinitum zu erstellen? Wenn wir und andere nur mit Gegenargumenten fortfahren, wie kommen wir dann jemals zu einem Konsens und kooperativen Handeln? Empathie, Altruismus, Fairness und Verantwortung spielen eine entscheidende Rolle im Prozess des Kompromisses. Tatsächlich könnte das Bedürfnis, unsere feste Überzeugung voranzutreiben, dass unsere Wahl oder Meinung korrekt ist, teilweise die Evolution dieser Instinkte angetrieben haben. In solchen Fällen besteht Ihre erste Motivation darin, andere davon zu überzeugen, wofür auch immer Sie argumentieren. So versucht ein siebenjähriges Kind, Sie davon zu überzeugen, dass es seine Schlafenszeit hinauszögern darf, indem es Gründe anbietet, von denen es glaubt, dass sie zu einer Verlängerung der Schlafenszeit führen werden. Siebenjährige haben jedoch eine begrenzte emotionale Regulation und unreife Urteilsfähigkeit. Daher erscheinen Ihnen ihre Argumente oft schwach und nicht überzeugend. Ihr Scheitern, Sie zu überzeugen, kann dann zu einer übermäßigen Emotion führen. Dieser Prozess, wie von Dres. Mercier und Sperber beschrieben, hilft uns zu verstehen, warum Kinder so viel Zeit damit verbringen, für ihre Anfragen, Positionen, Entscheidungen und Aktivitäten zu argumentieren, auch nachdem es für uns offensichtlich ist, dass ihre Argumente „auf taube Ohren stoßen".

Was gibt es Besseres, um Ihren Fall zu machen und diesen Prozess sowohl intern als auch mit anderen zu führen als mit Sprache. Sprache ist das Fenster in den Geist, erläutert Autor Steven Pinker. Die Entwicklung der Sprache bei Homo sapiens ist wahrscheinlich der Hauptgrund, warum wir erfolgreich evolvierten, während andere Hominidenarten scheiterten. Neurowissenschaftlerin Silvia Bunge äußert sich folgendermaßen: „Es ist nicht nur so, dass wir Menschen die Sprache zur Verfügung haben, wir haben auch die Fähigkeit, mehrere Teile von Informationen auf eine Weise zu vergleichen und zu integrieren, die andere Primaten nicht haben."

Können wir Kindern Strategien beibringen, um die Simultane Intelligenz zu verbessern?

Sie könnten sich fragen, ob Kinder Simultane Intelligenz von selbst entwickeln können. Schließlich haben viele kluge Menschen es geschafft, logisch zu denken, ohne formale Anleitung. Allerdings fördern mehr definierte Erfahrungen das Wachstum der Simultanen Intelligenz. Als Beispiel ist es ein guter erster Schritt, wenn Kinder die Möglichkeit haben, ihre Ideen mit anderen zu diskutieren. Darüber hinaus zeigen Studien, dass Kinder effektivere Lerner werden, wenn wir ihnen beibringen, wie sie Probleme lösen. Forschungen legen nahe, dass das explizite Lehren von Strategien für Kinder zur Verbesserung der Simultanen Intelligenz sie zu besseren Problemlösern und effektiven unabhängigen Lernern macht und sogar zu einer Verbesserung ihrer Kreativität führt. Tatsächlich ist der beste Weg, diese

Art des Denkens zu fördern, diese Strategien zu lehren und zu modellieren. Genau aus diesem Grund schlagen wir vor, dass Simultane Intelligenz instinktiv ist. Um sich optimal zu entwickeln, müssen die Gene, die diesen Instinkt fördern, durch Erfahrung genährt werden. Studien zeigen, dass Kinder aller Altersgruppen bessere Problemlöser werden, wenn wir ihnen beibringen, Kategorien zu erstellen und Gegenstände zu klassifizieren, relevante Informationen zu identifizieren, gültige deduktive Argumente zu konstruieren und zu erkennen, allgemeine Denkfehler zu erkennen und zwischen Beweisen und Interpretationen von Beweisen zu unterscheiden.

Einige könnten fragen, ob das Lehren solcher Strategien die Kreativität und das Denken einschränken würde. Wir stimmen dieser Idee nicht zu. Bei Simultaner Intelligenz geht es darum, flexibel zu denken und offen zu bleiben. Wissenschaftler Robert DeHaan argumentiert, dass effektives kritisches Denken der Schlüssel zur kreativen Problemlösung ist. In den nächsten Absätzen werden wir drei Studien unter vielen zusammenfassen, die überzeugende wissenschaftliche Beweise für die strategische Anleitung zur Verbesserung der Simultanen Intelligenz liefern.

Im Jahr 1986 gab der Psychologe Dr. Richard Herrnstein und seine Kollegen über 400 Siebtklässlern eine explizite Anleitung im kritischen Denken – ein Programm, das Hypothesentests, Grundlogik, die Bewertung komplexer Argumente, Erfindungsreichtum, Entscheidungsfindung und andere Themen umfasste. Aus unserer Sicht definieren diese Strategien eine solide Grundlage für effektive Simultane Intelligenz. Nach 60 45-minütigen Lektionen wurden diese Kinder auf eine Vielzahl von Aufgaben getestet. Das Projekt war bemerkenswert effektiv. Im Vergleich zu Schülern in einer Kontrollgruppe machten die Kinder, die kritische Denkstunden erhielten, erhebliche und statistisch signifikante Verbesserungen im Sprachverständnis, im erfinderischen Denken und sogar in den IQ-Werten!

In einer weiteren experimentellen Studie testeten Forscher Dr. Anat Zohar und Kollegen die analytischen Fähigkeiten von 678 Siebtklässlern. Dann wurden einige Schüler zufällig ausgewählt, um kritische Denkstunden als Teil ihres Biologieunterrichts zu erhalten. Die Schüler in der experimentellen Gruppe wurden ausdrücklich darauf trainiert, logische Fehlschlüsse zu erkennen, Argumente zu analysieren, Hypothesen zu testen und Beweise von der Interpretation von Beweisen zu unterscheiden. Die Schüler in einer Kontrollgruppe wurden mit dem gleichen Lehrbuch in Biologie unterrichtet, erhielten jedoch keine spezielle Schulung im kritischen Denken. Am Ende des Programms wurden die Schüler erneut getestet. Schüler mit kritischem Denktraining zeigten größere Verbesserungen in ihren analytischen Fähigkeiten, und das nicht nur bei Biologieproblemen. Die Kinder, die im kritischen Denken ausgebildet wurden, lösten auch alltägliche Probleme besser.

Schließlich analysierten der Forscher und Pädagoge Dr. Philip Abrami und Kollegen 117 Studien über das Unterrichten von kritischem Denken. Der Lehransatz mit der stärksten empirischen Unterstützung war die *explizite Anweisung* – d. h. Kindern spezifische Wege zum Denken und Lösen von Problemen beizubringen. In Studien, in denen Lehrer die Schüler aufforderten, Probleme zu lösen, *ohne* ihnen explizite Anweisungen zu geben, erlebten die Schüler kaum Verbesserungen.

Leider gibt es nicht eine bestimmte Strategie, um Kinder zu fördern und ihnen Möglichkeiten zur Verbesserung der Simultanen Intelligenz bereitzustellen. Unsere Rolle als Eltern und Pädagogen kann manchmal so einfach sein wie das Stellen von offenen Fragen zur Leitung des Denkprozesses. In anderen Fällen können wir Kinder experimentieren lassen und ihre Theorien darüber verfeinern, was Dinge geschehen lässt. Die Psychologin Gwen Dewar bietet einige praktische Tipps, die wir vorstellen und erweitern:

Früh anfangen Kleine Kinder sind vielleicht noch nicht bereit für Unterrichtsstunden in formaler Logik. Aber sie können gelehrt werden zu erklären, wie sie ein Problem gelöst haben. Sie können auch gelehrt werden, die Gründe anderer zu bewerten. Eine unserer liebsten humorvollen Interaktionen fand vor vielen Jahren mit dem sechsjährigen Jeffrey statt. Jeffrey war extrem intelligent und sehr impulsiv. Im Rahmen unserer ersten Bewertung fragten wir Jeffrey, welchen Beruf er als Erwachsener gerne ausüben würde. Der folgende Austausch fand statt:

„Ich möchte in der Marine sein."

„Warum möchtest du in der Marine sein?", fragten wir.

„Weil man in der Marine", antwortete Jeffrey, „auf großen Schiffen herumsegeln darf."

Wir konnten nicht anders, als zu fragen: „Was machst du auf diesen großen Schiffen?", in der Erwartung, dass Jeffrey etwas über Kanonen, U-Boote oder Torpedos sagen würde.

Stattdessen antwortete Jeffrey, ohne zu zögern: „Man segelt herum und isst Mittagessen!"

Für Jeffrey war das Leben in der Marine wie eine Urlaubskreuzfahrt! Seine Eltern erzählten uns später, dass er im Vorjahr mit seiner Familie auf einer solchen Kreuzfahrt gewesen war. Jeffreys Erfahrungen auf dem Kreuzfahrtschiff führten ihn zu der begrenzten Schlussfolgerung, wie das Leben auf allen Schiffen, einschließlich der Marine, sein würde. Bei einem späteren Besuch hatten wir ein Gespräch mit Jeffrey darüber, wie die Marine gleich und doch anders sein könnte als ein Kreuzfahrturlaub, und halfen ihm, Simultane Intelligenz anzuwenden. Wir fragten Jeffrey erneut, warum er die Marine mochte?

Er erinnerte uns, ohne zu zögern: „Ich mag große Schiffe."

„Gibt es verschiedene Arten von großen Schiffen?", fragten wir.

„Nein, sie sind entweder groß oder klein, ich möchte nicht auf einem kleinen Schiff fahren."

Vor unserem Treffen hatten wir ein Bilderbuch über Schiffe aus der Bibliothek ausgeliehen. Wir begannen, die Seiten mit Jeffrey durchzublättern. Nicht unerwartet war er sehr interessiert. „Schau Jeffrey, es gibt viele große Schiffe, die *verschiedene* Aufgaben erfüllen."

Unser Kommentar erregte die Aufmerksamkeit von Jeffrey, als er auf einen großen Öltanker zeigte. „Welche Aufgabe hat der?", fragte er.

Es folgte eine fünfzehnminütige Diskussion über die Eigenschaften und vielfältigen Zwecke von *großen Schiffen*.

Als wir uns Jeffreys Mutter in unserem Wartezimmer wieder anschlossen, rief er laut für alle hörbar aus: „Mama, wusstest du, dass es alle Arten von großen Schiffen gibt und man auf allen von ihnen Mittagessen kann und herumsegeln, aber sie sind nicht alle gleich!"

Vermeiden Sie Predigten Wenn wir Kindern sagen, dass sie Dinge auf eine bestimmte Weise tun sollen, sollten wir einen Grund liefern, der über ein einfaches „Weil ich es so sage" oder „Weil ich der Elternteil bin" hinausgeht. Der Psychologe Adam Grant hat aktuelle Forschungen zusammengetragen und kam zu zwei bemerkenswerten Schlussfolgerungen: Vorbildliches Verhalten lehrt Selbstlosigkeit bei Kindern, aber Ihren Kindern Predigten über Großzügigkeit nach Ihrem großartigen Vorbildverhalten zu halten, macht sie tatsächlich weniger großzügig! Unser Modell für effektive Kommunikation lautet: Zuhören, Lernen, Beeinflussen. Wir bitten Eltern und Erzieher, ihre Kommunikation mit Kindern zu leiten, indem sie sich folgende Fragen stellen:

„Vermitteln und lehren meine Botschaften Respekt?"
„Fördere ich realistische Erwartungen?"
„Bin ich ein Vorbild für Mitfühlende Empathie?"
„Setze ich Grenzen auf eine Weise, die den Kindern hilft zu lernen, anstatt mich zu verachten?"
„Höre ich zu und bestätige ich, was Kinder mir sagen?"
„Wissen Kinder, dass ich ihre Beiträge schätze?"
„Helfe ich Kindern, Fehler zu akzeptieren und daraus zu lernen?"
„Bin ich in der Lage, meine Fehler zuzugeben?"

Die Antworten auf diese Fragen sollten dazu dienen, Ihre Gespräche mit Kindern in allen Situationen zu leiten. Wie uns ein scharfsinniger, aber sarkastischer Teenager einmal sagte: „Ich wünschte, meine Mutter könnte sich selbst zuhören, wenn sie mir Vorträge hält, aber ich glaube, ihr Innenohr funktioniert nicht."

Ermutigen Sie Kinder, Fragen zu stellen Eltern und Lehrer müssen die Neugier bei Kindern fördern. Wenn eine Begründung für ein Kind keinen Sinn ergibt, sollte es ermutigt werden, einen Einwand oder eine Herausforderung zu äußern. Seitdem unsere Kinder ein Gespräch führen konnten, haben wir mit ihnen *Das wirklich große Fragenspiel* gespielt. Wir stellten Fragen, die für das Alter unserer Kinder geeignet waren und für die es keine wissenschaftlich vereinbarten Antworten gab, wie: „Wo endet das Universum?", „Warum gibt es im Weltraum keine Luft?" oder „Warum behalten einige Bäume ihre Blätter im Winter und andere nicht?" Manchmal stellten wir Fragen, die spezifische Antworten hatten, wie: „Warum ist es in einigen Teilen der Erde wärmer?" oder „Warum trocknet Farbe?" Keine vernünftigen Themen waren tabu. Es wurden auch keine Preise vergeben. Wenn wir uns bei einer Antwort nicht sicher waren, haben wir sie nachgeschlagen oder jetzt googeln wir sie. Kürzlich während eines solchen Spiels mit einem unserer Enkelkinder fragten wir: „Essen Eskimos Eis und wenn ja, wie stellen sie es her?" Unser siebenjähriges Enkelkind antwortete, sie äßen Eis und stellten es im

Schnee her. Bevor wir antworten konnten, nahm er unser Handy und googelte es! „Schau Opa, so machen sie es." *Googeln* hat unserem Spiel eine ganz neue Dimension hinzugefügt!

Bitten Sie Kinder, alternative Erklärungen und Lösungen in Betracht zu ziehen Es ist schön, beim ersten Mal die richtige Antwort zu finden. Aber viele Probleme ergeben mehr als eine Lösung und erste Wahlmöglichkeiten sind nicht immer effektiv oder die besten. Wenn Kinder mehrere Lösungen in Betracht ziehen, können sie flexibler im Denken werden. In unserem ersten Buch *Raising Resilient Children* schlugen wir vor, dass die Fähigkeit, erfolgreich Probleme zu lösen, mit allen Merkmalen einer resilienten Einstellung verbunden ist. Wenn Kinder Schwierigkeiten haben, über Probleme auf verschiedene Weisen oder aus verschiedenen Perspektiven nachzudenken, können sie in ihren Gedanken und Handlungen impulsiv, gleichgültig oder starr erscheinen. Oft versäumen wir es zu schätzen, dass diese Kinder ihr Bestes geben angesichts ihrer Kämpfe mit Problemlösungen, und wir beschreiben sie in negativer Weise.

Es gibt effektive Strategien, die angewendet werden können, wenn wir Kindern beibringen, Probleme zu lösen. Zum Beispiel bitten wir immer um zwei Backup-Lösungen oder -Strategien, falls unsere erste Wahl scheitert. Wir bitten Kinder, nicht nur die potenziellen Vorteile ihrer Wahl zu berücksichtigen, sondern auch die Herausforderungen oder Nachteile. Wir sind nicht mehr überrascht, wenn fünf- bis achtjährige Kinder, weil sie in Schwarz-Weiß-Begriffen denken, es als Herausforderung empfinden, etwas anderes als die erste Lösung, die sie anbieten, in Betracht zu ziehen. Dieses Problem wirkt sich auch auf ältere Jugendliche aus. Billy war ein sehr impulsiver dreizehnjähriger Teenager, mit dem wir vor vielen Jahren gearbeitet haben. Er folgte gewissenhaft unserer Strategie, immer zwei Backup-Pläne zu haben, bevor man mit dem gewählten Plan beginnt, den man für den besten hält. Leider führten bei Billy seine Herausforderungen mit der Impulskontrolle dazu, dass er die Wahl traf, die er für die beste hielt, ohne viel Zeit zum Nachdenken. Das folgende Ereignis veranschaulicht diesen Punkt. Billy erklärte, dass sein Fußball versehentlich auf das Dach gekickt wurde und obwohl dies schon einmal passiert war und der Ball normalerweise herunterrollte, blieb der Ball diesmal in der Regenrinne stecken.

Billy erklärte: „Also, ich dachte an drei Möglichkeiten, den Ball herunterzuholen. Ich könnte eine Leiter holen, aber wir haben keine Leiter. Ich könnte versuchen, auf den Schultern meines Bruders zu stehen, aber er ist nicht sehr stark. Ich könnte den Schlüssel für unser Wohnmobil holen, das in der Einfahrt geparkt ist, den Motor starten und sehr langsam näher an die Seite des Hauses fahren. Dann könnte ich die Leiter an der Seite des Wohnmobils hochklettern und den Ball holen. Das ist die Strategie, die ich gewählt habe, weil ich wusste, wo der Schlüssel im Flurschrank hing."

Bevor wir antworten konnten, fuhr Billy fort: „Ich habe wirklich darüber nachgedacht. Ich weiß, wie Papa das Wohnmobil aus der Einfahrt zurücksetzt, und ich dachte wirklich, ich könnte es schaffen."

Wir erfuhren bald, dass Billy tatsächlich das Wohnmobil bewegt hatte, aber zu nahe am Haus, wodurch die Regenrinne zerdrückt wurde und ein noch größeres Problem entstand! Dieses Ereignis führte zu einer Diskussion mit Billy über Möglichkeiten, die verschiedenen potenziellen Kosten und Herausforderungen verschiedener Lösungen zu berücksichtigen.

Helfen Sie Kindern, Bedeutungen zu klären Kinder sollten üben, ihre Ideen und Erfahrungen in ihre eigenen Worte zu fassen, während sie die Bedeutung beibehalten. Sie sollten ermutigt werden, Erklärungen zu liefern und bedeutungsvolle Unterschiede zwischen den Gründen für ihre Entscheidungen zu machen. Um Kindern bei der Entwicklung dieser Fähigkeit zu helfen, sollten Sie Folgendes in Betracht ziehen:

1. Stellen Sie nichtdirektive Fragen, die wer, was, wo, wann oder warum verwenden, zum Beispiel: „Ich bin mir nicht ganz sicher, was du sagst" oder „Als du sagtest … was meintest du damit?"
2. Bitten Sie um Wiederholung, insbesondere wenn Sie sich über die Ursache-Wirkungs-Erklärung des Kindes nicht im Klaren sind.
3. Fassen Sie zusammen, was Sie das Kind sagen gehört haben und suchen Sie Feedback, zum Beispiel: „Meintest du das …?"

Sprechen Sie über Voreingenommenheiten Kinder müssen verstehen, wie ihre Gefühle, Überzeugungen und Erfahrungen ihre Entscheidungen beeinflussen. Die Art und Weise, wie wir auf unsere Gefühle, Überzeugungen und Erfahrungen reagieren und sie interpretieren, hat einen großen Einfluss auf unsere Entscheidungen und unser Verhalten. Wenn wir dieses Thema mit Eltern besprechen, weisen wir oft darauf hin, dass ich Sie *vorsichtig* nennen kann, oder ich kann Sie *langsam* in Reaktion auf das gleiche Verhalten nennen. Ersteres impliziert meine positive Sicht, Letzteres meine negative oder kritische Sicht. Als Empfänger meines Kommentars werden Sie sehr unterschiedlich reagieren, je nachdem, was ich sage, und ich werde sehr unterschiedlich handeln. Manchmal muss sogar ein vorsichtiger Arbeiter beschleunigen!

Glaube ist ein wertvoller Verbündeter in Abwesenheit von Fakten. Leider halten Menschen oft an ihren Überzeugungen fest, selbst wenn Fakten das Gegenteil beweisen. Wie wir geschrieben haben, ist dies angesichts der Rolle, die die Simultane Intelligenz bei der Verteidigung unserer Entscheidungen spielt, nicht unerwartet. Kinder müssen lernen, die Anwendung ihrer Simultanen Intelligenz zu leiten, wenn Fakten vorhanden sind, und sorgfältig alternative Handlungen in Betracht ziehen. Emotionale Entwicklung ist ein komplexer Prozess, der in der Kindheit beginnt und bis ins Erwachsenenalter andauert. In diesem Prozess spielen Eltern eine zentrale Rolle in dem, was sie tun und sagen. In Ihren alltäglichen Interaktionen mit Kindern müssen Sie konsequent und häufig helfen, Kindern zu lehren, was Gefühle und Emotionen sind, zu verstehen, wie und warum sie auftreten, ihre Gefühle und die der anderen genau zu erkennen und effektive Wege zu entwickeln, sie zu bewältigen. Wir müssen Kindern auch helfen zu verstehen, wie ihre Emotionen und Erfahrungen zur Schaffung von bestimmten Voreingenommenheiten und Überzeugungen beitragen, die genau oder nicht genau sein können.

Beschränken Sie kritisches Denken nicht nur auf rein faktische oder akademische Angelegenheiten Ermutigen Sie Kinder, über ethische, moralische und politische Fragen nachzudenken. Stephen Kramer und seine Gruppe bei Bright Horizons weisen auf eine Reihe von Übungen hin, um die kritische Denkfähigkeit zu verbessern, die uns sinnvoll erscheinen. Hier sind einige ihrer Tipps und Ideen:

Bieten Sie Möglichkeiten zum Spielen Das informelle Testen, wie Dinge funktionieren, ist entscheidend für die Entwicklung des kritischen Denkens. Es ist während des Spielens, dass Kinder Ursache und Wirkung erforschen. Was passiert, wenn ich einen Löffel immer wieder von einem Hochstuhltablett fallen lasse oder zwei Murmeln gleichzeitig eine Rutsche hinunterrolle? Wie kann ich den Block auf der Spitze dieses Turms ausbalancieren? Indem Sie Innen- und Außenraum zum Spielen sowie Zeit für Rollenspiele zur Verfügung stellen, bieten Sie offene Möglichkeiten für Ihr Kind, etwas auszuprobieren und die Reaktion zu sehen; und dann etwas anderes auszuprobieren und zu sehen, ob es eine andere Reaktion hervorrufen kann. Diese praktischen Erfahrungen bilden eine wesentliche Grundlage für späteres abstraktes kritisches Denken.

Pause und warten Einem Kind ausreichend Zeit zum Nachdenken, zur Aufgabenerfüllung oder zur Erzeugung einer Antwort zu geben, ist entscheidend, aber nicht unbedingt einfach zu tun. Versuchen Sie, (still) bis 60 zu zählen, während Ihr Kind nachdenkt, bevor Sie eingreifen oder sprechen. Dies gibt Ihrem Kind die Möglichkeit, über ihre Antwort nachzudenken und sie vielleicht zu verfeinern, anstatt mit ihrer allerersten Bauchreaktion zu antworten.

Greifen Sie nicht sofort ein Beobachten Sie stattdessen, was Ihr Kind tut, bevor Sie eingreifen. So herausfordernd es auch sein mag, vermeiden Sie es, die Aufgabe für Ihr Kind zu erledigen oder zu vervollständigen. Für sehr junge Kinder fördert das geduldige Anpassen und Manövrieren, um ein Spielzeug auf eigene Faust zu greifen, kontinuierliches Problemlösen und entwickelt effektive exekutive Funktionen.

Für ältere Kinder, stellen Sie Fragen des kritischen Denkens wie: „Was passiert?", „Warum ist es wichtig?" oder „Wie weißt du das?" Geben Sie genügend Informationen, damit Kinder nicht frustriert werden, aber nicht so viel, dass Sie das Problem für sie lösen. Kurz gesagt, das Ziel des kritischen Denkens ist mehr als nur Verständnis; es beinhaltet Bewertung, Kritik und Entwicklung einer Tiefe des Wissens. Diese Art von Problemlösung erfordert Kreativität, das Suchen nach plausiblen Gründen und eine Weigerung, etwas auf den ersten Blick zu akzeptieren.

Stellen Sie offene Fragen Statt automatisch Antworten auf die Fragen Ihres Kindes zu geben, helfen Sie ihm, kritisch zu denken, indem Sie Gegenfragen stellen: „Welche Ideen hast du?", „Was glaubst du, passiert hier?" Respektieren Sie seine Antworten, ob Sie sie als korrekt ansehen oder nicht. Sie könnten sagen: „Das ist interessant. Erzähl mir, warum du das denkst." Verwenden Sie Phrasen wie „Ich bin daran interessiert zu hören, wie du darüber denkst", „Wie würdest du dieses Problem lösen?", „Wo glaubst du, könnten wir mehr Informationen finden, um dieses Problem zu lösen?"

Helfen Sie Kindern, Hypothesen zu entwickeln Sich einen Moment Zeit zu nehmen, um Hypothesen während des Spielens zu bilden, ist eine kritische Denkübung, die Fähigkeiten entwickelt. Versuchen Sie, Ihr Kind zu fragen: „Wenn wir das tun, was glaubst du, wird passieren?" oder „Lass uns vorhersagen, was wir denken, wird als Nächstes passieren."

Ermutigen Sie das Denken auf neue und andere Weisen Indem Sie Kindern erlauben, anders zu denken, helfen Sie ihnen, ihre kreativen Problemlösungsfähigkeiten zu schärfen. Stellen Sie Fragen wie: „Welche anderen Ideen könnten wir ausprobieren?" Ermutigen Sie Kinder, Optionen zu generieren, indem Sie sagen: „Lassen Sie uns alle möglichen Lösungen durchdenken."

Es gibt Situationen, in denen Sie als Elternteil eingreifen müssen. In diesen Zeiten ist es hilfreich, Ihr kritisches Denken vorzuführen. Während Sie einen Entscheidungsprozess durchlaufen, verbalisieren Sie Ihre Gedanken. Kinder lernen durch Beobachtung, wie Sie denken. Sich Zeit zu nehmen, um Kindern zu erlauben, Probleme zu navigieren, ist integral für die Entwicklung ihrer Simultanen Intelligenz.

Ein alter Löwe und ein schlauer Fuchs

Es gibt eine Fabel über einen alten Löwen und einen schlauen Fuchs. Die Fabel erzählt die Geschichte von einem Löwen, der zu alt ist, um selbst zu jagen, und stattdessen in einer Höhle lebt und mit den anderen vorbeikommenden Tieren über das wunderbare, leckere Essen, das er in der Höhle hat, spricht. Die Tiere, die Nahrung suchen, betreten die Höhle und werden zum Abendessen für den alten Löwen. Eines Tages kommt ein schlauer Fuchs vorbei. Der Löwe versucht, den Fuchs in die Höhle zu locken, aber bevor der Löwe fertig sprechen kann, bemerkt der Fuchs, dass es nur Fußspuren von anderen Tieren gibt, die in die Höhle führen, und keine, die herausführen. Der schlaue Fuchs setzte seine Simultane Intelligenz ein, um alle verfügbaren Fakten vor ihm zu bewerten. Der schlaue Fuchs lächelt den alten Löwen an und sagt ihm, dass ein anderes Tier heute Abend das Abendessen des Löwen sein muss, aber nicht er.

Simultane Intelligenz mag ein komplexes Konzept zum Verstehen sein; dennoch gehört es zu den wichtigsten Instinkten, die Menschen besitzen und die bei allen Kindern effektiv gefördert werden können. Wie wir gelernt haben, ist die Entwicklung unserer Instinkte einschließlich Simultaner Intelligenz abhängig von vielfältigen Erfahrungen über einen langen Zeitraum.

Kapitel 7
Echter Altruismus

In Kap. 2 haben wir Echten Altruismus als uneigennützige Sorge für andere und für die Unterstützung anderer definiert. In diesem Buch haben wir betont, dass alle sieben Instinkte, aus denen die *Ausdauer* besteht, verflochten sind. Echter Altruismus ist eng mit Mitfühlender Empathie verbunden, angesichts des Schwerpunkts des Letzteren auf Handlungen zur Linderung der Not anderer. Echter Altruismus legt den Fokus nicht nur auf die Linderung von Leid bei anderen, sondern auch auf Handlungen, die dazu dienen, ihr Leben zu bereichern, auch wenn kein Leid vorhanden ist. Das Wort „echt" verdeutlicht unsere Überzeugung, dass altruistisches Verhalten von Kindern nicht von ihrem Erhalt eines konkreten Nutzens oder einer Belohnung abhängt.

Eine Reihe von Forschungen, insbesondere Studien, die von den Psychologen Dres. Michael Tomasello und Felix Warneken durchgeführt wurden, liefern eine starke Unterstützung für die genetische Grundlage des Altruismus und seine instinktive Ausdrucksform bei Kindern in sehr frühem Alter. In einem 2015 online veröffentlichten Artikel des Radcliffe Institute for Advanced Study an der Harvard University beschrieb die Autorin Susan Seligson das Interesse von Dr. Warneken an der Erforschung der menschlichen Zusammenarbeit als Doktorand am Max-Planck-Institut für evolutionäre Anthropologie in Leipzig. Dr. Warneken berichtete, dass die damals akzeptierte Ansicht war, dass „der wahre Ursprung der altruistischen Neigungen soziale Normen sind – dass Mutter Natur uns dazu gebracht hat, egoistisch zu sein, und Lehrer und Eltern uns ständig einhämmern, dass wir empathisch sein und teilen sollten. Aufgrund dieser Fokussierung auf soziale Normen als Treiber des Altruismus gehen Menschen oft davon aus, dass sich junge Kinder und insbesondere Schimpansen nie in diesen Arten von hilfreichen Verhaltensweisen engagieren würden."

Dr. Warneken hinterfragte diese Annahme und stellte die Frage, ob altruistische Verhaltensweisen bei sehr jungen Kindern angeboren oder instinktiv sein könnten. Er fragte sich, ob Kleinkinder verstehen könnten, wann jemand Hilfe benötigt. Dr. Warneken schrieb, dass einige der älteren Wissenschaftler es für unwahrscheinlich hielten, dass Kleinkinder anderen helfen könnten oder würden. Vielleicht mit einigem Amüsement fügte er hinzu: „Was wusste ich schon? Ich war nur ein Doktorand."

Ein fallender Ball: ein Fortschritt in der evolutionären Psychologie

Eines Tages, während er an einer nicht verwandten Studie arbeitete, ließ Dr. Warneken versehentlich einen Ball fallen. Ein Kleinkind im Raum hob den Ball auf und gab ihn ihm. Wie Frau Seligson bemerkte, schickte das unerwartete Verhalten des Kleinkindes die „evolutionäre Psychologie in eine völlig neue Richtung". Die unerwartete Reaktion des Kleinkindes diente als Katalysator für Dr. Warneken, eine Reihe von Experimenten zur Untersuchung der Wurzeln des Altruismus zu beginnen.

In einem Vortrag, den er 2010 an der Boston University hielt, erläuterte Dr. Warneken verschiedene Situationen, die er für 18 Monate alte Kinder konzipiert hatte und die einen Erwachsenen betrafen, der Schwierigkeiten hatte, ein konkretes Ziel zu erreichen. In einer ersten Studie benutzte ein Experimentator Wäscheklammern, um Handtücher an einer Leine aufzuhängen. Dabei ließ er „versehentlich" eine Wäscheklammer auf den Boden fallen und seine Versuche, sie zu erreichen, waren erfolglos. Eine andere Bedingung beinhaltete, dass der Experimentator versuchte, einen Stapel Zeitschriften in einen Schrank zu legen, aber er konnte die Tür nicht öffnen, da er einen Arm voller Zeitschriften hatte.

Bei der Präsentation an der Boston University fasste Dr. Warneken die Ergebnisse dieser und anderer Studien zusammen, die alle seine ursprüngliche Hypothese unterstützten, dass altruistisches Verhalten eine angeborene Eigenschaft oder das ist, was wir in diesem Buch als Instinkt bezeichnet haben. Er erklärte: „Kinder zeigten spontanes, unbelohntes Hilfeverhalten, wenn eine andere Person ihr Ziel nicht erreichen konnte, und taten dies in einer Vielzahl von verschiedenen Kontexten. Wichtig ist, dass Kinder diese Verhaltensweisen deutlich seltener in Kontrollsituationen zeigten, in denen keine Hilfe notwendig war. Dies zeigt, dass Kinder zwischen zufälligen und absichtlichen Handlungen unterscheiden und entsprechend helfen können."

Die Ergebnisse dieser Experimente veranlassten Dr. Warneken zu einer weiteren Frage. Was wäre die Auswirkung der Einführung einer Belohnung für Kinder, wenn sie hilfreiches Verhalten zeigten? Er bemerkte: „Unter Verwendung einer entscheidenden Unterscheidung aus der Motivationspsychologie können wir fragen, ob solche Altruismusakte intrinsisch oder extrinsisch motiviert sind." Eine 2006 veröffentlichte Studie mit dem Co-Direktor des Max-Planck-Instituts Dr. Michael Tomasello, während Dr. Warneken Student war, ergab, dass Kinder, die während einer ersten Phase des Experiments eine materielle Belohnung für ihre Hilfe erhielten, „anschließend weniger wahrscheinlich weitere Hilfe leisteten als Kinder, die eine solche Belohnung nicht erhalten hatten".

Vielleicht erinnern Sie sich, dass wir in Kap. 4 eine ähnliche Dynamik für den Instinkt der Intrinsischen Motivation berichtet haben, nämlich dass die Einführung einer Belohnung für eine Aktivität, die Kinder natürlich genossen, zu verminderter Freude und einem verringerten Wunsch führte, sich an dem zu beteiligen, was zuvor eine bevorzugte Aktivität war. Forschungsergebnisse unterstützen die Überzeugung, dass Instinkte ihre Nahrung nicht aus externen Belohnungen beziehen, sondern vielmehr aus internen oder intrinsischen Kräften, die ihr Wachstum und ihre Aufrechterhaltung fördern.

In einer Reihe von Vorlesungen, die 2008 an der Stanford University gehalten und von Autor Adam Gorlick zitiert wurden, kam Dr. Tomasello zu dem Schluss: „Von dem Moment an, in dem sie anfangen zu laufen und zu sprechen und wirklich kulturelle Wesen werden, sind junge Kinder in vielen – wenn auch offensichtlich nicht allen – Situationen natürlich kooperativ und hilfsbereit. Und sie bekommen das nicht von Erwachsenen, es kommt natürlich."

Dr. Warneken betonte, dass „junge Kinder nicht blind für die Bedürfnisse anderer sind. Neben all den selbstbezogenen und egoistischen Dingen, die Kinder tun, können sie im Interesse anderer handeln, wenn sich die Gelegenheit ergibt. Die Tatsache, dass diese Verhaltensweisen so früh in der Ontogenese auftreten, legt nahe, dass soziale und moralische Normen nicht die ursprüngliche Quelle für diese Verhaltensweisen sind. Vielmehr scheint es, dass kulturelle Faktoren auf eine biologische Prädisposition aufbauen können, die wir mit unseren nächsten evolutionären Verwandten teilen."

In einer Zusammenfassung einer Reihe ihrer Studien in einem 2009 veröffentlichten Artikel in der *British Journal of Psychology* schrieben Dres. Warneken und Tomasello:

> Die berichteten Studien zeigen, dass menschliche Säuglinge und Schimpansen in der Lage und bereit sind, anderen instrumental zu helfen. In Bezug auf die ontogenetischen Wurzeln des Altruismus deuten diese Ergebnisse darauf hin, dass Kinder eine natürliche Tendenz zur Entwicklung altruistischen Verhaltens haben. Sozialisationspraktiken können auf dieser Prädisposition für Altruismus aufbauen, aber Sozialisierung ist nicht die ursprüngliche Quelle. Mit anderen Worten, wir argumentieren gegen die Vorstellung, dass Sozialisierungspraktiken unabhängig von einer altruistischen Prädisposition operieren oder sogar Kindern Altruismus aufzwingen, die ursprünglich rein egoistisch sind. Kinder scheinen ebenfalls altruistische Tendenzen zu haben und Sozialisierung arbeitet *im Einklang mit* dieser Prädisposition.

Der Psychotherapeut Sean Grover hob auch die Vorteile des Altruismus in einem Artikel von 2015 hervor. Er beobachtete: „Kindern den Wert des Helfens beizubringen, war entscheidend für die Verbesserung ihrer Stimmung und ihres Verhaltens – und die Reduzierung von Mobbing. Es weckte auch in ihnen ein größeres Gefühl des persönlichen Wertes, eine Schlüsselbedingung für das Fördern von Glücks- und Empowerment-Gefühlen." Herr Grover betonte, dass es bei einigen ein Missverständnis über Altruismus gab, als ob es ein persönliches Opfer erfordern würde, wenn tatsächlich, „Kinder genauso viel wie diejenigen profitieren, denen sie geholfen haben, manchmal sogar mehr". Um diese Aussage zu unterstützen, zitierte Grover Forschungen, die aufzeigten, wie Altruismus positive

Beziehungen mit anderen, ein gesünderes Selbstbild und ein Gefühl von Zweck verstärkte.

Dr. Jonas Miller, ein Psychologe und Forscher an der University of California in Davis, untersuchte die physiologischen Auswirkungen auf eine Gruppe von vierjährigen Kindern, wenn sie altruistische Handlungen ausführten. Genauer gesagt, untersuchten er und seine Kollegen, welche Veränderungen, wenn überhaupt, in ihren Nervensystemen auftraten, wenn sie sich altruistisch verhielten. In einer Pressemitteilung von 2015, in der er seine Ergebnisse für die Association for Psychological Science beschrieb, schilderte Dr. Miller diese faszinierende Studie. Die erste Phase bestand darin, mit den Kindern einzeln zu spielen. Dann wurde ihnen erklärt, dass sie Tokens verdienen würden, die sie gegen Preise eintauschen könnten, wenn ihr Besuch beendet war.

Um ihre Nervensystemreaktion aufzuzeichnen, befestigten die Forscher (mit elterlicher Zustimmung) Elektroden am Oberkörper jedes Kindes, um Informationen über die Herzfrequenz und den Vagotonus zu sammeln (dieser Zweig des Nervensystems ist nicht unter bewusster Kontrolle und ist weitgehend verantwortlich für die Regulierung mehrerer Körperfunktionen in Ruhe). Wie im Bericht angemerkt wurde, der „Vagotonus zeigt den Einfluss des Vagusnervs, der das Gehirn mit anderen Schlüsselorganen verbindet und ein nützliches Maß für die Fähigkeit des Körpers zur Regulierung physiologischer Stressreaktionen liefert. Ein hoher Vagotonus steht in Zusammenhang mit dem Gefühl von Sicherheit und Ruhe und wurde mit besserer körperlicher Gesundheit, besserem Verhalten und sozialen Fähigkeiten bei jungen Kindern in Verbindung gebracht."

Gegen Ende des Experiments wurde allen Kindern die Möglichkeit gegeben, einige ihrer Preis-Token an fiktive kranke Kinder zu spenden, über die gesagt wurde, sie seien krank und nicht in der Lage, ins Labor zu kommen und selbst Token zu verdienen. Der Vagotonus jedes Kindes wurde während drei Phasen des Experiments analysiert: dem Einführungssegment, der Zeit, in der jedes Kind eine Entscheidung über eine Spende traf, und dem Abschluss, als die Forscher in den Raum zurückkehrten, die Boxen mit den Token, ohne zu spähen, schlossen und alles wegräumten.

Die Ergebnisse dieser Studie entsprachen denen, die von Dres. Warneken und Tomasello berichtet wurden, während sie ein physiologisches Maß zu dem Experiment hinzufügten. Die Kinder, die Token spendeten, um den abwesenden, kranken Kindern zu helfen, zeigten während des Experiments eine größere vagale Flexibilität, was auf eine bessere physiologische Regulation hindeutet. Die Spendentätigkeit war an sich mit einem höheren Vagotonus am Ende des Besuchs jedes Kindes im Labor verbunden.

Ähnlich wie Herr Grover die Vorteile des Altruismus für den Helfer beobachtet hat, betonte Dr. Miller: „Wir denken normalerweise an Altruismus als etwas, das dem Geber etwas kostet, aber unsere Ergebnisse deuten darauf hin, dass Kinder, wenn sie auf persönlichen Gewinn verzichten, um Menschen zu helfen, die weniger Glück haben, möglicherweise etwas zurückbekommen in Form von einem hohen Vagotonus. Das bedeutet, dass wir möglicherweise von klein auf daraufhin programmiert sind, ein Gefühl der Sicherheit aus der Fürsorge für andere zu ziehen." Die Vorstellung, von klein auf fest verdrahtet zu sein, unterstützt unsere Position, dass Echter Altruismus als ein wichtiger Instinkt verstanden werden kann, der von Geburt an vorhanden ist.

Schließlich hat auch der renommierte Neurowissenschaftler Dr. Richard Davidson, Gründer und Direktor des Center for Healthy Minds an der University of Wisconsin in Madison, auf die Auswirkungen des Altruismus auf unsere Physiologie, einschließlich der Funktion des Gehirns, hingewiesen. In einem Artikel aus dem Jahr 2016 schrieb er: „Es gibt jetzt eine Fülle von Daten, die zeigen, dass Individuen, wenn sie sich in großzügigem und altruistischem Verhalten engagieren, tatsächlich Schaltkreise im Gehirn aktivieren, die für das Wohlbefinden entscheidend sind. Diese Schaltkreise werden auf eine Weise aktiviert, die länger anhält als die Art und Weise, wie wir auf andere positive Anreize reagieren, zum Beispiel das Gewinnen eines Spiels oder das Erhalten eines Preises."

Es scheint offensichtlich, dass das Erhalten eines Preises für das Zeigen altruistischen Verhaltens wenig von der Wirkung oder der Nachhaltigkeit hat, die die tatsächliche Handlung des Altruismus bietet.

Förderung von Echtem Altruismus bei unseren Kindern

Ähnlich wie bei den anderen sechs Instinkten stellt sich die Frage, wie Eltern und andere Betreuer die biologische Prädisposition fördern können, die Kinder haben, sich altruistisch zu verhalten? Wie wir betont haben, dienen Eltern als erste und primäre Modelle für ihre Kinder. Die Forschungsergebnisse von Dres. Warneken und Tomasello zeigen, dass 18 Monate alte Kinder sich auch ohne Erwachsene, die altruistisches Verhalten vorleben, in altruistischem Verhalten engagieren. Wir kommen jedoch zu dem Schluss, dass Echter Altruismus verstärkt und aufrechterhalten wird, wenn Kinder die bedeutenden Erwachsenen in ihrem Leben nicht nur altruistisch handeln sehen, sondern auch Freude daran haben.

Wir ermutigen Sie, die folgenden Fragen zu reflektieren, die speziell mit Ihrer Rolle des Vorbildseins für Echten Altruismus und zur Identifizierung solcher Verhaltensweisen bei Ihren Kindern zusammenhängen:

„Was ist ein Beispiel, an das ich mich aus meiner Kindheit erinnere, in dem ich Empfänger von Echtem Altruismus war, und was waren meine Gefühle und Gedanken zu dieser Zeit?"

„Welche Verhaltensweisen habe ich bei meinen Kindern beobachtet, die Echten Altruismus repräsentieren, und in welchem Alter haben sie diese Verhaltensweisen gezeigt?"

„Welche Emotionen haben meine Kinder gehabt, als sie Echten Altruismus zeigten, während sie in der Aktivität engagiert waren?"

„Was beobachten meine Kinder, dass ich regelmäßig sage und tue, das Echten Altruismus vorlebt?"

„Welche Familienaktivitäten unternehme ich mit meinen Kindern, die Echten Altruismus beinhalten?"

Diese Art von Fragen spielten eine prominente Rolle in unseren Beratungsbemühungen mit den Eltern Sy und Jean Lester. Sie kamen zu uns, weil sie Probleme mit ihren beiden Kindern hatten, der neunjährigen Hannah und der siebenjährigen Angie. Jean sprach zuerst. „Ich weiß, dass Hannah und Angie noch jung sind, aber es gibt einige Verhaltensweisen, die Sy und mich beunruhigen. Bevor wir es merken, werden sie Teenager sein und höchstwahrscheinlich werden ihre Probleme dann noch intensiver. Wir möchten sehen, ob wir einige dieser Probleme abwenden können."

Wir fragten: „Welche Probleme bereiten Ihnen die größten Sorgen?"

„Es tut weh, das zu sagen", antwortete Jean, „aber eines der Hauptprobleme ist, dass beide Mädchen nie helfen wollen, egal ob es darum geht, ihre Zimmer aufzuräumen oder ihre Teller in die Spülmaschine zu bringen oder sonst etwas. Erst gestern habe ich sie von einem Spieltermin bei einer Familie abgeholt, die Mädchen in ihrem Alter hat. Ich kam direkt vom Supermarkt und es waren einige Einkaufstaschen im Auto. Beide Mädchen sprangen aus dem Auto und keines bot an, auch nur eine kleine Tasche ins Haus zu bringen. Als ich sie bat, jeweils eine Tasche zu tragen, sagten sie, sie seien müde. Dann fragte Hannah, ob sie länger aufbleiben dürfte, wenn sie eine Tasche hineinbrächte, und als Angie das hörte, bat sie um dasselbe. Es war sehr entmutigend. Schließlich nahmen sie jeweils eine Tasche, schienen aber widerwillig zu sein."

Sy fügte hinzu: „Wie Jean sagte, sie sind jung, aber man würde denken, dass sie genug wissen, um anzubieten zu helfen. Wir sollten sie nicht daran erinnern müssen und dann mit einer Forderung nach einer Belohnung konfrontiert werden, wie etwa länger aufbleiben zu dürfen. Ich befürchte, dass sie, wenn das so weitergeht, immer egozentrischer werden und erwarten, für alles, was sie tun, Belohnungen zu bekommen. Ich muss zugeben, dass ich Groll gegenüber den Mädchen empfinde, und ich glaube, Jean geht es genauso."

Es ist nicht überraschend, dass Eltern möchten, dass ihre Kinder hilfsbereit sind, ohne ständige Erinnerungen und Anfragen nach Belohnungen. Allerdings schienen dies für die Lesters besonders heikle Themen zu sein. Wie wir in unseren ersten drei Sitzungen mit ihnen herausfanden, waren ihre Gedanken und Verhaltensweisen stark in ihren unglücklichen Kindheitserfahrungen und in ihren Bemühungen verwurzelt, einen anderen Weg zu gehen, als sie ihn mit ihren Eltern erlebt hatten.

Sowohl Sy als auch Jean beschrieben, dass sie in emotional distanzierten Familien aufgewachsen sind. Keine ihrer Elternpaare wurde als liebevoll zueinander oder zu ihnen wahrgenommen. Sy reflektierte: „Man sagt, Gegensätze ziehen sich an, aber in vielerlei Hinsicht hatten Jean und ich ähnliche Kindheiten, in denen beide Elternpaare uns gegenüber wenig bis keine Liebe oder Rücksichtnahme zeigten. Ich weiß, dass ich, als ich ein Teenager wurde und meine Eltern mich baten, etwas zu tun, oft Ausreden fand, es nicht zu tun. Sie sagten mir, ich sei egoistisch, und brachten etwas zur Sprache, wie dass sie mich zu einer Sportveranstaltung gefahren hätten, und wenn sie sich für mich ins Zeug legen könnten, sollte ich bereit sein, ihnen zu helfen. Jedes Mal, wenn sie so etwas sagten, wurde ich wütend und nach einer Weile bat ich sie, mir immer weniger Gefallen zu tun."

In unseren Gesprächen mit den Lesters wurde deutlich, dass sie in ihren Bemühungen, bessere Eltern für ihre Töchter zu sein, als sie ihre Eltern wahrgenommen hatten, versuchten, wie Sy erkannte, „unsere Töchter zu bestechen, um nette, freundliche Menschen zu sein". Sie taten dies, obwohl sie sich daran erinnerten, dass sie schon in jungen Jahren bei Hannah und Angie altruistische Handlungen beobachtet hatten, die nicht darauf zurückzuführen waren, dass ihnen Belohnungen angeboten oder gegeben wurden. Jean bemerkte: „Ich erinnere mich, wie beide mir schon als Kleinkinder helfen wollten, ob es nun darum ging, die Küche zu fegen oder Sachen wegzuräumen."

Sy lächelte und unterbrach: „Und ich erinnere mich, als sie wahrscheinlich vier und sechs waren und nach draußen kamen, als ich Blätter harkte, und sie helfen wollten. Ich kaufte schließlich zwei kleine kindergerechte Rechen und sie harkten mit mir Blätter und schienen sehr zufrieden mit ihren Bemühungen zu sein."

Jean hörte aufmerksam zu und fügte hinzu: „Obwohl Sy und ich wirklich nicht darüber gesprochen haben, glaube ich, dass wir aufgrund unserer eigenen Kindheit so sehr wollten, dass dieses Verhalten anhält, und so besorgt waren, dass es das nicht tut, dass wir begannen, ihnen für fast jedes hilfreiche Verhalten, das sie zeigten, Belohnungen zu geben. Schon bald schien es, als würden sie zu kleinen Verhandlungsführern, die ihre Hilfe gegen eine Belohnung verkauften. Jetzt scheint es, als ob unsere Bemühungen, ihre großzügigen Handlungen aufrechtzuerhalten, nach hinten losgegangen sind. Ich wollte eine so gute Mutter sein, aber ich habe das Gefühl, dass ich keine sehr gute Arbeit geleistet habe."

Sy nickte zustimmend und sagte: „Ich wünschte, wir könnten mit ihnen von vorne anfangen und die Fehler, die wir gemacht haben, vermeiden." Ihre Verzweiflung über das Zeugnis der negativen Ergebnisse ihrer Bemühungen, Altruismus in ihren Töchtern zu fördern, war offensichtlich – ebenso wie ihre negative Bewertung ihrer Fähigkeiten als Eltern.

Unser anfängliches Ziel bei der Beantwortung ihrer Verzweiflung war es, ein Gefühl von Empathie und Verständnis angesichts der Intensität ihrer negativen Selbstbewertungen zu vermitteln. Wir antworteten: „Eltern zu sein, kann sicherlich eine demütigende Erfahrung sein. Sy, wir vermuten, dass jeder Elternteil irgendwann den Wunsch hatte, mit neuen Informationen wieder von vorne anzufangen. Wir glauben, dass Kinder mit einem angeborenen Bedürfnis zu helfen geboren werden und das haben Sie bei Hannah und Angie gesehen. Im Nachhinein ist Ihnen bewusst, dass es nicht notwendig war, ihnen Belohnungen für diese Verhaltensweisen zu geben, und tatsächlich gegen ihr eigenes Bedürfnis, hilfreich zu sein, gearbeitet hat. Aber angesichts Ihrer eigenen Erfahrungen als Kinder ist es verständlich, warum Sie getan haben, was Sie getan haben. Sie sind weder die ersten noch werden Sie die letzten Eltern sein, die gute Absichten haben, die nicht so ausgehen, wie Sie es gerne hätten."

Beide Eltern schienen die von uns vermittelte Empathie zu schätzen. Jean fragte: „Ist es zu spät, um Dinge zu ändern, um ihnen zu helfen, nachdenklicher und freundlicher zu sein?"

Wir antworteten: „Sie sind erst neun und sieben Jahre alt. Wir glauben sicherlich, dass es noch Zeit für sie gibt, sich zu ändern. Aber wie wir immer den Eltern sagen, müssen Sie zuerst untersuchen, was Sie an sich selbst ändern können, damit Ihre Kinder offener dafür sind, Veränderungen in ihrem eigenen Verhalten vorzunehmen."

Jean antwortete schnell: „Ich bin bereit zu schauen, was ich anders machen kann. Wir sind nicht glücklich mit der Art und Weise, wie es jetzt mit den Mädchen und unseren Beziehungen zu ihnen läuft."

Sy stimmte zu: „Wie Jean möchte ich neue Wege des Elternseins lernen. Ich denke, sowohl Jean als auch ich haben das Gefühl, dass wir in dieser Rolle nicht sehr effektiv waren, und es war schmerzhaft für mich, das Verhalten von Hannah und Angie zu beobachten. Ich liebe sie sehr, aber ich finde mich immer mehr aufgeregt über die Art und Weise, wie sie sich uns und einander gegenüber verhalten."

Wir kommentierten: „Es ist offensichtlich, dass Sie sie lieben. Wenn wir nach Wegen suchen, die Situation zu verbessern, haben wir einige Fragen, die wir stellen möchten. Wenn Sie nicht sicher sind, warum wir eine bestimmte Frage stellen, lassen Sie es uns bitte wissen. Ihre Beiträge sind unerlässlich, wenn wir Wege untersuchen, wie Sie Ihre Beziehung zu Hannah und Angie verändern können." Um eine Zusammenarbeitsbeziehung mit den Eltern zu fördern, ermutigen wir ihre Fragen und Kommentare zu allem, was wir fragen. Nicht überraschend haben wir festgestellt, dass Eltern eher dazu neigen, das umzusetzen, was sie in der Therapie lernen, wenn sie das Gefühl haben, aktive Teilnehmer am therapeutischen Prozess gewesen zu sein.

Jean sagte: „Wir werden Sie wissen lassen, wenn Ihre Fragen nicht klar sind. Jetzt bin ich neugierig, welche Art von Fragen Sie stellen möchten."

Wir diskutierten, wie Kinder unser Verhalten genau beobachten und die Weisen, auf die wir ihnen als Modelle dienen. Wir sagten, das Ziel der Fragen, die wir den Eltern stellen, ist es, sie darüber nachdenken zu lassen, wie Kinder das, was wir sagen und tun, wahrnehmen. Wir überprüften mit Sy und Jean die Fragen, die wir früher in diesem Kapitel eingeführt haben, einschließlich:

„Was beobachten meine Kinder, wenn ich regelmäßig etwas sage und tue, das Altruismus vorlebt?"

„Welche Familienaktivitäten mache ich mit meinen Kindern, die das Zeigen von Altruismus beinhalten?"

Angesichts dessen, was sowohl Sy als auch Jean über ihre Kindheit und den Mangel an Altruismus, den sie erlebt haben, berichteten, fügten wir eine sehr spezifische Frage in Bezug auf die ersten beiden Fragen hinzu: „Wenn Hannah und Angie uns beide interagieren sehen, welche, wenn überhaupt, Zeichen von Altruismus sehen sie?"

Alle drei Fragen führten zu Reflexion und Diskussion, keine mehr als die dritte, die sich auf die Art und Weise konzentrierte, wie die beiden Hilfeverhalten gegenüber einander zeigten. Das folgende Gespräch war für sie zuweilen schmerzhaft, aber auch notwendig, um voranzukommen. Sie berichteten, dass sie erkannten, dass sie sich selten besondere Mühe machten, um einander zu helfen.

Als der Dialog fortschritt, bemerkte Sy: „Diese Diskussionen haben mir bewusst gemacht, dass ich viel mehr darauf achten sollte, Jean und auch anderen gegenüber hilfreich zu sein. Ich denke, die Mädchen könnten Ihnen Beispiele geben, wann ich ihnen geholfen habe, sei es bei einem Schulprojekt oder bei einer ihrer Sportveranstaltungen, aber leider bin ich mir nicht sicher, ob sie Ihnen Beispiele geben könnten, wann ich Jean oder anderen Familienmitgliedern oder Nachbarn geholfen habe."

Er fuhr fort: „Und ich weiß, dass ich meine Wertschätzung besser ausdrücken kann, wenn Jean eingegriffen hat, um zu helfen. Nicht um meine eigene Kindheitserfahrungen zu beschuldigen, aber ich habe keine Worte der Wertschätzung erlebt, als ich aufwuchs. Man könnte denken, dass mich das bewusster für die Bedeutung von Hilfsbereitschaft und Wertschätzung machen würde, aber das Fehlen von Vorbildern, die diese Arten von Verhalten zeigen, hat Auswirkungen auf mein eigenes Verhalten als Vater und Ehemann gehabt."

Jean war auf Sys Beobachtungen aufmerksam und antwortete: „Ich könnte auch besser meine Wertschätzung ausdrücken. Ich denke, die Mädchen würden davon profitieren, uns das tun zu sehen. Es ist nicht so, dass ich nicht schätze, was Sy tut, aus irgendeinem Grund sage ich einfach nichts." Sie wiederholte, was ihr Mann ausgedrückt hatte und bemerkte: „Vielleicht liegt es daran, dass ich mich nicht daran erinnere, dass meine Eltern jemals Wertschätzung oder Zuneigung gezeigt haben."

Jean machte eine Pause und fügte mit Einsicht hinzu: „Aber das sollte keine Entschuldigung sein. Wenn wir wollen, dass Hannah und Angie sich ändern, dann müssen Sy und ich uns ändern. Wir hatten vielleicht keine großartigen Vorbilder für Freundlichkeit und Großzügigkeit, aber das bedeutet nicht, dass wir nicht lernen können, das für unsere Töchter vorzuleben. Ich weiß, dass Sy und ich uns lieben und wir unsere Töchter lieben. Obwohl ich es vielleicht nicht sage, habe ich oft das Gefühl, dass Sy eines der besten Dinge war, die mir im Leben passiert sind. Wir müssen uns auf diese Liebe verlassen, um zu ändern, was wir bisher getan haben."

Wir lobten die Einsichten, die Sy und Jean zeigten, und gaben mehrere Vorschläge, als sie mit ihren Töchtern sprachen. Dazu gehörte, dass sie die Botschaft vermitteln, dass wir eine Familie sind und dass sie alle Wege finden mussten, wie jeder von ihnen Unterstützung und Hilfe füreinander leisten konnte. Auf unsere Empfehlung hin fragten Sy und Jean die Mädchen auch, was sie gerne anders sehen würden, wenn sie als Eltern handeln, um die Dinge zu Hause zu verbessern.

Sy und Jean dachten, dass Hannah und Angie sofort dazu übergehen würden, Belohnungen zu fordern für ihre Hilfe, einschließlich zusätzlicher Fernsehzeit und der Erlaubnis, über ihre Schlafenszeit hinaus aufzubleiben. Bei unserem nächsten Treffen mit Sy und Jean lachten sie, als sie erzählten, was passiert war, als sie ihre Töchter fragten, wie sie als Eltern hilfreicher sein könnten. Jean sagte: „Wir waren großartige Prognostiker. Was wir vorhergesagt haben, ist das, was sie gesagt haben. Angie sagte uns, dass eine Möglichkeit, wie wir hilfreich sein könnten, darin bestehen würde, ihnen mehr Fernsehzeit zu erlauben und sie länger aufbleiben zu lassen. Wir waren auf diese Antwort vorbereitet und sagten ihnen, dass wir wussten, dass das Belohnungen waren, die wir zuvor verwendet hatten, aber dass wir in der Zukunft lernen wollten, wie man hilft, ohne dass Belohnungen gegeben werden."

Jean fuhr fort: „Wir versuchten, ein wenig Heiterkeit hinzuzufügen, indem wir ihnen sagten, dass die beste Belohnung darin bestehen würde, dass wir alle besser miteinander auskommen. Als ich das sagte, rollten beide Mädchen mit den Augen, aber zumindest sagten sie nicht, was für eine alberne Vorstellung das war."

Sy stellte eine wichtige Frage zu der neuen Haltung, die sie als Eltern einnahmen: „Wenn wir die Kinder bitten müssen, uns zu helfen, zwingen wir sie dann nicht eher, hilfsbereit zu sein, anstatt dass sie aus eigenem Antrieb hilfsbereit sein wollen? Es scheint immer noch extern zu sein, eine Belohnung zu ersetzen, um sie dazu zu bringen, etwas zu tun, indem wir sie zwingen, etwas zu tun."

Wir stimmten zu: „Das ist eine sehr gute Frage. Auch wenn Sie ihnen etwas, obwohl wir nicht denken, dass es viel Druck ist, auferlegen, freundlicher und hilfsbereiter zu sein, ohne irgendeine Art von externer Belohnung zu erhalten, ist die Hoffnung, dass die natürliche Neigung, hilfsbereit zu sein, verstärkt und aufrechterhalten wird. Außerdem glauben wir, dass je mehr sie beobachten, wie Sie beide ihnen und einander gegenüber hilfsbereit und dankbar sind, desto mehr werden diese Arten von Verhaltensweisen zu einem natürlichen Teil ihres Verhaltens. In Bezug auf den letzten Punkt, wie ist es zwischen Ihnen beiden gelaufen?"

Jean antwortete auf eine sehr aussagekräftige Weise, indem sie Sys Hand nahm: „Es wird besser. Ich denke, wir beide konzentrieren uns darauf, wie wir aufeinander reagieren." Dann lächelte sie und sagte: „Neulich haben Sy und ich uns vor den Mädchen geküsst und sie kicherten, als sie uns beim Küssen sahen. Wir fragten, warum sie kicherten und Hannah sagte: ‚Wir sehen euch nie küssen. Seid ihr wieder wie Teenager?' Mein Himmel, sie ist erst neun und spricht schon von Teenagern und Küssen. Ich kann mir nur vorstellen, was uns mit zwei Teenager-Mädchen in nur wenigen Jahren bevorsteht."

Unsere Sitzungen mit Sy und Jean dauerten ungefähr ein Jahr an, mit einer verringerten Häufigkeit nach sechs oder sieben Monaten. Es war eine Freude, ihre Motivation zu beobachten, ihr Leben zu verbessern und ihre Rolle als Eltern zu stärken. In einem unserer letzten Treffen berichteten sie stolz, wie die Mädchen von sich aus vorschlugen, mit Jean Kekse zu backen und diese dann zu verkaufen, um Geld für ein Kind in der Nachbarschaft zu sammeln, das sich einer Krebsbehandlung unterzog. Sie beschrieben auch, wie viel hilfreicher die Mädchen zu Hause waren.

Ist Lob in Ordnung?

„Wenn Belohnungen dazu dienen, altruistisches Verhalten bei Kindern zu verringern, bedeutet das, dass wir uns zurückhalten sollten, unsere Kinder zu loben oder anzuerkennen, wenn sie uns oder anderen gegenüber freundlich und hilfsbereit waren?" Dies ist eine Frage, die oft in unseren Elternworkshops gestellt wird. „Werden sie nur hilfsbereit handeln, um unser Lob oder Anerkennung zu verdienen, und nicht, weil sie die Taten der Freundlichkeit schätzen?"

Ist Lob in Ordnung?

Diese Frage steht in Zusammenhang mit unserer Diskussion über Intrinsische Motivation in Kap. 4. Wie wir berichteten, zitierten wir die Forschung, die von Dres. Lepper, Greene und Nisbett mit 3- bis 5-jährigen Kindergartenkindern durchgeführt wurde. Die Freude am Zeichnen wurde gemindert, wenn den Kindern im Voraus mitgeteilt wurde, dass sie eine Belohnung für diese Aktivität erhalten würden. Kinder, denen im Voraus nichts von einer Auszeichnung erzählt wurde, aber eine erhielten, nachdem sie mit dem Zeichnen fertig waren, zeigten weiterhin Begeisterung für die Aufgabe, ähnlich wie Kinder, denen weder eine Auszeichnung versprochen noch gegeben wurde.

Die Schlüsseldynamik, die wir in Kap. 4 hervorgehoben haben, ist die Präsenz von sogenannten bedingten Belohnungen, das heißt Belohnungen, die nur gegeben werden, wenn bestimmte Verhaltensweisen gezeigt werden. Die Botschaft, die mit bedingten Belohnungen verbunden ist, lautet: „Du wirst eine Belohnung erhalten, aber nur, wenn du zuerst dies (was auch immer *dies* sein mag) tust." Wie wir bereits betont haben, können bedingte Belohnungen in einigen Situationen einen begrenzten Zweck erfüllen, aber zahlreiche Studien über viele Jahre haben gezeigt, dass solche Belohnungen selten erfolgreich sind, um dauerhafte Veränderungen im Verhalten oder in den Einstellungen zu erzeugen.

Eine effektivere Perspektive, die Eltern annehmen sollten, besteht darin, Anzeichen von Echtem Altruismus, die von ihren Kindern gezeigt werden, zu erkennen und verbal zu würdigen. Einfache Kommentare von einem Elternteil oder Betreuer wie „Ich schätze es, dass du hilfst", „Danke, dass du die Teller zur Spülmaschine gebracht hast", „Das war sehr hilfreich" oder „Als du deinen Freunden geholfen hast, konnte ich sehen, dass sie wirklich dankbar für das waren, was du getan hast" dienen als wirksamere Verstärker des Echten Altruismus als das Anbieten materieller Belohnungen. Sy und Jean haben dies am eigenen Leib erfahren. Ihre Versuche, den Altruismus ihrer Töchter durch die Verwendung von externen Belohnungen zu verstärken, gingen nach hinten los, da ihre Bemühungen die Botschaft vermittelten, dass hilfreiche Verhaltensweisen nicht aus eigenem Antrieb, sondern nur dann getan werden sollten, wenn eine Belohnung gegeben wird. Es war nicht überraschend, dass die Mädchen zu Meister-Verhandlern wurden, wenn man sie um Hilfe bat. Der instinktive Nährboden für Echten Altruismus wurde von der Überzeugung „Was ist für mich drin?" überschattet.

Neben wertschätzenden Kommentaren, die Eltern und andere Betreuer gegenüber Kindern äußern können, gibt es viele tägliche Möglichkeiten für Eltern, altruistisches Verhalten zu demonstrieren, das wenige oder keine Worte erfordert. Früher in diesem Kapitel haben wir Sie gebeten, über die folgende Frage nachzudenken:

„Was beobachten meine Kinder, wenn sie mich regelmäßig sprechen und handeln sehen, das Echten Altruismus vorlebt?"

Wie würden Sie auf diese Frage antworten? Denken Sie daran, dass selbst scheinbar kleine Gesten als mächtige Lehrmomente für unsere Kinder dienen können, die ein Leben lang anhalten. Als wir Eltern über altruistische Handlungen fragten, die sie an ihre eigenen Eltern erinnern, gab es z. B. folgende Antworten:

„Ich erinnere mich, wie mein Vater zur Ecke einer Straße ging, um einer älteren Frau zu helfen. Ich fragte, ob er sie kannte. Er sagte, er kannte sie nicht, aber sie sah aus, als bräuchte sie Hilfe, und deshalb ging ich zu ihr."

„Es war nicht nur eine Sache, sondern eine Reihe von Dingen, die regelmäßig passierten. Meine Mutter hat oft in verschiedenen Ausschüssen unserer Kirche ehrenamtlich gearbeitet. Als Teenager habe ich sie oft begleitet. Ich erinnere mich besonders daran, an einem Thanksgiving-Feiertag Mahlzeiten an ältere Menschen zu liefern, bevor wir nach Hause zu unserem eigenen Thanksgiving-Essen gingen. Mama schien immer so glücklich zu sein, wenn sie der Person eine Mahlzeit gab. Es machte auch mich glücklich."

„Vielleicht machen viele Leute das, was meine Eltern getan haben. Ich weiß es nicht. Sie haben immer darauf geachtet, dass sie Leuten dankten, ob es nun ein UPS-Fahrer war, der ein Paket lieferte, oder jemand in einem Geschäft, der ihnen half, etwas zu finden, oder die Kassiererin im Supermarkt, die ihre Rechnung kassierte. Ich weiß, wir sollten alle diese Dinge tun, aber manchmal vergessen wir es oder nehmen die Leute als selbstverständlich hin. Mein Vater hat mir einmal gesagt, dass für manche Leute das einzige Kompliment, das sie an diesem Tag oder sogar in dieser Woche erhalten könnten, dasjenige war, das wir gerade gegeben haben. Dieser Kommentar ist mir wirklich im Gedächtnis geblieben."

„Meine Mutter schrieb einen Brief an den Leiter des öffentlichen Bauamts in unserer Stadt, um zu sagen, wie sehr sie die gute Arbeit des Schneepflugfahrers schätzte, der unsere Straße während eines großen Schneesturms geräumt hatte. Unsere Straße liegt auf einem Hügel und wir könnten leicht stecken bleiben, wenn die Straße nicht bis auf den Asphalt geräumt und gestreut wäre. Ich war sehr beeindruckt, als sie das tat. Interessanterweise schicke ich bis heute kurze Dankesnotizen – und jetzt ist es mit E-Mails noch einfacher – an die Leiter der städtischen Abteilungen für Dienstleistungen, die sie oder einer ihrer Mitarbeiter erbracht haben."

„Ich hatte das Gefühl, sie nahmen meine Hilfe nie als selbstverständlich hin, ob es nun darum ging, Blätter zu rechen, Geschirr abzuräumen oder auf meinen jüngeren Bruder aufzupassen. Es gab immer ein aufrichtiges Dankeschön."

Schritt für Schritt

In diesen schwierigen Zeiten gehen viele Kinder und Erwachsene gestresst und unter Druck durch den Tag, bedingt durch die Ereignisse um uns herum. Wie die Autorin Ana Morris 2012 schrieb: „Nennen Sie jemanden beim Namen und fragen Sie, ob er etwas für Sie tun würde, anstatt es zu verlangen. Sagen Sie Bitte und Danke. Halten Sie die Tür für jemanden auf. Lassen Sie dieses Auto in Ihre Spur einfahren. Niemand sonst wird es tun. Winken Sie jemandem zu, der das Gleiche für Sie tut." Wenn wir uns fragen sollten, ob eine kleine Geste einen lebenslangen Einfluss haben könnte, erinnern wir uns an ein scheinbar unbedeutendes Ereignis, das als Katalysator für die von Dr. Warneken durchgeführte

Forschung diente. Er ließ versehentlich einen Ball fallen, was ein Kleinkind im Raum dazu veranlasste, ihn aufzuheben und ihm zu geben. Wie Frau Seligson in ihrem Artikel über Dr. Warnekens Forschung berichtete, hat das unerwartete Verhalten des Kleinkindes die evolutionäre Psychologie in eine völlig neue Richtung gelenkt."

Dr. Warneken war bereits in diese Richtung unterwegs, als das Kleinkind den gefallenen Ball aufhob. In gewisser Weise ähnelt es unserer Position zu den Instinkten, die in diesem Buch identifiziert wurden, nämlich dass Kinder bereits in eine Richtung gehen, um diese Instinkte, einschließlich Echten Altruismus, vollständig zu umarmen. Ihre Interaktionen mit ihren Eltern und anderen Betreuungspersonen werden die Richtung und Energie liefern, damit diese Instinkte ihre volle Ausdruckskraft erreichen können.

Kapitel 8
Tugendhafte Verantwortung

Nicht lange her, als wir mit Freunden zu Abend aßen, drehte sich das Gespräch um Geschichten über unsere Familien und Kindheit. Wir kamen dazu, über Erfahrungen mit unseren verstorbenen Eltern zu sprechen, einige erinnerten sich gerne, einige nicht so gerne. Eine Freundin erinnerte sich an eine Zeit, in der sie und ihre Schwester von ihrem Vater wegen Verschmutzung der Decke ihres Schlafzimmers konfrontiert wurden. Eines Tages erschienen zwanzig bis dreißig Flecken auf ihrer Schlafzimmerdecke, in der Größe eines Viertels der Decke, als hätte jemand Haferbrei an die Decke geworfen und ein Teil davon wäre hängen geblieben. Ihr Vater, ein normalerweise ruhiger Elternteil, wurde ziemlich wütend, teilweise weil er ihr Zimmer erst kürzlich gestrichen hatte, einschließlich der Decke. Er bestand darauf, dass der Verantwortliche ihm sagt, was er getan hatte.

Keines der Mädchen hatte etwas falsch gemacht, also leugneten beide, das Problem verursacht zu haben. Nach einem Hin und Her von Anschuldigungen und Leugnungen, während dessen ihr Vater zunehmend wütender wurde, hob er eines der Puppenhäuser der Mädchen auf und schmetterte es auf den Boden und sagte den Mädchen, dass er zurückkommen und ein weiteres ihrer Spielzeuge zerbrechen würde, wenn sie die Verantwortung für ihr Verhalten nicht akzeptieren könnten. Unsere Freundin erinnerte sich, dass sie und ihre Schwester, sobald er gegangen war, ihre Lieblingsspielzeuge sammelten und im Schrank versteckten. Sie wussten, dass sie nicht für das Problem verantwortlich gewesen waren, aber als Kinder wussten sie nicht, was sie sonst tun sollten.

Nach etwa fünfzehn Minuten kam ihr Vater mit einem schuldbewussten Ausdruck zurück ins Zimmer und entschuldigte sich. In der Zwischenzeit war er auf den Dachboden gegangen und hatte entdeckt, dass die Flecken durch Regen verursacht wurden, der durch das Dach sickerte und dann durch die Decke wanderte!

Dies veranlasste eine andere Freundin, sich an eine Zeit zu erinnern, als sie und ihre drei Geschwister von ihrer Mutter wegen des Zerbrechens einer ihrer Lieblingstassen konfrontiert wurden. Die Tasse war von einem der vier zerbrochen worden, ohne dass die anderen drei davon wussten. Teile der Tasse waren dann weggeworfen worden. Leider wurde ein ziemlich großes Stück der Tasse vom Täter übersehen und von ihrer Mutter auf dem Boden gefunden. In dieser Familie wurden Kinder unter zehn Jahren für ihre Vergehen als Strafe verprügelt. Kinder über zehn Jahre wurden von Lieblingsaktivitäten ausgeschlossen. Die Freundin war zu dieser Zeit zwölf Jahre alt. Ihre drei Geschwister waren unter zehn Jahre alt. Nachdem sie aufgestellt und von ihrer Mutter konfrontiert worden waren, leugnete jeder der anderen drei die Verantwortung. Unsere Freundin bemerkte, dass sie die Tasse nicht zerbrochen hatte, also wusste sie, dass eines ihrer Geschwister schuldig war. Aber in einem altruistischen Versuch, sie vor einer Runde körperlicher Bestrafung zu retten, die sie nie gemocht oder für sehr hilfreich gehalten hatte, trat sie vor und übernahm die Verantwortung für das Zerbrechen der Tasse. Sie durfte eine Woche lang kein Fernsehen schauen und keine Freunde sehen. Bis heute hat keines ihrer drei Geschwister jemals die Verantwortung zugegeben, obwohl alle ihr gedankt haben.

Als ob diese beiden Geschichten von Eltern, die manchmal verzweifelt, vielleicht unangemessen, versuchten, ihren Kindern Verantwortung beizubringen, nicht genug wären, fügte ein dritter Freund hinzu, dass er der zweite von vier Brüdern war, die nahe im Alter waren. Ihr Vater war ein strenger Disziplinierer. Jedes Fehlverhalten wurde typischerweise „mit dem Gürtel" beantwortet. Als sie in ihre Teenagerjahre eintraten, schlossen die vier Brüder einen Pakt. Sie vereinbarten, dass die schuldige Partei ihrem Vater „reinen Wein einschenken" würde, wenn einer von ihnen sich schlecht benahm oder in Schwierigkeiten geriet, damit die anderen drei nicht die körperliche Bestrafung ertragen müssten, da es die Gewohnheit ihres Vaters war, alle vier zu bestrafen, wenn niemand die Verantwortung übernahm. Unser Freund bemerkte: „Unser Plan funktionierte normalerweise ziemlich gut, obwohl ab und zu keiner von uns tatsächlich etwas falsch gemacht hat oder wusste, worüber Papa verärgert war, also zogen wir Strohhalme. Derjenige mit dem kürzesten Strohhalm gab manchmal sogar zu, schuldig zu sein, bevor Papa uns sagte, was wir falsch gemacht hatten!"

Wenn man diesen Geschichten zuhört, könnte man denken, dass Verleugnung der Instinkt und Verantwortung ein durch strafende Erfahrungen erworbenes Verhalten war. Wir sind jedoch anderer Meinung. In Kap. 2 schlugen wir vor, dass der Instinkt der Tugendhaften Verantwortung mehrere verschiedene Verhaltensweisen umfasst. Seine enge Beziehung mit Mitfühlender Empathie wird deutlich, wenn wir von der ethischen und moralischen Verantwortung sprechen, die wir haben, um das Leben von Familie, Freunden und Mitgliedern unserer Gesellschaft zu bereichern. Tugendhafte Verantwortung geht über diesen wichtigen Bereich der Hilfe für andere hinaus, wenn es darum geht, gute Entscheidungen zu treffen, Verhaltensweisen zu zeigen, die beweisen, dass wir vertrauenswürdig sind und für unsere Handlungen, was auch immer diese Handlungen sein mögen, verantwortlich sind.

Wir stellten fest, dass die bestehende wissenschaftliche Forschung zur Unterstützung der instinktiven Grundlage für Tugendhafte Verantwortung nicht so robust ist wie für die anderen sechs Instinkte. Wir glauben jedoch, dass ein instinktives Bedürfnis oder instinktiver Antrieb besteht, verantwortungsbewusst zu handeln, während Lebenserfahrungen, einschließlich manchmal spezifischer Anweisungen, für die Reifung dieses Instinkts – wie sie es für die anderen sechs Instinkte sind – essenziell sind. Wir beobachten dies sicherlich, wenn Tugendhafte Verantwortung durch beitragende Aktivitäten zum Ausdruck kommt.

Wir sehen die Übernahme von Verantwortung für das eigene Verhalten, was eine bedeutende Dimension der Tugendhaften Verantwortung ist, als in großem Maße verwurzelt in den Arten und Weisen, wie Eltern und andere Betreuer Kinder disziplinieren, um die Qualitäten von Selbstdisziplin, Verantwortung und Rechenschaftspflicht zu fördern. Wie wir in diesem Kapitel im Detail darlegen werden, haben wir in unserer klinischen Praxis oft das Schwächerwerden der Tugendhaften Verantwortung beobachtet, wenn gut gemeinte Eltern es versäumen, ihre Kinder für die Handlungen, die sie ausführen oder in die sie sich verwickeln lassen, zur Rechenschaft zu ziehen, oder wenn sie fehlgeleitete Bemühungen unternehmen, die gegen die Entwicklung dieses Instinkts arbeiten. Wenn dies geschieht, bleiben Kinder wahrscheinlich selbstzentriert und zeigen selten fürsorgliche, mitfühlende oder altruistische Verhaltensweisen. Das Versagen, die Tugendhafte Verantwortung zu entwickeln, wirkt sich auch negativ auf die anderen sechs Instinkte aus.

Was folgt, ist eine Zusammenfassung unserer Intervention mit den Eltern einer solchen Familie. Wir beschreiben unsere Arbeit detaillierter als bei den meisten anderen Charakterskizzen in diesem Buch, da sie zahlreiche Aspekte der Förderung der Instinkte von *Ausdauer* bei Kindern sowie Hindernisse aufzeigt, die manchmal überwunden werden müssen. Um der Klarheit willen präsentieren wir diese Geschichte als eine ausgedehnte Diskussion, obwohl unser tatsächlicher Dialog mit diesen Eltern über mehrere Sitzungen hinweg stattfand. Wir tun dies, um Ihnen zu helfen, die laufenden Interventionen leichter zu identifizieren und zu verstehen, die wir zur Unterstützung dieser Eltern eingesetzt haben, um immer effektiver in der Förderung Tugendhafter Verantwortung und der anderen sechs Instinkte bei ihren beiden Söhnen zu werden. Wir heben auch Wege hervor, wie man mit Kindern kommunizieren kann, um tief verwurzelte Verhaltensweisen, die der Entstehung von *Ausdauer* entgegenwirken, zu verringern. Wie Sie auch sehen werden, entsprechen einige der von uns beschriebenen Dynamiken denen der Lester-Familie, die wir im vorherigen Kapitel hervorgehoben haben.

Ein Porträt einer Familie in Not

Tim und Maryanne Fields kontaktierten uns auf Empfehlung des Schulberaters von Chip. Chip, ein Drittklässler, hatte Schwierigkeiten in der Schule und war kürzlich evaluiert worden, was zur Identifikation von Dyslexie und zur Qualifikation für sonderpädagogische Dienste führte. Was jedoch die Überweisung von der Beraterin auslöste, waren ihre Bedenken hinsichtlich Chips Unreife und der Schwierigkeiten seiner Eltern, Grenzen und Konsequenzen zu setzen. Die Beraterin bemerkte: „Chip hat Schwierigkeiten, sich mit den anderen Kindern zu verständigen. Er verhält sich oft albern und sagt häufig, die Schule sei dumm. Ich weiß, dass ein Teil davon mit seinen Lernproblemen zu tun hat, aber er jammert oft und gibt der Arbeit die Schuld."

Sie fuhr fort: „Sie werden feststellen, dass die Fields fürsorgliche, gutmeinende Eltern sind, aber sie scheinen verloren zu sein, wenn es darum geht, Grenzen zu setzen. Ich denke, was immer Chip will, bekommt er. Sie haben einen jüngeren Sohn, Will, in der ersten Klasse. Er kommt in der Schule zurecht, verhält sich seinen Klassenkameraden gegenüber angemessener als Chip, aber ich habe den Eindruck, dass die Fields beginnen, einige der gleichen Probleme bei der Grenzsetzung mit ihm zu haben, wie sie sie mit Chip haben."

Während unseres ersten Treffens mit Maryanne und Tim äußerten sie sofort Frustration und Verwirrung darüber, wie sie das sein könnten, was sie „effektive" Eltern nannten. Wir fragten uns, was sie mit „effektiv" meinten. Maryanne antwortete: „Wir wollen Wege finden, damit unsere Jungen uns zuhören, wenn wir sie bitten, etwas zu tun, zum Beispiel ihre Spielzeuge wegzuräumen, mit denen sie gerade gespielt haben, oder ihre schmutzige Wäsche nicht auf den Boden zu werfen oder ihre saubere Wäsche in ihre Schubladen zu räumen. Sie scheinen einfach nicht verantwortlich zu sein. Chip ist schlimmer als Will, aber Will scheint schlechte Gewohnheiten von seinem Bruder zu lernen."

Tim fügte hinzu: „Sie sind erst acht und sechs Jahre alt, aber sie scheinen die Chefs im Haus zu sein und entscheiden, was sie tun oder nicht tun werden. Wir können sie ein Dutzend Mal bitten, etwas zu tun. Nach einer Weile scheint es uns einfach leichter, das zu tun, was wir sie gebeten haben zu tun."

Wir fragten: „Wissen Chip und Will genau, was Sie von ihnen verlangen?"

Tim antwortete: „Ich denke, wir sind sehr spezifisch, zumindest die meiste Zeit. Wir sagen ihnen, dass sie ihre Spielzeuge im Familienzimmer aufheben und in die Spielzeugkiste legen oder dass sie ihre schmutzige Wäsche in den Wäschesack legen müssen."

„Könnten Sie uns ein Beispiel geben. Was passiert genau, wenn Sie sie bitten, ihre Spielzeuge aufzuheben?"

Maryanne antwortete: „Es ist erschöpfend. Wir sagen, bitte räumt eure Spielzeuge auf. Chip wird antworten, dass er mit Hausaufgaben beschäftigt ist, wenn er es offensichtlich nicht ist, oder er wird anfangen zu argumentieren, dass es keinen Grund gibt, warum sie die Spielzeuge aufräumen müssen, da sie morgen damit spielen werden. Manchmal wird er einfach aus dem Raum gehen, als ob er nicht gehört hätte, was wir zu sagen hatten. Wie ich schon sagte, es ist so erschöpfend, dass oft Tim oder ich die Spielzeuge oder Kleidung aufheben. Es ist einfach leichter für uns, das zu tun."

Tim mischte sich ein: „Ein Teil des Problems ist, oder zumindest ein Problem für mich, dass Chip Lernprobleme hat und ich manchmal nicht sicher bin, wie viel Druck ich auf ihn ausüben soll. Als Maryanne das Wort erschöpfend benutzte, muss ich zugeben, dass ich besorgt bin, dass Chip jeden Tag erschöpft von der Schule nach Hause kommt. Dann braucht er so lange, um seine Hausaufgaben zu erledigen, dass ich ihm nicht noch eine weitere Aufgabe aufbürden möchte, indem ich ihn bitte aufzuräumen. Und wenn wir Chip nicht bitten zu helfen, beschwert sich Will, dass er auch nicht helfen sollte. Bevor wir es wissen, liegt es an Maryanne und mir aufzuräumen."

Wir haben Mitgefühl gezeigt und gesagt: „Manchmal kann es schwierig sein zu wissen, welche Erwartungen wir an unsere Kinder stellen sollten, wenn es darum geht zu helfen, besonders wenn ein Kind in der Schule Schwierigkeiten hat. Um ein klareres Bild zu bekommen, welche Verantwortlichkeiten haben Chip und Will zu Hause?"

Maryanne und Tim sahen sich an und zuckten mit den Schultern. Maryanne sagte: „Im Moment eigentlich keine. Ich meine, sie sollen sich die Zähne putzen und sich waschen, aber sonst wenig. Während ich Ihnen das erzähle, hoffe ich, dass es nicht so klingt, als wären wir schreckliche Eltern. Wir lieben unsere Jungen, aber wir hatten Schwierigkeiten, ihnen zu helfen, verantwortungsbewusster zu sein. Außerdem, wie Tim wahrscheinlich erwähnen wird, fällt es ihm besonders schwer, ihnen etwas abzuschlagen."

Wir fragten: „Was meinen Sie damit?"

Tim sagte: „Wenn wir in einem Einkaufszentrum an einem Spielzeugladen vorbeigehen und sie ein Spielzeug wollen, sage ich ihnen, dass wir nicht zum Einkaufen von Spielzeugen ins Einkaufszentrum gekommen sind. Manchmal warne ich sie im Voraus, dass wir kein Spielzeug kaufen werden. Es spielt keine Rolle. Sobald wir im Einkaufszentrum sind, wird Chip immer wieder fragen und bitten und schließlich sage ich okay. Er ist unersättlich. Egal wie viel er hat, er will mehr. Es ist nicht überraschend, dass Will sein Verhalten auch kopiert. Es fällt mir schwer, ihnen etwas abzuschlagen."

„Was macht es so schwer? Was glauben Sie, würde passieren, wenn Sie ihnen etwas abschlagen und kein Spielzeug kaufen?"

Tim warf einen Blick auf Maryanne. „Maryanne und ich haben viel darüber gesprochen. Ich bin damit beschäftigt, ein Geschäft aufzubauen und muss viele Abende spät arbeiten. Wenn ich nach Hause komme, schlafen die Kinder bereits. Ich fühle mich schuldig, wenn ich spät arbeite und es Maryanne überlassen muss, sie ins Bett zu bringen. Ich fühle mich auch schuldig, dass ich nicht so für die Kinder da sein kann, wie ich es gerne wäre. Ich hatte eine sehr angespannte Beziehung zu meinem Vater und ich möchte nicht, dass das Gleiche zwischen mir und meinen Jungen passiert. Es mag albern klingen, aber ich befürchte, dass sie mir übel nehmen, wenn ich ihnen etwas abschlage. Wenn ich ihnen sage, dass ich ihnen kein Spielzeug oder sonst etwas kaufen werde, sagen sie sofort: ‚Du liebst mich nicht. Wenn du mich lieben würdest, würdest du kaufen, was ich will.' Wenn ich weiterhin Nein sage, fragen sie immer wieder nach, was immer sie auch wollen. Wir haben das Wort erschöpfend benutzt und das ist es. Schließlich gebe ich nach. Ich weiß, dass es nicht das Beste ist, was man tun kann, aber es beruhigt die Situation und es hält sie, besonders Chip, davon ab, mich zu beschuldigen, ihn nicht zu lieben."

Maryanne sagte: „Das ist erst vor ein paar Tagen passiert. Tim hat die Jungen mitgenommen, um Eis zu holen, und als sie zurückkamen, hatte jeder ein Spielzeug. Ich muss zugeben, dass ich das auch schon mal gemacht habe, aber bei Tim passiert es regelmäßiger. Manchmal scheint es einfach weniger mühsam nachzugeben."

Geister aus der Vergangenheit beeinflussen die Gegenwart

Maryanne und Tims zahlreiche Beispiele für ihr eigenes und das Verhalten ihrer Söhne bestätigten Tims frühere Beobachtung, dass Chip und Will „scheinbar die Chefs im Haus waren". Im weiteren Verlauf des Gesprächs wurde eine der Wurzeln von Maryannes Kämpfen deutlich, ihre Söhne zur Verantwortung zu ermutigen und zusätzlich Grenzen für bestimmte Verhaltensweisen zu setzen. Sie erzählte sehr emotional von den strengen disziplinarischen Techniken, die ihre Eltern anwandten, als sie ein Kind war, sowie von ihren als unrealistisch empfundenen Erwartungen an sie, „in allen Bereichen ihres Lebens erfolgreich zu sein". Sie äußerte: „Meine Eltern waren mehr an meinen Leistungen interessiert als daran, wie ich mich tatsächlich fühlte oder was mich interessierte. Ich hatte immer das Gefühl, dass je mehr ich in den Bereichen erreichte, die sie für wichtig hielten, wie gute Noten in der Schule und Erfolge im Sport, desto mehr würde sie das in den Augen anderer als gute Eltern erscheinen lassen. Ich erinnere mich an das erste Mal als Erwachsene, als ich von ‚bedingter Liebe' las, und alles, was mir einfiel, war, dass meine Eltern diese Art von Liebe mir gegenüber verkörperten."

Maryanne bezog dann diese Erfahrungen als Kind mit ihren Eltern auf ihr Verhalten als Mutter: „Ich wollte nicht, dass Chip und Will mich so sehen, wie ich meine Eltern gesehen habe. Wie Tim Ihnen erzählt hat, hatte er eine schwierige Beziehung zu seinem Vater und fühlt sich schuldig, weil er bis spät in den Abend arbeitet und nicht so oft zu Hause ist, wie er es für unsere Söhne gerne wäre. Mir ist klar, dass vieles von dem, was ich als Mutter tue, darauf abzielt zu vermeiden, dass Chip und Will mich als so hart und gleichgültig sehen, wie ich meine Eltern gesehen habe. Ich finde es traurig und frustrierend, dass wir in unserem Bestreben, bessere Eltern zu sein als unsere Eltern, zu weit gegangen sind und sie nicht für das verantwortlich gemacht haben, was sie tun oder nicht tun."

Es war offensichtlich, dass Maryanne und Tim im vergangenen Jahr zunehmend verärgert über ihre eigenen Handlungen und die ihrer Söhne waren, was sie dazu veranlasste, ihre Erziehungsstile genauer zu untersuchen. Angesichts ihrer Unsicherheit und Verzweiflung darüber, welche Veränderungen sie als Eltern vornehmen mussten, begrüßten sie tatsächlich den Vorschlag des Schulberaters, uns zu kontaktieren. Wir haben die Schwierigkeiten beobachtet, mit denen Maryanne und Tim konfrontiert waren, wie viele wohlmeinende Eltern, die in dem Bestreben, die Liebe ihrer Kinder zu gewinnen, dazu neigen, angemessene Erwartungen und Grenzen zu verringern und ihre Kinder nicht für die Erfüllung von Verantwortlichkeiten zur Rechenschaft zu ziehen. Nicht überraschend behindert ein solcher Erziehungsansatz das Wachstum der Tugendhaften Verantwortung.

Es ist wichtig zu bedenken, dass die Entwicklung der Tugendhaften Verantwortung auch beeinträchtigt wird, wenn die Erwartungen der Eltern übermäßig oder zu anspruchsvoll sind und die Konsequenzen für bestimmte Verhaltensweisen zu hart sind. Wenn Kinder sich gezwungen fühlen, bestimmte Verantwortlichkeiten zu übernehmen und unrealistische Erwartungen zu erfüllen, die von den Eltern gesetzt werden – wie Maryanne es mit ihren Eltern erlebt hat –, ist ein negativer Einfluss auf die Reifung aller sieben Instinkte der *Ausdauer* wahrscheinlich, insbesondere der Intrinsischen Motivation, Mitfühlenden Empathie und der Tugendhaften Verantwortung. Die Freude, die Kinder normalerweise bei der vollen Ausdrucksweise dieser Instinkte erleben, geht in einem Haushalt verloren, der von den negativen Emotionen dominiert wird, die das Zuhause der Fields durchdrangen.

Überlegung eines neuen Erziehungsansatzes

Nachdem Maryanne die unbeabsichtigten Folgen ihres und Tims Erziehungsansatzes beklagt hatte, interpretierten wir ihre Beobachtung als Wunsch, neue Erziehungsstrategien in Betracht zu ziehen, die sie möglicherweise annehmen könnten. Wir kommentierten: „Es kann sehr frustrierend sein, wenn Eltern gute Absichten haben, und doch scheint alles aus dem Ruder zu laufen. Es ist offensichtlich, dass Sie beide eine liebevolle Beziehung zu Chip und Will haben und Sie möchten auch, dass sie verantwortungsbewusster und rechenschaftspflichtiger werden. Eines unserer Ziele in der Arbeit mit Ihnen besteht darin, die besten Wege zur Erreichung dieser Ziele zu überlegen."

Maryanne sagte: „Ich schätze, was Sie gerade gesagt haben. Wir haben uns sehr bemüht, gute Eltern zu sein, und wir möchten herausfinden, wie wir das am besten machen können, da das, was wir bisher getan haben, nicht sehr effektiv war."

Unsere Arbeit mit Maryanne und Tim umfasste mehrere bemerkenswerte Themen. Im Rest dieses Kapitels werden wir diese Themen hervorheben, die alle damit zu tun hatten, dass sie effektivere Eltern wurden, indem sie Tugendhafte Verantwortung, Selbstdisziplin und Resilienz förderten. Bei der Schaffung einer Grundlage für unsere Arbeit mit den Fields und der Unterstützung von ihnen, sich beim Setzen von Grenzen und der Durchsetzung von Konsequenzen wohler zu fühlen, vermittelten wir eine wesentliche Botschaft, nämlich dass Kinder sich tatsächlich sicherer fühlen, wenn Eltern realistische Richtlinien und Konsequenzen für ihr Verhalten setzen und sie zur Rechenschaft ziehen.

In einer leichteren Stimmung warnten wir: Wenn Eltern diesen Ansatz übernehmen, sollten sie nicht erwarten, dass ihre Kinder plötzlich zu ihnen sagen: „Wir wissen, dass es daran liegt, dass Sie uns lieben und uns beibringen, verantwortungsbewusster zu sein, wenn Sie Grenzen setzen und uns bitten, bestimmte Dinge zu tun, wie unser Zimmer zu putzen. Deshalb möchten wir Ihnen danken und Ihnen mitteilen, dass wir all Ihren Anforderungen nachkommen werden." Natürlich warnen wir auch Eltern, dass sie sich Sorgen machen sollten, was ihre Kinder vorhaben, wenn Kinder tatsächlich diese Worte aussprechen!

Humor, wenn er zur richtigen Zeit und mit Respekt angewendet wird, kann sehr effektiv sein, um angespannte Momente zu mildern. Unsere Absicht, ein wenig Heiterkeit einzuführen, besteht darin, dass Eltern offener dafür sind, eine ernsthafte Botschaft zu hören. Wir betonen, dass es, um ein „guter" Elternteil zu sein, erforderlich ist, dass wir lernen, es zu ertragen, wenn unsere Kinder vorübergehend verärgert oder wütend auf uns sind, wenn wir Grenzen setzen oder sie bitten, bestimmte Verantwortlichkeiten zu erfüllen, insbesondere wenn wir wissen, dass diese Grenzen und Verantwortlichkeiten fair, vernünftig und in ihrer Leistungsfähigkeit liegen. Eltern, die von Unsicherheit und Schuldgefühlen belastet sind, wie Maryanne und Tim, werden manchmal fast gelähmt, wenn sie versuchen, Richtlinien und Konsequenzen festzulegen und durchzusetzen.

Um Eltern darauf vorzubereiten, neue Skripte für die Interaktion mit ihren Kindern anzuwenden, haben wir es als hilfreich empfunden, nicht nur einige konkrete Vorschläge zu machen, was sie sagen könnten, sondern auch die möglichen Reaktionen ihrer Kinder zu antizipieren. Diese „Vorbereitung" mit Eltern beinhaltet die Kommunikation mehrerer wichtiger Botschaften, die offensichtlich erscheinen mögen, aber notwendig sind, um mögliche Hindernisse zu überwinden, die auftreten können, wenn Eltern versuchen, neue Ziele zu erreichen. Eine Botschaft, die wir oft vermitteln, ist, nicht zu versuchen, den gesamten Erziehungsstil und die Erwartungen auf einmal zu ändern. Stattdessen ist es klüger, sich auf ein herausforderndes Kindesverhalten zu konzentrieren. Ein zweiter Punkt, den viele Eltern als sehr hilfreich berichteten, ist, nicht zu erwarten, dass eine Änderung ihres Verhaltens sofort zu einer Änderung des Verhaltens ihrer Kinder führt. Wir haben sogar Eltern „gewarnt", dass manchmal das Verhalten eines Kindes sich verschlechtern könnte als Reaktion auf die Veränderungen, die Eltern vornehmen – fast so, als würde das Kind die Entschlossenheit der Eltern testen, den neuen Kurs beizubehalten.

Das Üben von Grenzen setzen

Mit diesen Punkten im Hinterkopf diskutierten wir Schritte, die Maryanne und Tim einleiten könnten, wenn Chip und Will weiterhin ein Spielzeug verlangen, nachdem ihnen im Voraus gesagt wurde, dass sie ein solches Geschenk nicht erhalten würden. In unseren Sitzungen mit ihnen haben wir ein neues Skript „geübt", das sie in ihren Interaktionen mit ihren Söhnen annehmen könnten. Solche Proben erweisen sich oft als sehr effektiv. Eltern, die darum kämpfen, ihren Ansatz mit ihren Kindern zu ändern, sind optimistischer über das Ergebnis ihrer Bemühungen, wenn sie ein spezifisches Verständnis dafür haben, was sie sagen sollen. Maryanne und Tim genossen dieses Rollenspiel. Sie lernten, ihren Söhnen zu kommunizieren, dass die Antwort, egal wie oft sie nach einem Geschenk fragten oder dafür schrien, immer „Nein" bleiben würde. Sie übten auch, dass sie, wenn die Jungen beharrten, in ruhiger Stimme sagen würden: „Es ist jetzt Zeit, nach Hause zu gehen." Wie jeder Elternteil bestätigen kann, so einfach diese Aktion auch scheinen mag, sie ist leichter gesagt als getan. Mit unserer Ermutigung hielten sie jedoch an ihrem vereinbarten Weg fest, mit, wie Tim es beschrieb, „gelegentlichen Aussetzern".

Nicht überraschend spielten Chip und Will die „Du-liebst-mich-nicht"-Karte aus. Maryanne und Tim waren gut vorbereitet und antworteten: „Es tut uns leid, dass du so fühlst. Wir lieben dich, aber das bedeutet nicht, dass wir dir alles kaufen, was du willst." Tim teilte uns mit einiger Freude mit, dass sie, um „die Dinge ein wenig aufzupeppen", begannen, andere Kommentare zu ihren vorgeschriebenen Zeilen hinzuzufügen wie: „Hoffentlich wird irgendwann etwas von deiner Liebe zurückkehren." Maryanne berichtete: „Wir haben tatsächlich Chips Antwort erwartet: ‚Nein, ich werde dich nie wieder lieben.' Wir haben ruhig gesagt: ‚Das liegt bei dir, aber vielleicht ändert sich irgendwann etwas.'"

„Glaubst du, wir nerven dich?"

Tim und Maryanne sagten auch voraus, dass Chip sie beschuldigen würde, ihn zu nerven, wenn sie ihn daran erinnerten, etwas zu tun. Sie fragten sich, wie sie auf diesen Vorwurf reagieren könnten. Wir antworteten, dass es beim Fördern von Verantwortung bei Kindern wichtig ist, ihnen die Möglichkeit zu geben, Lösungen vorzuschlagen. Dies stärkt das Gefühl der Eigentümerschaft für ihr Verhalten. Wie wir in Kap. 4 beim Beschreiben des Instinkts der Intrinsischen Motivation diskutiert haben, sind Kinder eher bereit, Aktivitäten zu beginnen und durchzuführen, bei denen sie das Gefühl haben, einen Beitrag geleistet zu haben. In Übereinstimmung mit dieser Richtlinie sagten wir Maryanne und Tim, dass eine unserer bevorzugten Strategien, die auch eine humorvollere Seite beinhaltet und die wir auch in Kap. 4 hervorgehoben haben, darin besteht, unsere Kinder zu fragen: „Glaubst du, wir nerven dich?"

Fast alle Eltern sehen bei dieser Empfehlung verwirrt aus. Wie viele von ihnen behauptet haben: „Sie werfen mir ständig vor, dass ich sie nerve. Warum sollte ich ihnen diese Frage stellen? Ich weiß bereits, was sie sagen werden. Warum die Büchse der Pandora noch weiter öffnen?" Nicht überraschend brachten Maryanne und Tim diesen Punkt vor.

Wir fragten: „Wenn sie Sie beschuldigen, sie zu nerven, wie reagieren Sie normalerweise?"

Maryanne antwortete: „Wir sagen oft zu Chip und Will: ‚Wir müssten euch nicht nerven, wenn ihr einfach das tun würdet, was ihr tun sollt.'" Sie lächelte, weil sie unsere Folgefrage erwartete. „Ich wette, ihr werdet fragen, ob diese Antwort die Situation verbessert hat."

Wir erwiderten das Lächeln und sagten: „Wie haben Sie das erraten? Also wenn es Ihnen nichts ausmacht, könnten wir genauso gut die Frage stellen: Ist es hilfreich, wenn Sie ihnen sagen, dass sie Sie nicht nerven würden, wenn sie sich so verhalten würden, wie Sie es sich wünschen?"

Maryanne antwortete: „Nein, es hat ihr Verhalten sicherlich nicht verändert. Sie tun immer noch nicht, was wir verlangen. Aber Tim und ich sind uns nicht sicher, was wir tun sollen."

Wir stellten fest: „Nun, lassen Sie uns Ihnen sagen, warum wir vorschlagen, die Kinder zu fragen, ob wir sie nerven."

Tim äußerte: „Bitte lassen Sie es uns wissen."

„Wenn Sie Ihre Kinder fragen, ob sie das Gefühl haben, dass sie Sie nerven, und sie mit dem vorhersehbaren ‚Ja' antworten, könnten Sie anstelle zu sagen, dass sie nicht nerven würden, wenn sie ihre Verantwortung erfüllen würden, sagen: ‚Ich bin froh, dass ich dich gefragt habe. Ich möchte wirklich nicht als nervig rüberkommen. Also würde ich wirklich gerne mit dir herausfinden, wie du und ich unsere Verantwortung erfüllen können, ohne dass irgendein Nerven stattfindet.'"

Sowohl Maryanne als auch Tim sahen skeptisch auf diesen Vorschlag. Tim fragte sich: „Kann das wirklich funktionieren?"

Wir sagten: „Vielleicht nicht die ersten paar Male, aber Eltern haben uns erzählt, dass es schließlich einen Dialog mit ihren Kindern über Verantwortlichkeiten und wie man sie erfüllt, eröffnet. Und wir könnten einen weiteren verwandten Vorschlag hinzufügen, von dem Eltern uns gesagt haben, dass er hilfreich war."

Tim antwortete: „Wir hören zu."

„Das heißt, den Kindern zu sagen, nachdem Sie sich auf bestimmte Erwartungen geeinigt haben: ‚Wir denken, dass ihr euch daran erinnern werdet, was von euch erwartet wird, genauso wie wir versuchen werden uns daran zu erinnern, was von uns erwartet wird, aber für den Fall, dass wir es vergessen sollten, möchten wir, dass ihr uns so daran erinnert.' Dann würden Sie ihnen ein paar Möglichkeiten nennen, wie Sie daran erinnert werden möchten. Und dann können Sie zu ihnen sagen: ‚Falls ihr vergessen solltet, etwas zu tun, wie möchtet ihr, dass wir euch daran erinnern?' Kinder sind eher bereit, Ihnen zu sagen, wie sie daran erinnert werden möchten, wenn Sie ihnen zuerst sagen, wie Sie daran erinnert werden möchten. Und natürlich, wenn sie Ihnen gesagt haben, wie Sie sie daran erinnern sollten, wenn sie vernachlässigen, etwas zu tun, sind sie weniger geneigt, das, was Sie sagen, als Nörgeln abzutun, da es ihre Idee war, wie man erinnert wird."

Maryanne äußerte: „Das ist eine wirklich interessante Idee. Mein erster Gedanke ist, dass Chip und Will in ihrem jungen Alter durchschauen werden, was wir tun, und das Gefühl haben werden, dass wir Psychologie auf sie anwenden oder sie manipulieren und sagen: ‚Das ist eine alberne Idee.' Aber mein nächster Gedanke ist, dass es tatsächlich funktionieren könnte, besonders wenn wir uns auch an die Grenzen halten, die wir gesetzt haben."

Wir lächelten: „In gewisser Weise beinhaltet das, was wir vorschlagen, die Anwendung psychologischer Prinzipien, aber nicht um Chip und Will zu manipulieren, sondern tatsächlich um ihnen zu helfen, verantwortungsbewusster und selbst disziplinierter zu werden. Sie haben sich so sehr daran gewöhnt, auf eine bestimmte Weise zu handeln, und leider war diese Art nicht hilfreich für ihre Entwicklung. Der Zweck der Strategien, die wir gerade besprochen haben, besteht darin, Ihr übliches Skript zu ändern, damit sie vielleicht ihres ändern. Wie wir betont haben, sagen wir nicht, dass diese Strategien sofort funktionieren werden, aber basierend auf unserer Erfahrung mit anderen Eltern haben sie schließlich dazu beigetragen, das Verhalten vieler Kinder zu ändern."

Tugendhafte Verantwortung, Zusammenarbeit und mitwirkende Aktivitäten

Wir setzten fort: „Es gibt ein verwandtes Thema, das wir mit Ihnen besprechen möchten. Wir glauben, dass einer der Faktoren, die Kindern helfen, kooperativer und widerstandsfähiger zu werden, darin besteht, dass wir ihnen Möglichkeiten geben, anderen zu helfen."

Tim unterbrach: „Ich wünschte, sie wären hilfsbereiter. Sie scheinen uns nicht zu hören, wenn wir sie bitten, hilfsbereiter zu sein, selbst wenn wir, wie bereits erwähnt, etwas so Einfaches wie das Aufräumen ihrer Spielsachen oder das Weglegen ihrer Kleidung verlangen. Deshalb machen Maryanne und ich es oft für sie."

Wir sagten, „Wir wissen, dass es oft viel einfacher erscheint, Dinge für unsere Kinder zu erledigen. Wenn wir das tun, gibt es weniger Ärger und die Aufgaben werden erledigt. Aber versetzen wir uns in die Lage Ihrer Söhne. Wenn Sie für sie tun, wofür sie verantwortlich sein sollten, was glauben Sie, erleben sie dann?"

Maryanne antwortete: „Das klingt wie eine sehr einfache Frage, aber ich habe sie noch nie ganz so betrachtet. Sie könnten denken, warum sollten wir überhaupt etwas tun? Wenn wir lange genug warten, werden unsere Eltern es für uns tun."

„Das scheint eine gute Vermutung zu sein. Daher möchten wir eine weitere Frage stellen. Wenn Sie für sie tun, was sie tun sollten, was haben sie dann von Ihnen gelernt?"

Maryanne sagte: „Sehr wahrscheinlich ist, dass sie nicht verantwortlich sein müssen, um zu helfen, oder dass sie nicht für das verantwortlich sein müssen, was in unserem Haus passiert, da wir da sind, um ihnen aus der Patsche zu helfen."

„Das sind sehr scharfsinnige Beobachtungen. Basierend auf allem, was Sie uns erzählt haben, ist diese Art von Verhalten nicht das, was Sie bei Ihren Kindern sehen möchten. Und wir möchten dieser Diskussion noch eine weitere Dimension hinzufügen."

Tim sagte: „Wir sind gespannt, was Sie zu sagen haben."

„Wir sind der Meinung, dass ein Teil der Verantwortung nicht nur darin besteht, für das eigene Handeln verantwortlich zu sein, sondern auch anderen zu helfen." Wir beschrieben unsere Perspektive über Mitfühlende Empathie und die Überzeugung, dass Kinder mit einem inneren Antrieb zur Hilfsbereitschaft geboren werden. Dies führte zu einer Diskussion darüber, wie dieser Antrieb am besten gefördert werden kann. Maryanne und Tim waren es so gewohnt, dass ihre Söhne nicht hilfsbereit waren, dass es für sie schwierig war, sich an Zeiten zu erinnern, in denen sich dieser Antrieb zeigte.

Wir rieten, dass die Hauptbotschaft lauten sollte: „Wir brauchen deine Hilfe" statt „Denk daran, deine Aufgaben zu erledigen." Wie wir oft an Eltern weitergegeben haben, sind die meisten Kinder, und wir könnten hinzufügen Erwachsene, nicht begeistert davon, „Aufgaben" zu erledigen, aber wenn diese Aufgaben als Möglichkeiten zur Hilfsbereitschaft dargestellt werden, steigt das Maß an Zusammenarbeit erheblich. Wir schlugen Maryanne und Tim vor, dass sie klar definieren sollten, welche Hilfe sie von ihren Söhnen benötigen, damit die Dinge zu Hause reibungsloser ablaufen. Wir sagten, dass ähnlich wie bei unserem Vorschlag, Chip und Will zu fragen, wie sie daran erinnert werden möchten, wenn sie etwas vergessen (nachdem Maryanne und Tim ihren Söhnen gesagt hatten, wie sie erinnert werden möchten), der gleiche Ansatz in Bezug auf vereinbarte Wege zur Hilfsbereitschaft verwendet werden könnte. Das heißt, wie jedes Mitglied der Familie ein anderes Mitglied erinnern könnte, sollte eine hilfreiche Aufgabe nicht erledigt werden.

Natürliche und logische Konsequenzen

An diesem Punkt unserer Elternberatung begannen wir, spezifische Disziplinrichtlinien mit Maryanne und Tim zu teilen, die wir in unseren Büchern *Resiliente Kinder erziehen* und *Ein selbstdiszipliniertes Kind erziehen* detailliert beschrieben haben. Wie wir in Kap. 1 dieses Buches schrieben, ist Selbstdisziplin eng mit Ausdauer und Resilienz verbunden. Obwohl Maryanne und Tim die Begriffe „natürliche" und „logische" Konsequenzen gehört hatten, waren sie daran interessiert, ein klareres Bild von diesen Konzepten zu bekommen und wie sie auf ihre Interaktionen mit Chip und Will angewendet werden könnten.

Wir drückten aus, dass eine wichtige Elternaufgabe darin besteht, Kindern zu lehren, dass es Konsequenzen für ihr Verhalten gibt und dass diese Konsequenzen weder hart noch willkürlich sind und dass sie so weit wie möglich auf Gesprächen basieren, die ihre Eltern mit ihnen geführt haben. Wir stellten fest, dass natürliche und logische Konsequenzen sehr effektiv sein können, insbesondere wenn die Situation nicht die Sicherheit des Kindes oder die Sicherheit anderer bedroht.

Wir erklärten dann die Unterschiede zwischen natürlich und logisch und wie beide dazu dienen können, Kindern ein Gefühl von Verantwortung und Rechenschaftspflicht zu vermitteln. Natürliche Konsequenzen sind solche, die aus den Handlungen eines Kindes resultieren; Eltern müssen sie nicht durchsetzen, weil sie natürlich aus dem Verhalten des Kindes folgen. Als Beispiel erzählten wir ihnen, was eine Mutter in einem unserer Workshops berichtete. Sie beschrieb eine Situation, in der ihre neunjährige Tochter an einem kühlen Tag zum Spielen hinausging. Diese Mutter führte eine hitzige Diskussion mit ihrer Tochter über das Tragen von Handschuhen. Schließlich erkannte sie, dass dies keine Sicherheitsfrage war, dass ihre Tochter ihre Hände entweder in ihre Jacke stecken oder irgendwann ins Haus kommen würde, um Handschuhe zu holen, wenn die Hände ihrer Tochter kalt würden. Etwa 30 Minuten nachdem sie draußen war, kam das

Mädchen herein und holte ihre Handschuhe und sagte ihrer Mutter, dass die Temperatur sehr schnell gesunken sei, seitdem sie draußen war, ein offensichtlicher gesichtswahrender Kommentar, der von ihrer Mutter weise akzeptiert wurde.

Ein weiteres Beispiel für eine natürliche Konsequenz, das wir mit Maryanne und Tim teilten, war eine Situation, in der ein Vater seinem Sohn einen neuen Baseballhandschuh und etwas Öl zum Einreiben des Handschuhs kaufte, um das Leder weich zu halten. Er sagte seinem Sohn, dass das Weichmachen des Handschuhs das Fangen eines Balls erleichtern würde. Sein Sohn vernachlässigte dies und im nächsten Little-League-Spiel ließ er zwei Würfe fallen, teilweise wegen der Steifheit des Handschuhs. Motiviert durch seine eigene und die Enttäuschung seiner Teamkollegen über die beiden Fehler, trug er das Öl sofort auf, als er nach dem Spiel nach Hause zurückkehrte.

Während sich logische Konsequenzen manchmal mit natürlichen Konsequenzen überschneiden, beinhalten die ersteren typischerweise eine Handlung seitens der Eltern als Reaktion auf das Verhalten eines Kindes. Wir erzählten Maryanne und Tim von Eltern eines 11-jährigen Jungen, der jeden Morgen zu spät kam, um sich für die Schule fertig zu machen, und dann, wenn er den Schulbus verpasste, retteten sie ihn immer, indem sie ihn zur Schule fuhren. Seine Verspätung war nicht das Ergebnis von Unordnung oder Unaufmerksamkeit, sondern eine Folge seines Wunsches, von seinen Eltern zur Schule gefahren zu werden. Wenn Unordnung oder Unaufmerksamkeit beteiligt gewesen wären, hätten diese Eltern erkannt, dass sie ihm bei diesen Problemen helfen müssten, dass sie durch das Fahren zur Schule aus welchem Grund auch immer zu seiner mangelnden Verantwortung und zu seiner fortgesetzten Verspätung beitrugen. Sie sagten ihrem Sohn, dass er, wenn er nicht bereit wäre, wenn der Bus kam, die Wahl hätte, zur Schule zu laufen (ein sicherer 15-minütiger Spaziergang) oder zu Hause zu bleiben. Sie fühlten sich wohl bei dieser letzten Wahl, da sie wussten, dass er in die Schule gehen wollte; offensichtlich wäre die gleiche Wahl nicht klug, wenn das Kind nicht zur Schule gehen wollte. Sie diskutierten auch mit ihm, wie er sicherstellen könnte, dass er rechtzeitig fertig war, wissend, dass er dazu in der Lage war.

Nicht überraschend, auch mit all diesen Diskussionen und Vorbereitungen, war ihr Sohn zu spät für die Schule. Er flehte seine Eltern an, ihn zur Schule zu fahren, versicherte ihnen, dass es nicht wieder vorkommen würde, aber sie blieben angemessen fest und er musste zur Schule laufen. Seine Lehrerin vermerkte, dass er zu spät war. Es war das letzte Mal, dass er zu spät für den Bus war.

Ein weiteres Beispiel, das wir Maryanne und Tim beschrieben, ist vielen Eltern bekannt. Eltern erinnerten ihren neunjährigen Sohn daran, sein Fahrrad am Ende des Tages in die Garage zu stellen. Sie sagten, dass es, wenn es draußen gelassen würde, leicht gestohlen oder in einem Regensturm beschädigt werden könnte. Sie wurden schließlich müde von diesen Erinnerungen und sagten ihrem Sohn, dass es seine Verantwortung wäre, sich zu erinnern. Der Junge ließ das Fahrrad draußen und leider wurde es gestohlen. Der Junge war sehr aufgebracht und bat seine Eltern, ihm ein neues zu kaufen. Die Eltern erwiderten nicht: „Wir haben es dir gesagt", sondern sagten zu ihrem Sohn, dass es seine Verantwortung wäre, Geld aus seinen Ersparnissen zu nehmen, um ein neues Fahrrad zu kaufen. Sie boten auch eine Reihe von Möglichkeiten für ihren Sohn, etwas Geld für das Fahrrad zu verdienen, einschließlich zusätzlichem Laubharken im Herbst.

Nachdem wir diese Beispiele gegeben hatten, untersuchten wir dann mit Maryanne und Tim die natürlichen und logischen Konsequenzen, die sie möglicherweise verwenden könnten, um ihren Söhnen Verantwortung beizubringen. Sie kamen sofort mit zwei eigenen Strategien auf, die unsere früheren Diskussionen über „Nörgeln" und das Auflisten von Erinnerungsmöglichkeiten ergänzen sollten. Eine davon beinhaltete, den Jungen zu sagen, dass die Wahl bei ihnen liegt: Wenn ihre Spielzeuge nicht aufgeräumt werden, wären die Spielzeuge am nächsten Tag nicht für sie zum Spielen verfügbar. Die zweite Strategie war: Wenn die Jungen ihre Kleidung auf den Boden warfen, anstatt sie in den Wäschekorb zu legen, sie auf dem Boden bleiben und nicht gereinigt werden würde. Obwohl dies zwei Konsequenzen waren, die Maryanne und Tim schnell bedacht hatten, äußerten sie dann Skepsis hinsichtlich ihrer Wirksamkeit und fragten sich, ob es ihren Söhnen nichts ausmachen würde, wenn ihre Spielzeuge nicht verfügbar wären oder sie keine saubere Kleidung hätten. Sie beschlossen jedoch, mit diesen beiden Strategien fortzufahren und aus dem Ergebnis ihrer Bemühungen zu lernen.

Nach einem „Test" der Spielzeuge und zwei „Tests" der schmutzigen Kleidung beschwerten sich Chip und Will, dass ihre Eltern nicht fair seien, und fügten ihren alten Refrain hinzu: „Ihr liebt uns nicht." Zu Maryannes und Tims Überraschung und Freude griffen sie nicht auf weitere Tests zurück. Tim bemerkte: „Ich weiß nicht, warum wir in der Vergangenheit diese Grenzen nicht gesetzt haben. Die Konsequenzen, die wir eingeführt haben, waren sicherlich effektiver, als wir erwartet hatten."

Die Gefahr niedriger Erwartungen an verantwortungsvolles Handeln

Wir haben auch die Auswirkungen von Chips Legasthenediagnose angesprochen. Wir schlugen Maryanne und Tim vor, dass es immer wichtig ist, die Bedenken und Kämpfe eines Kindes wie das Lesenlernen von Chip zu berücksichtigen, es aber genauso wichtig ist, die Erwartungen nicht unter die Fähigkeiten eines Kindes zu setzen. Wir diskutierten, dass die Erwartung, dass Chip bestimmte Verantwortlichkeiten nicht erfüllen könnte, ihm tatsächlich die Botschaft vermitteln könnte, dass sie nicht glaubten, dass er in der Lage sei, diese Verantwortlichkeiten erfolgreich zu bewältigen. Eine solche Situation könnte zu einer Denkweise voller Selbstzweifel führen und ein Kind dazu veranlassen, sich eher von Herausforderungen und Verantwortlichkeiten zurückzuziehen, als sich mit ihnen zu konfrontieren. Wir versicherten ihnen, dass sie, wenn sie feststellten, dass bestimmte Erwartungen über Chips Fähigkeiten hinausgingen, diese Erwartungen anpassen könnten, anstatt sie für ihn zu erfüllen. Darüber hinaus waren wir der Meinung, dass die Verantwortlichkeiten, die sie festgelegt hatten, gut in Chips Fähigkeiten lagen.

In Zusammenhang mit Chips Anstrengungen beim Lesen diskutierten wir eine weitere prominente Dynamik, nämlich seine Neigung, die Verantwortung für die Verbesserung seiner Lesefähigkeiten und Kenntnisse nicht zu übernehmen und andere für seine Anstrengungen beim Lernen zu beschuldigen. Dieser Mangel an Verantwortung könnte darauf zurückgeführt werden, dass Chip glaubte, dass er nicht sehr klug wäre und dass er nicht glaubte, dass er jemals effektiv lesen lernen würde. Anstatt eine konstruktivere Art des Umgangs zu wählen wie die Annahme von Hilfe von einem Lesetutor, ging er mit seinen Selbstzweifeln und seinem Gefühl der Hilflosigkeit in der Weise um, dass er sagte, dass „lesen dumm ist" oder dass „der Lehrer kein guter Lehrer ist".

Maryanne und Tim fragten sich, wie sie Chip am besten ermutigen könnten, mehr Verantwortung für sein Lernen und für das, was in der Schule passierte, zu übernehmen. Wir boten unsere Perspektive an, dass Chips scheinbarer Mangel an Verantwortung größtenteils seine Art war, mit einer Situation umzugehen, von der er glaubte, dass sie nicht geändert werden könnte, nämlich dass er nie lesen lernen würde. Darüber hinaus nahm er die Schule als eine Umgebung wahr, die den Fokus auf seine Defizite und nicht auf seine Stärken legte. Wir stellten fest: „Es ist beängstigender, die Verantwortung für eine Situation zu übernehmen, wenn man glaubt, dass man nichts tun kann, um sie zu verbessern. Ein Verlust der Hoffnung löst oft den Wunsch aus, vor einem Problem zu fliehen, anstatt sich damit zu konfrontieren."

Maryanne und Tim fragten sich, ob etwas getan werden könnte, um die Hoffnung in ihrem älteren Sohn wiederzubeleben. Wir schlugen eine Reihe von möglichen Interventionen vor, um Chip die Schule und das Lesen positiver erleben zu lassen, und bemerkten: „Wir glauben, dass er eher bereit sein wird, Lesehilfe anzunehmen, wenn er sich in der Schule wohler fühlt und wenn er glaubt, dass es für ihn möglich ist, seine Lesefähigkeiten und Fähigkeiten zu verbessern. Ihm einfach zu sagen, dass er lesen lernen kann, obwohl es ermutigend klingen mag, wird nicht effektiv sein, solange er sich so besiegt fühlt."

Interventionen zur Stärkung der Hoffnung im schulischen Umfeld

Wir kehrten zu unserer früheren Diskussion über „beitragende Aktivitäten" und Möglichkeiten zurück, diese Strategie mithilfe und Unterstützung des Schulberaters in der Schule einzuführen. Zwei spezifische Aktivitäten wurden initiiert, eine davon beinhaltete, dass Chip einem Schulhausmeister dabei half, nach dem Mittagessen für etwa 10 Minuten aufzuräumen. Chip mochte diesen Hausmeister. Der Hausmeister mochte Chip und lobte seine Arbeit. Er sagte Chip, dass er froh sei, dass er seine Pflichten erfüllte, ohne daran erinnert werden zu müssen. Der letzte Kommentar war für Chips Eltern sehr beruhigend – ein Beweis dafür, dass Chip lernen konnte, verantwortungsbewusster zu sein. Darüber hinaus bot diese Arbeit mit dem Hausmeister eine erste Quelle positiver Emotionen in der Schule.

Die zweite Aktivität ist eine, die wir bei vielen Schülern mit Lernproblemen angewendet haben. Chip wurde gebeten, zweimal pro Woche für 10 Minuten sehr kurze Geschichten zwei Kindergartenkindern vorzulesen. Drei andere Schüler in seiner Klasse wurden gebeten, dasselbe mit anderen Kindergartenkindern zu tun, damit Chip nicht dachte, er würde herausgepickt. Ihm und den drei Mitschülern in seiner Klasse wurde von seiner Lehrerin mitgeteilt, dass die Kindergartenlehrerin es „lieben" würde, wenn ein älterer Schüler den Schülern in ihrer Klasse vorliest.

Chip zögerte zunächst, diese Einladung anzunehmen, wahrscheinlich aufgrund seiner negativen Gefühle, ein schlechter Leser zu sein. Als er jedoch das Buch sah, das er lesen sollte, stellte er fest, dass er den gesamten Text lesen konnte. Er begann schnell, diese Aktivität zu genießen, insbesondere angesichts der begeisterten Reaktion der beiden Kindergartenkinder, wenn er ihnen vorlas. Ein direkter Nutzen war, dass das Lesen mit positiven Emotionen verbunden wurde und er zunehmend bereit war, Lesenachhilfe für sich selbst zu akzeptieren. Die Tutorin stellte ihre Arbeit teilweise als eine Möglichkeit dar, Chip zu helfen, ein effektiverer Leser zu werden, damit er irgendwann seinen beiden Kindergartenkindern „höherwertige" Bücher vorlesen könnte.

Wir sahen Maryanne und Tim über ein Jahr lang wöchentlich. Als sich die Dinge verbesserten, wechselten wir zu alle zwei Wochen und dann einmal im Monat. Die Fields fanden es hilfreich, in Kontakt zu bleiben und alle paar Monate ein Update zu geben. Wir ermutigen Eltern, uns regelmäßig Updates und Fragen per E-Mail zu senden. Wir haben festgestellt, dass E-Mails ein effektiver Weg für Eltern sind, ihre Sorgen über ihre Kinder zu teilen und auch die Erfolge, die sie beobachtet haben. Darüber hinaus hilft das Aufbewahren und Wiederlesen der E-Mails über mehrere Jahre, die erzielten Fortschritte ins Rampenlicht zu rücken. Die Fields berichteten, dass abgesehen von einigen kurzen „Hicksern" die Dinge seit unserem letzten Treffen größtenteils reibungslos verliefen. Sie glaubten, dass sie effektivere Eltern geworden waren und dass Chip und Will verantwortungsbewusstere, fürsorglichere Kinder geworden waren.

Eine kurze Zusammenfassung unserer Interventionen

Wir schrieben früher in diesem Kapitel, dass wir uns entschieden haben, unsere Interventionen mit Maryanne und Tim detaillierter zu beschreiben als andere Charakterskizzen in diesem Buch, da die Themen eine Reihe von sehr spezifischen Strategien zur Stärkung nicht nur des Instinkts der Tugendhaften Verantwortung, sondern auch mehrerer anderer Instinkte umfassten. Zusammenfassend haben wir die folgenden fünf Schlüsselpunkte zur Beschreibung der erforderlichen Maßnahmen für die Tugendhafte Verantwortung und alle Instinkte der *Ausdauer* behandelt, die gefördert werden sollen. Nehmen Sie sich ein paar Minuten Zeit, um über zwei oder drei Möglichkeiten nachzudenken, wie Sie diese in Ihrer Familie verstärken können:

1. Kommunizieren Sie realistische Erwartungen an Ihre Kinder.
2. Schaffen Sie Möglichkeiten für Ihre Kinder zu lernen, verantwortlich und rechenschaftspflichtig für ihre Handlungen zu sein und andere nicht zu beschuldigen, wenn ihre Verantwortlichkeiten nicht erfüllt werden.
3. Bieten Sie Ihren Kindern Erfahrungen an, um zu lernen, dass Verantwortung auch das Bereichern des Lebens anderer beinhaltet (ein Merkmal, das eng mit Mitfühlender Empathie verbunden ist).
4. Leben Sie Ihren Kindern vor, dass sie auch bei Angst vor Hindernissen oder Rückschlägen ihre Ziele und Verantwortlichkeiten weiterverfolgen und solche Herausforderungen als Möglichkeiten für Wachstum und Lernen sehen.
5. Wenden Sie Formen der Disziplin an, die Selbstdisziplin und Verantwortung in Ihren Kindern fördern, indem Sie auf Techniken wie natürliche und logische Konsequenzen setzen.

Vier Personen

Es gibt eine Fabel über vier Personen namens Jeder, Jemand, Irgendjemand und Niemand. Es gab eine wichtige Aufgabe zu erledigen und Jeder wurde gebeten, sie zu erledigen. Jeder war sicher, dass Jemand es tun würde, also tat er es nicht. Irgendjemand hätte es tun können, aber dann tat es Niemand. Jemand wurde darüber wütend, weil es Jedermanns Aufgabe war. Jeder dachte, Irgendjemand könnte es tun, aber Niemand erkannte, dass Jeder es nicht tun würde. Am Ende gab Jeder Jemandem die Schuld, als Niemand tat, was Irgendjemand hätte tun können!

Wie diese Fabel zeigt, ist Tugendhafte Verantwortung ein komplizierter Instinkt, der durch viele Variablen definiert ist. Wie ein Kind, mit dem wir gearbeitet haben, bemerkte: „Ich erzähle gerne jedem, wenn ich etwas Gutes getan habe, aber wenn ich etwas Schlechtes tue, warum sollte ich dann wollen, dass jemand es weiß, ich werde nur bestraft." Wir alle neigen dazu, manchmal das Vermeiden von Verantwortung mit dem Vermeiden negativer Konsequenzen zu assoziieren. Wenn Sie die positive Natur der Tugendhaften Verantwortung wirklich verstehen, können Sie die Möglichkeit verringern, dass Ihre Kinder negative Assoziationen mit Verantwortung und Rechenschaft entwickeln. Stattdessen können Sie diesen Instinkt auf die gesunden Weisen fördern, die wir beschrieben haben.

Kapitel 9
Gemessene Fairness

In Kap. 2 fragten wir, wie oft haben Sie Kinder protestieren hören: „Aber das ist nicht fair!" oder „Er hat mehr bekommen als ich!" oder „Du lässt sie länger aufbleiben als mich!"? In vielen Haushalten lautet die Antwort von oft frustrierten Eltern: „Ich höre diese Beschwerden täglich." Eine Mutter in unserem Workshop bemerkte auf humorvolle Weise: „Wenn ich es nicht besser wüsste, würde ich denken, es gibt ein ‚Fairness-Gen'. Ich glaube, die ersten Worte meiner Kinder, als sie anfingen zu sprechen, waren nicht ‚Mama' oder ‚Papa', sondern ‚Das ist nicht fair.'" Obwohl sie vielleicht scherzte, als sie die Existenz eines Fairness-Gens vorschlug, lag sie vielleicht nicht falsch mit der angeborenen Qualität des Gerechtigkeitssinns eines Kindes.

Einer der Autoren (Bob) erinnert sich daran, dass als er und sein Zwillingsbruder Michael sehr junge Kinder waren, ihre Mutter ihnen beiden zum Essen Gläser mit Wasser brachte. Bob bemerkte: „Wir würden die Gläser nebeneinander stellen, um zu bestimmen, ob einer mehr Wasser erhalten hatte als der andere. Wir waren sehr aufmerksam, wenn einer von uns weniger bekommen hatte, und würden die Ungleichheit unserer Mutter mitteilen. Unsere Mutter erinnerte uns daran, dass das Wasser frei aus dem Wasserhahn kam und sie jederzeit mehr Wasser für uns holen könnte. Ihre Logik hielt uns jedoch nicht davon ab, weiterhin die Wasserstände mit Blick auf die Fairness zu vergleichen."

Nicht nur Menschen rufen „Das ist nicht fair." Am Neurowissenschaftlichen Institut und dem Sprachforschungszentrum der Georgia State University hat die Forscherin Sarah Brosnan das letzte Jahrzehnt damit verbracht zu untersuchen, wie soziale Tiere wie Primaten Entscheidungen treffen, insbesondere ihre Verhaltensreaktionen auf gleichwertige versus ungleiche Vergütung. Zu den faszinierendsten dieser Studien gehört ihre Arbeit mit Dr. Frans deWaal vom Yerkes National Primate Research Center an der Emory University mit Kapuzineraffen. Zwei Kapuzineraffen, die Gurken als feine Belohnung betrachten, aber süße Trauben bevorzugen, werden gebeten, eine einfache Aufgabe zu erfüllen. Der erste Affe führt die Aufgabe aus und erhält glücklich seine Belohnung, die Gurke.

Sofort bemerkt er, dass der zweite Affe nach Ausführung derselben Aufgabe die bevorzugte Traube erhält. „Das ist nicht fair", muss er denken. Als er wieder die Gurke erhält, greift er zu unverhohlener Protestaktion, indem er lautstark heult und die Gitterstäbe seines Käfigs gewaltsam rüttelt, um den Experimentator auf seine Beschwerde aufmerksam zu machen. Nachdem diese Sequenz wiederholt wurde, heult er erneut und als letzte Handlung des Unmuts streckt er seine Hand durch das kleine Loch seines Käfigs und weist die Gurke vehement ab, indem er sie auf den Experimentator wirft. Er sieht dann, dass der zweite Affe nun das Objekt der Aufmerksamkeit des Experimentators ist. Wieder erhält der andere Affe eine Traube. Der erste Affe lässt sich in seiner Entschlossenheit, seinem Protest Gehör zu verschaffen, nicht beirren und fährt fort zu heulen und an seinem Käfig zu schlagen. Er kann absolut nicht glauben, dass dies geschieht. Dieser scheinbar entzückende Kapuzineraffe hat sich von einem gefälligen, aufgabenfolgenden Tier zu einem wilden, respektlosen und verächtlichen Teilnehmer verwandelt. Er ist sichtlich über die Ungerechtigkeit von allem aufgebracht.

Für Primaten, wenn Sie fair zu ihnen sind, werden sie fair zu Ihnen sein. Dr. Darby Proctor, eine Primatologin an der Emory University, berichtete über Forschungen mit Schimpansen, die zeigen, dass Affen einen gerechten Anteil ihrer Bananen verteilen – und wenn sie das nicht tun, werden die anderen sich beschweren. Zu einem späteren Zeitpunkt, wenn die anderen Nahrung zum Teilen haben, werden sie nicht mit dem zuvor egoistischen Mitglied teilen. Reziprozität herrscht und existiert auch in anderen Arten. Es ist bekannt, dass einige Fledermäuse mindestens alle sechzig Stunden eine Blutfütterung benötigen. Wenn nicht, werden sie sterben. Wenn ihre Gruppenmitglieder sehen, dass sie nicht gefüttert wurden, werden sie Blutfütterungen erbrechen, um Leben zu retten. Sie werden dies jedoch nicht für Fledermäuse tun, die in der Vergangenheit nicht geholfen haben. Diese Akte der Fairness und die daraus resultierenden prosozialen Vorteile sind im Tierreich allgegenwärtig.

Die Universalität und Intensität von Beschwerden über Ungerechtigkeit, die in so jungem Alter beginnen, unterstützen unseren Glauben, dass Gemessene Fairness ein gewaltiger Instinkt ist. Wir verwenden das beschreibende Wort „gemessen", um unseren Glauben auszudrücken, dass dieser Instinkt weit über das hinausgeht, was als immer gleich beurteilt wird, zum Beispiel der Wasserstand in einem Glas. Vielmehr wird, während der Instinkt der Gemessenen Fairness sich entwickelt, seine Ausdrucksweise zunehmend reflektierend und in allen Situationen verwurzelt, die ein Kind oder ein Erwachsener erlebt. Gemessene Fairness, die wir als eng verbunden mit solchen prosozialen Verhaltensweisen wie effektive Kommunikation, Empathie, Kooperation, Problemlösungsfähigkeiten und Vergebung sehen, ist eine grundlegende Voraussetzung für ein verbundenes, großzügiges und erfolgreiches Leben.

Forschungen zur Natur dieses Instinkts heben zwei Hauptergebnisse hervor, die beide denen ähneln, die wir für die anderen sechs Instinkte berichtet haben. Das erste ist, dass sehr junge Kinder, noch bevor sie Worte verwenden können, bereits auf Situationen abgestimmt sind, die sie als gerecht oder ungerecht empfinden.

Das zweite ist, dass Lebenserfahrungen, nicht nur innerhalb der eigenen Familie, sondern auch innerhalb der eigenen Kultur, den Verlauf und die Manifestationen dieses Instinkts im Laufe des Lebens bestimmen.

Ein Sinn für Fairness: von frühem Alter an vorhanden

Im Jahr 2016 hoben Dr. Jing Li, eine Psychologin an der Chinesischen Akademie der Wissenschaften in Peking, und mehrere Kollegen in den USA hervor: „Fairness ist eine der wichtigsten Grundlagen der Moral und könnte eine Schlüsselrolle bei der Evolution der Kooperation bei Menschen gespielt haben." Sie stellten fest, dass das Konzept der Gerechtigkeit nicht nur in der Kindesentwicklung, sondern auch im Bereich der Verhaltensökonomie untersucht wurde.

Eine Dimension der Fairness, die besondere Aufmerksamkeit erhalten hat, wurde von den Forschern Dres. Ernst Fehr und Klaus Schmidt im Jahr 1999 in ihrer Theorie der Fairness, Wettbewerb und Kooperation als „Inequity Aversion" (I.A., dt.: Ungleichheitsaversion) bezeichnet. Zwei Formen der I.A. wurden untersucht, eine „Disadvantageous Inequity" (D.I., dt.: nachteilige Ungleichheit), die auftritt, wenn eine andere Person mehr von einer Ressource erhält als wir. Die zweite ist die „Advantageous Inequity" (A.I., dt.: vorteilhafte Ungleichheit), bei der wir mehr erhalten als eine andere Person. Bei der Überprüfung der Gerechtigkeitsliteratur schrieben Dr. Li und ihre Kollegen, dass Kinder zwischen vier und sechs Jahren beginnen, Fairness zu verstehen. Vierjährige Kinder verteilten Aufkleber eher auf eine egoistische Weise an einen fiktiven Partner; eine offensichtliche Veränderung fand bereits statt, als die Kinder fünf Jahre alt waren, als diese Kinder begannen, Aufkleber auf eine gerechtere Weise zu verteilen.

Eine weitere Verschiebung trat auf, als diese Kinder sechs und sieben Jahre alt waren. Nicht nur zeigte diese Gruppe den Wunsch, gleichmäßig zu teilen, sondern wenn sie erkannten, dass sie mehr von etwas besaßen als eine andere Person, waren sie bereit, etwas, aber nicht alles, von dem, was sie hatten, aufzugeben, um sicherzustellen, dass sie nicht mehr als diese andere Person hatten. Dr. Li und ihre Kollegen kamen zu dem Schluss, dass Fairness während der Kindheit weiter reift, im Grunde genommen von einer eher selbstzentrierten, egoistischen Perspektive zu einer, in der Rücksicht auf die Gefühle und Gedanken der anderen Person genommen wurde. Angesichts dieser Ergebnisse kann man sehen, wie eng Gemessene Fairness mit den Instinkten von Mitfühlender Empathie und Echtem Altruismus verbunden ist.

Bei der Berichterstattung über Veränderungen in der Erfahrung von Fairness bei Kindern im Alter von vier bis sieben Jahren betonten Dr. Li und ihre Kollegen, dass die Wurzeln der Fairness bis in ein viel jüngeres Alter zurückverfolgt werden konnten, und zitierten Forschungen mit Säuglingen und Vorschulkindern, die zeigten, dass Wissen über Fairness und gerechtes Verhalten früher auftrat als ursprünglich angenommen. In einer Studie war Säuglingen im Alter von bereits 16

Monaten bereits bewusst, ob Ressourcen gleichmäßig verteilt wurden oder nicht. Eine andere Studie setzte das Einsetzalter sogar noch etwas jünger an, bei 15 Monaten.

Dr. Li stellte fest, dass die in den Altersstufen, in denen Kinder ein Gefühl von Fairness zeigten, gefundenen Unterschiede auf die verwendeten Forschungsparadigmen zurückzuführen sein könnten. Ein möglicher Faktor war, dass sich einige Forschungen auf das Wissen über Fairness konzentrierten, während andere Studien Verhaltensweisen untersuchten, die mit Fairness in Verbindung standen. Zu wissen, was zu tun ist, führt nicht immer dazu, das zu tun, was man weiß, dass es das Richtige ist. Diese Dynamik war in einer Reihe von Studien offensichtlich, die von Dres. Craig Smith an der University of Michigan, Peter Blake an der Boston University und Paul Harris an der Harvard Graduate School of Education im Jahr 2016 durchgeführt wurden.

Dr. Smith schrieb in einem Artikel, der diese Forschung beschreibt, dass sieben- und achtjährige Kinder dazu neigten, ihre Aufkleber gleichmäßig zu teilen, während jüngere Kinder eher dazu neigten, die meisten Aufkleber für sich zu behalten. Allerdings behaupteten alle Kinder, dass „die Aufkleber *gleichmäßig* geteilt werden sollten". Diese Forscher kamen zu dem Schluss: „Schon in jungen Jahren sind Kindern lokale Normen in Bezug auf gerechtes Teilen bewusst, aber erst im Alter von sieben oder acht Jahren folgen sie diesen Normen konsequent." Eine andere Studie fand heraus, dass Kinder in den USA im Alter von etwa acht Jahren wahrscheinlich „Normen der Fairness befolgen, auch wenn das bedeutet, weniger für sich selbst zu haben".

Dr. Smith diskutierte auch das Konzept der Fairness im Kontext anderer experimenteller Bedingungen, einschließlich der Reaktion von Kindern, wenn eine Person offensichtlich eher eine Belohnung verdiente als eine andere Person. Er zitierte die Arbeit von Dr. Nicolas Baumard in Frankreich. Dr. Baumard beschrieb zwei Charaktere für Vorschulkinder, einen, der fleißig daran arbeitete, eine Ladung Kekse zu machen, und einen anderen, der wenig Energie dafür aufwandte. Den Vorschulkindern wurde die Möglichkeit gegeben, drei Kekse auf die beiden Charaktere zu verteilen, wie sie es wünschten.

Die häufigste Reaktion dieser Vorschulkinder war, einen Keks an den fleißigen Arbeiter und einen an den, der sich gedrückt hatte, zu geben, was bedeutete, dass der dritte Keks keinem der Charaktere gegeben wurde. Als sie von dem Experimentator ermutigt wurden, den dritten Keks auszuhändigen, boten ihn fast 70 % dem fleißigen Arbeiter an. Dr. Smith kommentierte, dass junge Kinder anscheinend verstanden, dass einige Individuen möglicherweise eher eine Belohnung verdienen als andere, aber sie bevorzugten es immer noch, Belohnungen gleichmäßig zu verteilen, wenn sie die Möglichkeit dazu hatten. Er fügte hinzu, dass andere Studien zeigten, dass eine Vorliebe für „verdienstbasierte" Zuteilung noch ausgeprägter ist, wenn Kinder das mittlere Kindesalter erreichen.

Fairness und Bestrafung

Dres. Smith und Warneken, Warnekens Studien über Altruismus haben wir in Kap. 7 beschrieben, fragten sich, ob Unterschiede in der Reaktion von Kindern auf Fairness über Belohnungen hinaus auch auf Bestrafungen ausgedehnt werden. Speziell fragten sie sich angesichts der Ergebnisse aus Belohnungsbedingungen, ob a) junge Kinder dazu neigen, Bestrafungen gleichmäßig zu verteilen, unabhängig von den beteiligten Verhaltensweisen und ob b) ältere Kinder bevorzugen, dass Bestrafungen denen zuteilwerden, deren Verhaltensweisen solche Konsequenzen rechtfertigen. Ihre Forschung umfasste 123 vier- bis zehnjährige Kinder, denen Klassensituationen gezeigt wurden, in denen ein Schüler mehr gute oder schlechte Dinge tat als ein anderer Schüler. Die gleichen Szenarien wurden einer Gruppe von 90 Erwachsenen gezeigt. Als Beispiel für ein Szenario ignorierte ein Schüler die Aufforderung eines Lehrers, seine Schuhe auszuziehen, und verursachte dadurch ein Durcheinander, während ein anderer Schüler dem Lehrer zuhörte und kein Durcheinander anrichtete.

Die vier- bis fünfjährigen Kinder waren am ehesten dazu geneigt, dass sowohl Belohnungen als auch Bestrafungen gleichmäßig an die beiden Personen vergeben werden, auch wenn eine mehr gutes oder schlechtes Verhalten gezeigt hatte als die andere. Im Gegensatz dazu bevorzugten ältere Kinder und Erwachsene gerechte Mengen an Belohnungen und Bestrafungen, bei denen gutes Verhalten mehr Belohnung einbrachte, während schlechtes Verhalten größere Bestrafung verdiente. Dr. Smith schloss: „Die Entwicklung hin zu einer Präferenz für die Zuweisung von Disziplin basierend auf *Verdienst* – und weg von einer konstanten Präferenz für gleiche Verteilung – ist sehr ähnlich, sowohl was Belohnungen als auch Bestrafungen betrifft."

Dr. Smith diskutierte die Implikationen dieser Ergebnisse für Erwachsene, die mit Kindern interagieren, insbesondere in Bezug auf die verwendeten disziplinarischen Techniken. Als ein Beispiel merkte er an, dass ein Lehrer, der eine ganze Klasse für die guten Handlungen eines Schülers belohnt, von jungen Kindern als sehr fair wahrgenommen werden könnte, von älteren Kindern jedoch als weniger fair. In ähnlicher Weise reagierten Schulkinder im Vergleich zu Vorschulkindern wahrscheinlich negativer auf die Praxis, die gesamte Klasse für die Fehltritte eines oder zweier Schüler zu bestrafen.

Jenseits der Familie: kulturelle Unterschiede

Diese Studien unterstützen unsere Position, dass Gemessene Fairness, ähnlich wie die anderen sechs Instinkte, die wir beschrieben haben, angeboren ist und sich in Ausblick und Ausdruck kontinuierlich verändert, während Kinder sich entwickeln. Andere Forschungen fanden heraus, dass die Determinanten von Ausblick und Ausdruck weit über die unmittelbare Familie des Kindes hinausgehen und die breitere Kultur des Kindes einbeziehen. Instinkte sind keine statischen Entitäten, die von Geburt an auf einem festen Weg sind. Vielmehr bestimmen viele familiäre und kulturelle Kräfte die Formen, die sie im Laufe der Kindheit und in das Erwachsenenalter hinein annehmen werden. Dies wird deutlich, wenn man Forschungen über Fairness in verschiedenen Ländern betrachtet.

Professor Dr. Peter Blake, ein Fakultätsmitglied der Abteilung für Psychologische und Gehirnwissenschaften an der Boston University, berichtete 2015 zusammen mit Kollegen aus der ganzen Welt über Unterschiede im Fairnessverhalten von Kindern in sieben Ländern, darunter Kanada, Indien, Mexiko, Peru, Senegal, Uganda und die USA. Um Fairness zu untersuchen, bauten die Forscher ein Spielzeug, das sie „Skittle-ator" nannten. Zwei Kinder saßen sich auf beiden Seiten dieses Geräts gegenüber, das aus einer zwei Fuß langen Holzplanke mit zwei kleinen erhöhten Tabletts in der Nähe der Mitte bestand, die die Skittle-Bonbons enthielten. Vor einem Kind befanden sich zwei Griffe, einer rot und einer grün. Wenn das Kind den grünen Griff zog, kippten die Tabletts zu beiden Kindern, sodass jedes die Bonbons in ihren Schüsseln erhielt. Im Gegensatz dazu, wenn das Kind den roten Griff zog, rutschten die Skittle-Bonbons in eine Schüssel in der Mitte, sodass keines der Kinder irgendwelche Leckereien erhielt.

Verschiedene „Angebote" wurden einbezogen. Als vier- und fünfjährigen Kindern ein „gutes Angebot" gemacht wurde, bei dem das Kind, das den Griff zog, vier Skittles und das andere Kind ein Skittle erhielt, zog das Kind den grünen Griff und zeigte Freude über den Erhalt von vier Skittles. Im Gegensatz dazu, wenn ein „schlechtes Angebot" vorgelegt wurde, bei dem dem Kind, das die Griffe kontrollierte, ein Stück Süßigkeit und dem anderen vier angeboten wurden, zogen die meisten Kinder den roten Griff, sodass keines der Kinder irgendwelche Skittles erhielt.

Dr. Blake beobachtete: „Kinder sind bereit, den Preis zu zahlen, um das schlechte Angebot zu verhindern, und das wird mit dem Alter nur stärker", fügte aber hinzu, dass Kinder ab etwa acht Jahren auch das „gute Angebot" ablehnten. „Als wir die Kinder fragten, warum, sagten sie: ‚Es ist nicht fair gegenüber dem anderen Kind.'" Diese Ergebnisse, die denen von Dr. Li, Smith, Baumard und Warneken ähneln, veranlassten die Forscher zu folgender Position: „Wenn diese Eigenschaft – ein Angebot abzulehnen, das für andere unfair ist – erst um das Alter von acht Jahren nur bei Menschen auftritt und gegen ökonomische Modelle der Rationalität verstößt, muss etwas Größeres als Biologie im Spiel sein. Dies scheint ein Verhalten zu sein, das durch Kultur geformt wird."

Die Ergebnisse der von Dr. Blake und seinen Kollegen in sieben verschiedenen Ländern durchgeführten Forschung unterstützen den Einfluss von Umwelt- und Kulturfaktoren bei der Bestimmung der Form und des Ausdrucks von instinktivem Verhalten. Bei der Planung der Forschungsstudie stellte Dr. Katherine McAuliffe, eine Psychologin an der Fakultät des Boston College und eine Mitarbeiterin von Dr. Blake, fest, dass eine erste Studie zur Fairness nur Kinder aus den USA einbezog, genauer gesagt aus dem Raum Boston. Sie fragte: „Aber ist der

Entwicklungsverlauf in den Vereinigten Staaten der gleiche über Kulturen hinweg? Was ist der wahre Sinn von menschlicher Fairness?"

Die Wissenschaftler vermuteten, dass Kinder aus allen sieben Ländern das „schlechte Angebot" ablehnen würden, und das ist es, was sie fanden. Allerdings lehnten Kinder aus Mexiko das schlechte Angebot in einem viel späteren Alter ab als ihre Altersgenossen aus den anderen Ländern, etwa im Alter von zehn Jahren statt vier. Eine Erklärung war, dass die mexikanischen Kinder aus einer eng verbundenen Mayagemeinschaft stammten, die Wettbewerb entmutigte.

Die Ergebnisse aus dem „guten Angebot" wurden nicht vollständig vorhergesagt. Die Forscher glaubten, dass Kinder in Kanada, ähnlich wie in den USA, das gute Angebot im Alter von etwa acht Jahren ablehnen würden, angesichts der gemeinsamen kulturellen Normen, die zwischen den beiden Ländern bestanden. Tatsächlich reagierten diese beiden Gruppen von Kindern auf diese Weise, aber auch die Kinder in Uganda. Um die Reaktionen der ugandischen Kinder zu erklären, verwiesen die Forscher auf eine mögliche Erklärung, die sie empfahlen, in zukünftigen Studien zu behandeln. Die ugandischen Kinder bestanden im Grunde genommen aus einer spezifischen Untergruppe von Kindern in ihrem Land, wobei die meisten aus Schulen rekrutiert wurden, die westliche Lehrer hatten – Lehrer, die möglicherweise einen Einfluss auf die Ansichten der Kinder über Fairness hatten. Kinder aus den anderen vier Ländern zeigten keine Abneigung dagegen, mehr als ihre Altersgenossen zu erhalten, auch wenn sie das Alter von acht Jahren erreichten.

Diese Forscher warnten, dass die Ergebnisse der Studie nicht unbedingt darauf hindeuten, dass die Bevölkerung in einigen Ländern gerechter als in anderen ist. Sie stellten fest, dass Nachfolgestudien durchgeführt werden sollten, um zu prüfen, ob diese Ergebnisse zutreffen, wenn Kinder das Jugendalter erreichen. Professorin Kristina Olson von der Universität von Washington betonte: „Diese Forschung macht deutlich, dass, obwohl einige Aspekte einer Sorge um Fairness ziemlich universell zu sein scheinen, nicht alle Aspekte an jedem Ort gleich sind." Die Psychologin und Autorin Maria Konnikova, die die Arbeit von Dr. Blake, McAuliffe und ihren Kollegen zusammenfasste, schrieb, dass A.I. und D.I. zwar viel gemeinsam haben, sich aber in einer wesentlichen Hinsicht zu unterscheiden scheinen, nämlich dass „D.I. angeboren ist: Überall auf der Welt und im Tierreich wird es als Beleidigung wahrgenommen, weniger als andere zu bekommen. A.I. scheint hingegen ein Produkt des sozialen Lebens oder der Kultur zu sein."

Diese Studien, die in einem Laborumfeld durchgeführt wurden, untersuchten das Konzept der Fairness hauptsächlich durch die Linse des gerechten Teilens, sei es mit Aufklebern, Skittles oder verschiedenen Formen von Belohnungen und Bestrafungen. Die aus experimentellen Studien gewonnenen Erkenntnisse sind wichtig für die Identifizierung des frühen Auftretens und der Ausdrucksformen von Fairness. Nun wenden wir uns jedoch einer anderen wichtigen Datenquelle über Fairness zu, die wir in unserer klinischen Praxis oft beobachtet haben.

Die Präsenz von „Warum ich?"

Als Psychotherapeuten haben wir mit vielen Kindern, Jugendlichen und Erwachsenen gearbeitet, die glauben, dass das Leben ihnen gegenüber ungerecht war und sie in zahlreichen Situationen benachteiligt hat. Wir haben diese Dynamik besonders bei Patienten beobachtet, die mit Lern- oder Aufmerksamkeitsproblemen oder körperlichen Behinderungen konfrontiert sind.

Wir sahen ein solches Beispiel bei Madison in Kap. 3. Sie ist das neunjährige Kind, das im Alter von sechs Jahren mit Dyslexie diagnostiziert wurde. Ihre Eltern, Mia und Joe Salter, waren besorgt über die zunehmende Frustration und Enttäuschung, die Madison zeigte, als sie trotz zusätzlicher Nachhilfe Schwierigkeiten hatte, das Lesen zu erlernen. Madison sagte ihren Eltern: „Ich weiß nicht, ob ich jemals so lesen werde wie die anderen Kinder. Ich wünschte, ich hätte nie Dyslexie bekommen. Warum muss ich sie haben?" Die nicht so implizite Botschaft war: „Es ist ungerecht, dass ich Dyslexie habe."

Ein Kind wie Madison, das fragt: „Warum ich?", oder Eltern, die sich fragen: „Warum mein Kind?", ist eine sehr natürliche Reaktion sowohl von Kindern als auch von ihren Eltern, wenn sie mit Herausforderungen konfrontiert sind, die andere nicht erleben. Wenn diese Fragen jedoch Woche für Woche und Jahr für Jahr ohne zufriedenstellende Lösung gestellt werden, verstärken sie das, was als „Opfermentalität" bezeichnet wurde, die ein gewaltiges Hindernis für das Aufblühen der sieben Instinkte darstellt.

Wie gehen wir am besten mit einer „Warum ich?"-Einstellung bei einem Kind um, insbesondere als Elternteil oder als ein Betreuer? Es ist wichtig, dass wir eine „Persönliche-Kontrolle"-Einstellung annehmen und unseren Kindern helfen, dasselbe zu tun. Wir haben das Konzept der persönlichen Kontrolle in Kap. 3 im Kontext von instinktivem Optimismus eingeführt. Es ist in dem Glauben verwurzelt, dass „wir die Autoren unseres eigenen Lebens sind" und dass wir, obwohl es Ereignisse gibt, über die wir wenig, wenn überhaupt, Kontrolle haben, mehr Kontrolle über unsere Einstellung und Reaktion auf diese Ereignisse haben, als wir vielleicht erkennen. Wenn einem Kind eine Einstellung der persönlichen Kontrolle fehlt, wenn eine Opfermentalität vorherrscht, wird es geschickte Kommunikation von Eltern und anderen Pflegepersonen erfordern, um diese Mentalität in eine zu ändern, die Hoffnung und konstruktive Aktion zur Bewältigung der herausfordernden Situation begrüßt.

Ein Beispiel für ein starkes Gefühl von Ungerechtigkeit zeigte sich bei dem 11-jährigen Joel. Er hatte ein Geschwisterkind Jay, der neun war. Joels Eltern, Lila und Bret Lancaster, waren zunehmend besorgt über seine „Traurigkeit" und scheinbaren „Mangel an Motivation" sowohl in der Schule als auch zu Hause. Joel war im Alter von acht Jahren mit ADHS diagnostiziert worden und zusätzlich zu seinen Kämpfen mit Aufmerksamkeit und Impulsivität hatte er Schwierigkeiten, das zu verarbeiten oder zu verstehen, was er las. Ähnlich wie Madisons Eltern bei der Bewältigung ihrer defätistischen Einstellung erzählte uns Lila, dass Joels Lieblingskommentar „Warum muss ich ADHS haben? Das ist nicht fair" war.

Neuerdings und von größerer Sorge für die Lancasters war seine Aussage: „Ich wünschte, ich wäre nie geboren, dann müsste ich nicht zur Schule gehen."

Lila und Bret teilten eine weitere große Sorge, die Joels Interaktion mit Jay betraf. Bret erzählte uns: „Alles kommt Jay leicht, ob in der Schule oder im Sport oder wo auch immer. Jay ist ein wirklich süßes Kind und prahlt nie mit irgendetwas, was er tut. Er hat nie etwas Gemeines zu Joel gesagt oder darauf hingewiesen, dass er auf dem gleichen oder vielleicht sogar höheren Niveau liest als sein Bruder. Es scheint uns offensichtlich, dass Jay gerne mehr Dinge mit Joel machen würde. Das Problem ist, dass Joel Jay auf schreckliche Weise behandelt. Er ärgert Jay ständig, nennt ihn eine Plage und lässt ihn nicht in sein Zimmer. Vor ein paar Tagen hat er Jay gesagt, dass er ein Verlierer sei. Es ist schmerzhaft zuzusehen, was vor sich geht. Lila und ich befürchten, dass Jay, wenn Joel ihn weiterhin so behandelt, wahrscheinlich in der Zukunft keine Beziehung zu ihm haben will."

Lila fügte hinzu: „Bret und ich sind keine Psychologen, aber wir haben darüber gesprochen, dass Joel, wenn er Jay einen Verlierer nennt, wahrscheinlich so über sich selbst denkt. Es scheint offensichtlich, dass er es Jay übelnimmt, nicht wegen etwas, das Jay gesagt oder getan hat, sondern weil so viele Dinge für Jay so einfach erscheinen, besonders in der Schule und im Sport. Alles scheint für Joel so viel mehr ein Kampf und so viel frustrierender zu sein als für Jay und wir sind sicher, dass das einer der Gründe ist, warum er Jay herabsetzt."

Bret erweiterte Lilas Kommentar: „Wenn ich an die beiden Jungen denke, habe ich immer das Bild, dass Jay immer in die gleiche Richtung schwimmt, in die die Strömung fließt, während Joel immer gegen die Strömung schwimmt. Nicht nur, dass er keinen Fortschritt macht, manchmal verliert er sogar an Boden. Es scheint einfach ein ständiger Kampf für ihn zu sein und nach einer Weile muss er sich frustriert fühlen und sich fragen, ob sich die Dinge jemals verbessern werden."

Wir hatten Mitgefühl mit den Schwierigkeiten, die Joel sowie auch sie selbst durchmachten, während sie versuchten, ihm zu helfen. Wir haben sie auch für ihre Bemühungen gelobt, einfühlsam zu sein, um besser zu verstehen, wie Joel sich selbst und andere wahrnimmt. Wie es unsere Praxis ist, haben wir nach Joels Stärken oder seinen Kompetenzinseln gefragt. Bret antwortete schnell, dass Joel es liebte, Strukturen aus Legos zu erstellen, und dass er darin sehr geübt war, oft ohne auf die Anleitung zu schauen. Bret lächelte und sagte: „Ich glaube, er findet es ablenkend, die Anleitung anzuschauen. Wenn er bereit ist zu beginnen, wirft er einen Blick auf das Bild des fertigen Produkts und das war's. Er schaut selten auf die Anleitung. Ich weiß nicht, wie er das macht. Ich würde die Anleitung bei jedem Schritt vor mir brauchen."

Lila bemerkte, dass Joel nicht nur sehr konzentriert war, wenn er eine Lego-Struktur zusammenbaute, sondern auch bemerkenswerte Begeisterung zeigte, manchmal sogar ein Lächeln beim Arbeiten. Dann kommentierte sie traurig: „Wenn wir versuchen, Joel für eines seiner fertigen Lego-Modelle zu loben, selbst für eines, das Hunderte von Teilen wie ein Raumschiff enthält, das er gemacht hat, scheint seine Standardreaktion zu sein, das Kompliment abzutun und zu sagen: ‚Es war einfach, jeder könnte es bauen, sogar ein Vorschulkind.' Es kommt zu dem

Punkt, dass Bret und ich uns fragen, ob wir ihn für irgendetwas, was er tut, loben sollten."

Bret mischte sich ein: „Jay mag es auch, Dinge mit Legos zusammenzubauen, aber er hat sicherlich nicht die gleichen Lego-Fähigkeiten wie Joel. Wenn Jay nicht herausfindet, wie er einige Teile zusammenfügen kann, schaut er in die Anleitung, und wenn das nicht hilft, bittet er uns um Hilfe. Einmal, als wir Joel baten, seinem Bruder etwas zu helfen, schrie er: ‚Er ist der schlaue, lasst ihn herausfinden, was zu tun ist. Niemand hilft mir, wenn ich ein Problem mit etwas habe.' Wenn wir angeboten haben, Joel besonders bei seinen Schularbeiten zu helfen, ist verwirrend und frustrierend, dass er uns sagt, dass er keine Hilfe braucht und uns dann vorwirft, ihm nicht zu helfen. Man kann einfach nicht gewinnen."

Während unserer Sitzungen mit den Lancasters arbeiteten wir mit Joel in Einzeltherapie und mit seinen Eltern in Elternberatung. Wir hielten auch mehrere Familientreffen ab, die später in unserer Arbeit mit dieser Familie auch Jay einschlossen. Angesichts des Schwerpunkts dieses Kapitels möchten wir die Sitzungen hervorheben, die sich auf Joels Sichtweise von Fairness bezogen und auf die Wege, auf denen diese Sichtweise als erhebliches Hindernis für seine erfolgreiche Bewältigung verschiedener Herausforderungen in seinem Leben diente.

Nach mehreren Monaten wöchentlicher Treffen mit Joel zeigte er mehr Vertrauen und Offenheit. Während einer denkwürdigen Sitzung sah er besonders traurig aus. Als wir kommentierten, wie er aussah, zuckte er nur mit den Schultern. Wir fragten: „Gibt es etwas Bestimmtes, worüber du traurig bist? Wenn ja, vielleicht können wir helfen." Er antwortete: „Niemand kann helfen!", und klagte dann: „Warum hat Gott mich auserwählt, derjenige mit ADHS zu sein?" Diese Aussage wurde schnell gefolgt von: „Jay hat so viel Glück, die Schule ist so einfach für ihn. Er hat bereits mehr vergessen, als ich jemals lernen werde. Es ist einfach nicht fair!"

In der Karriere eines jeden Psychotherapeuten gibt es bestimmte Sitzungen, die herausstechen, die die innere Welt der Patienten, ihre Emotionen und Gedanken lebhaft einfangen und die ein Portal zur Gewinnung neuer Einsichten öffnen, die zu neuen Perspektiven sowohl für den Patienten als auch für den Therapeuten führen. Diese Sitzung mit Joel war eine davon.

Wir antworteten: „Wir freuen uns, dass du uns sagen konntest, wie du dich fühlst, einschließlich, dass du denkst, dass niemand helfen kann. Wir wissen, dass du gerade nicht glaubst, dass sich Dinge ändern können oder dass jemand helfen kann, aber wir möchten dir einfach eine andere Meinung zum Nachdenken anbieten. Wir glauben, dass es eine gute Chance gibt, dass sich Dinge ändern können, und dass wir dazu beitragen können, dass dies geschieht. Wir stimmen zu, dass die Dinge in Bezug auf einige Kinder, die es in der Schule leichter haben als andere Kinder, nicht fair sind. Es gibt wirklich keine gute Erklärung dafür, warum einige Kinder in einigen Dingen großartig sind und in anderen nicht."

Joel hörte aufmerksam zu und sprang ein, indem er sich auf unsere Verwendung des Wortes *großartig* konzentrierte: „Ich mache nichts Großartiges."

Wir wiederholen unsere frühere Empfindung: „Wir wissen, dass du dich gerade so fühlst, und wir denken, dass das einer der Gründe ist, warum du oft verärgert bist. Es ist hart zu denken, dass du nicht so leicht lernen kannst wie andere Kinder oder in Sportarten genauso gut bist." Wir machten eine Pause und schlugen dann vor: „Übrigens, wir glauben, dass wir etwas wissen, worin du sehr gut bist – Dinge mit Legos zu bauen." (In einer vorherigen Sitzung hatte Joel auf unsere Bitte hin eine seiner Lego-Strukturen mitgebracht, um sie uns zu zeigen.)

Joel antwortete schnell: „Ja, aber Legos sind einfach zu machen."

„Es ist einfach für dich, aber für viele Kinder und Erwachsene ist es nicht so einfach, selbst wenn sie genau auf die Anleitung schauen, die mit der Box geliefert wird."

Joel nickte und wir fuhren fort: „Als du gefragt hast, warum Gott dich ausgewählt hat, um derjenige mit ADHS zu sein, können wir sagen, dass wir nicht wissen, warum einige Kinder ADHS haben und andere nicht, aber wir wissen etwas sehr Wichtiges. Weißt du, was das ist?"

„Was?"

„Dass wir immer mehr darüber lernen, welche die besten Methoden für Kinder mit ADHS zum Lernen sind und die besten Methoden für Pädagogen, um sie zu unterrichten. Wir wissen, dass es oft schwieriger ist für Kinder mit ADHS, einige Fächer in der Schule und einige Dinge außerhalb der Schule zu lernen, aber wir wissen auch, dass sie, auch wenn es länger dauert als bei anderen Kindern, immer noch so viele Dinge lernen können. Manchmal scheinen die Dinge sehr unfair und es ist in Ordnung, so zu fühlen. Aber wir denken, es ist auch wichtig, darüber nachzudenken, wie man anfängt, sogar schwierige Dinge zu tun. Wenn wir nicht anfangen, werden wir nie wissen, was wir erreichen können."

Joel war wirklich auf das eingestimmt, was wir sagten. Wie aus unserem Dialog vielleicht ersichtlich ist, war unser Ziel, Empathie für seine Lage auszudrücken, seine Gefühle über die Ungerechtigkeit der Dinge zu validieren, den Gedanken einzuführen, dass er, obwohl er keine Kontrolle darüber hatte, ADHS zu haben, Kontrolle über seine Einstellung und Reaktion auf diesen Zustand hatte (eine grundlegende Annahme von „persönlicher Kontrolle"), seine Inseln der Kompetenz zu erkennen und unseren Wunsch zu betonen, ihm zu helfen.

Als Kliniker sind wir uns sehr bewusst, dass sich Einstellungen und ihre begleitenden Verhaltensskripte nicht über Nacht ändern. Diese spezielle Sitzung war jedoch ein Wendepunkt in unserer therapeutischen Intervention mit Joel und seiner Familie. Wir arbeiteten eng mit seinen Eltern und der Schule zusammen, um Unterrichtsstrategien umzusetzen, die seinem Lernstil entsprachen. Einer seiner Lehrer, der von Joels Fähigkeit im Bau von Lego-Strukturen erfuhr, gründete einen Lego-Club in der Schule, dem andere Schüler beitraten, von denen viele nicht so geschickt waren wie Joel. Joel half oft einigen seiner Mitschüler während der Clubtreffen und laut dem Lehrer war offensichtlich, dass sie Joels Fähigkeiten bewunderten.

Der Club bot Joel die Möglichkeit, seine Insel der Kompetenz zu zeigen, um, wie der Lehrer beschrieb, „eine Quelle des Fachwissens" zu werden und engere Beziehungen zu einigen Mitschülern zu entwickeln, die ebenfalls Mitglieder des Lego-Clubs waren. Als er diese Beziehungen über ein Interesse an Legos knüpfte, verringerten sich langsam seine Gefühle der Isolation in der Schule. In einer unserer Sitzungen bemerkte er, dass es schön sei, dass einige Kinder ihn in der Schule begrüßten. Zusätzlich zu den positiven Veränderungen wurde in der Eingangshalle der Schule eine Ausstellung mit fertigen Lego-Modellen, einschließlich Joels, zusammen mit Fotos der Schüler, die sie gebaut hatten, erstellt. Joel brachte stolz mehrere Fotos mit, um sie uns zu zeigen, eines mit ihm und seinem Lego-Modell und ein anderes mit ihm und zwei anderen Schülern, die neben ihren Modellen standen.

Wir waren fast zwei Jahre lang mit der Familie Lancaster und Joels Schule verbunden, in dieser Zeit hatten sich die Dinge erheblich verbessert. Joel hatte langsam eine Einstellung der persönlichen Kontrolle angenommen, er akzeptierte, dass es für ihn nicht unmöglich war, bei einer Vielzahl von Aufgaben erfolgreich zu sein, obwohl er Lern- und Aufmerksamkeitsprobleme hatte, die es für ihn zu einem größeren Kampf machten zu lernen als für viele seiner Mitschüler. Mit dieser Perspektive war er offener für Hilfe in verschiedenen Situationen, einschließlich Therapie, Schule und bei einem Tutor außerhalb der Schule.

Lila beschrieb Joel als „sich in seiner eigenen Haut wohler fühlend". Sie bemerkte als ein Beispiel, dass er viel glücklicher und weniger angespannt in seiner Beziehung mit Jay zu sein schien. Die unprovozierte Eifersucht und der Zorn, den er gegenüber seinem Bruder empfunden hatte, ließen merklich nach, als er akzeptierte, dass seine Kämpfe mit dem Lernen nichts mit dem zu tun hatten, was Jay gesagt oder getan hatte. Diese Veränderung in der Einstellung wurde erleichtert, als Joel seine eigenen Inseln der Kompetenz zu schätzen lernte. Bret kommentierte: „Wie Lila sagte, scheint Joel sich in seiner eigenen Haut wohler zu fühlen. Ich denke, ein Beispiel ist, dass wir ihm jetzt Komplimente machen können, und anstatt unsere Komplimente abzutun, sagt er ‚Danke'."

Reflexionen über die Sinnlosigkeit der Frage „Warum ich?"

Es gibt viele Berichte von Menschen, die trotz sehr schwieriger Umstände erkannten, dass eine Einstellung von „Das ist nicht fair!" oder „Warum ich?" ein Hindernis für ein sinnvolleres, erfüllteres und fürsorglicheres Leben darstellt. Wir möchten die Erfahrung einer solchen Person, des verstorbenen Christopher Reeve, hervorheben. Wir glauben, dass seine Reflexionen über die Art und Weise, wie sein Leben in einem tragischen Moment drastisch verändert wurde und wie er mit dieser Tragödie umging, Einsichten für Eltern bieten, während sie versuchen, Gemessene Fairness in ihren Kindern zu fördern und gleichzeitig das Aufkommen einer „Das ist nicht fair!"-Mentalität zu verhindern.

Reeve, ein erfolgreicher Schauspieler, erlangte Ruhm durch die Darstellung von Superman in mehreren Filmen. Im Alter von 43 Jahren erlitt er 1995 bei einem Reitturnier einen verheerenden Unfall. Er wurde vom Pferd geworfen und sofort wurde der „Mann aus Stahl" zu einem Querschnittgelähmten, der ein Beatmungsgerät benötigte, um auch nur einen einzigen Atemzug zu nehmen. In einem Interview von 2003 mit Frau Diane Cyr, ein Jahr vor seinem Tod, enthüllte er, dass er unmittelbar nach dem Unfall darüber nachdachte, ob es besser wäre, wenn er gestorben wäre. In den folgenden Jahren, während er immer noch mit Traurigkeit kämpfte, nahm er eine Denkweise der Hoffnung und Entschlossenheit an. Er konzentrierte sich nicht darauf, was er nicht mehr tun konnte, sondern darauf, was er immer noch tun konnte, einschließlich Schauspielerei und Regie in Filmen, das Halten von Reden und das Werden eines sehr sichtbaren und lautstarken Befürworters für die Forschung zu Rückenmarksverletzungen.

Reeve machte während des Interviews von 2003 einen bedeutenden Vorschlag, dass es wichtig ist, „nicht nach dem Grund zu suchen", wenn man über eine „Warum ich?"-Denkweise oder „Das ist nicht fair!"-Denkweise hinausgehen will. Reeve bemerkte scharfsinnig: „Die Leute sagen ‚es gibt einen Grund', weil es ihnen erlaubt zu glauben, dass das Leben kein Chaos ist, dass es nicht zufällig ist. Ich stimme dem nicht zu. Ich denke, das Leben ist zufällig. Ich wurde nicht aus einem Grund verletzt. Ich wurde in einem Freak-Unfall verletzt." Sehr wichtig ist, dass Reeve das Fehlen eines Grundes nicht damit gleichsetzte, dass man aus einer Katastrophe keine Bedeutung ableiten kann. Er betonte, dass es in Ordnung ist, wütend oder traurig über das zu sein, was passiert ist, aber dann behauptete er: „Nachdem man ein traumatisches Ereignis überlebt hat, besteht die Herausforderung darin, einen Sinn darin zu finden und dann einen neuen und vielleicht anderen Weg zu finden, ein sinnvolles Leben zu führen. Ich glaube, einer der Schlüsselindikatoren für emotionale Gesundheit ist die Fähigkeit, gut in der Gegenwart zu funktionieren und Pläne für die Zukunft zu machen. Ich kann das tun. Ich kann aufhören zu denken: ‚Ich hätte an diesem Tag vor fünf Jahren segeln können', und anfangen zu denken: ‚Was werde ich heute tun?'"

Reeve setzte mit dieser zum Nachdenken anregenden Ansicht fort: „Ich glaube, Lähmung ist eine Wahl. Ich bin buchstäblich gelähmt, aber in vielerlei Hinsicht bin ich frei. Viele Menschen sind frei von körperlichen Einschränkungen, aber gelähmt durch Angst und Angst, Depression, ein Gefühl der Hilflosigkeit. Sie glauben nicht, dass sich ihr Leben verbessern wird. Und sie sind so gut wie gelähmt."

Während die meisten Menschen nicht das tragische Ereignis erleben, das Reeve erlebt hat, begegnen viele Situationen in ihrem Leben, die das Gefühl der Ungerechtigkeit hervorrufen, ein Gefühl, das die Entwicklung der Gemessenen Fairness sabotieren kann. Eine Herausforderung für Eltern und andere Pflegepersonen besteht darin, sich selbst und ihren Kindern zu helfen zu erkennen, dass beim Auftreten schwieriger Ereignisse unsere Aufgabe darin besteht, einen Sinn in diesen Ereignissen zu finden. Weiterhin besteht eine Herausforderung zu erkennen, dass wir in Bezug auf unsere Einstellung und Reaktion auf die Auswirkungen dieses Ereignisses mehr Kontrolle haben, als wir vielleicht denken – eine Sichtweise, die so eloquent von Reeve formuliert wurde.

Die „Ismen", die die Fairness untergraben

Die Studien, die früher in diesem Kapitel berichtet wurden, unterstützen unseren Glauben an die instinktive Grundlage von Gemessener Fairness. In der Beschreibung unserer Interaktionen mit Joel und seinen Eltern haben wir die Aufmerksamkeit auf Faktoren gelenkt, die innerhalb von Individuen und Familien wirken und die Entwicklung dieser Instinkte beeinflussen. Die von Dr. Blake in sieben Ländern durchgeführten Studien erweiterten unser Verständnis um kulturelle Variablen als bedeutende Einflussfaktoren auf die Art und Weise, wie Instinkte zum Ausdruck kommen.

Drei mächtige und was wir heute als zerstörerische Instinkte betrachten, existieren neben den sieben Instinkten, die *Ausdauer* ausmachen und die in der heutigen Gesellschaft eine Vielzahl von Problemen verursacht haben. Diese drei Instinkte werden im nächsten Kapitel als die *unheilige Dreifaltigkeit* detailliert beschrieben. Obwohl sie in unserer vergangenen evolutionären Geschichte adaptiv waren, sind sie heute für viele der weltweiten Probleme verantwortlich. Sie zeigen ihre Hässlichkeit auf Weisen, mit denen wir allzu vertraut sind – insbesondere wenn eine Gruppe von Menschen von einer anderen Gruppe einfach deshalb unfair behandelt wird, weil sie von der dominanten Gruppe unterschiedlich sind. Gemessene Fairness und Mitfühlende Empathie werden sicherlich in Anwesenheit von mächtigen negativen „Ismen" wie Rassismus, Sexismus, Ageism und Intellektualismus herausgefordert. So sehr wir in den letzten hundert Jahren eine bedeutende Zunahmen an Antirassismuspraktiken erlebt haben, würden viele behaupten, dass rassistische Einstellungen und Praktiken auf der ganzen Welt stark fortbestehen. Dies hat einige dazu veranlasst, sich zu fragen, wann, wenn überhaupt, Rassismus und alle „Ismen" für diese Angelegenheit ausgelöscht werden.

Wenn die natürliche Veranlagung in jedem Kind darin besteht, Gemessene Fairness, Mitfühlende Empathie und die fünf zusätzlichen Instinkte zu zeigen, die die *Ausdauer* ausmachen, könnte man fragen, welche Konsequenzen es hat, wenn bestehende Vorurteile und diskriminierende Praktiken die normale Entwicklung dieser Instinkte bei vielen Individuen und Gesellschaften behindern und vereiteln. Für diejenigen, die ihr ganzes Leben lang Rassismus erlebt haben – Rassismus, dem auch ihre Vorfahren ausgesetzt waren –, ist es wenig verwunderlich, dass intensive Gefühle von Frustration und Wut aufkommen, die noch weiter durch die Überzeugung angefacht werden, dass sich die Dinge nicht in nennenswertem Maße verbessern werden. Wie der verstorbene James Baldwin in seinem Buch von 1963, *The Fire Next Time*, bemerkte: „Die gefährlichste Schöpfung jeder Gesellschaft ist der Mann, der nichts zu verlieren hat."

Eine weitere Frage könnten wir stellen, nämlich was in den Köpfen von Kindern vor sich geht, die in Häusern aufwachsen, in denen die Praxis des Rassismus (oder anderer „Ismen") regelmäßig subtil oder direkt zum Ausdruck gebracht wird? Welche Teile ihrer Menschlichkeit gehen verloren, wenn natürliche Instinkte, die mit Fürsorge, Mitgefühl und Fairness zusammenhängen, keine Möglichkeit zur Entwicklung haben? Ähnlich wie bei den Unterdrückten sind auch diese Kinder mit Wut erfüllt und lehnen sich gegen diejenigen auf, die sie als bedrohlich wahrnehmen, weil sie in irgendeiner Weise anders sind. Wenden wir uns noch einmal den Worten von Herrn Baldwin in *The Fire Next Time* zu: „Bitte versuchen Sie sich daran zu erinnern, dass das, was sie glauben, sowie das, was sie tun und Ihnen zumuten, nicht von Ihrer Minderwertigkeit zeugt, sondern von ihrer Unmenschlichkeit", und „Hass, der so viel zerstören könnte, scheiterte nie daran, den Mann zu zerstören, der hasste."

Eltern fördern Gemessene Fairness

Wir haben in früheren Kapiteln betont, dass Eltern bestrebt sein sollten, die Entwicklung jedes Instinkts zu verstärken, sie sollten über die Wege nachdenken, auf denen sie diesen Instinkt vorleben und ihn bei ihren Kindern verstärken. Das Gleiche gilt für den Instinkt der Gemessenen Fairness. Es gibt reichlich Möglichkeiten während eines Tages oder einer Woche, dieses Lehren zu erreichen. Wie Eltern miteinander und mit anderen umgehen und wie sie Würde und Fairness demonstrieren, spielt eine große Rolle in der Entwicklung des Kindesverständnisses dafür, was fair und was nicht fair ist, was richtig und was falsch ist.

Aktuelle Ereignisse, von denen Kinder mehr bewusst sind, als wir vielleicht realisieren, beinhalten oft Vorfälle von Voreingenommenheit und Bigotterie. Es ist wichtig für Eltern, diese Ereignisse aus der Perspektive der Fairness in einer für das Entwicklungslevel ihrer Kinder angemessenen Weise zu diskutieren. Eltern können auch die Berücksichtigung anderer Instinkte wie Mitfühlender Empathie und Echten Altruismus als Teil dieses Dialogs einbeziehen.

Brettspiele und Kartenspiele sind ein weiterer Weg, durch den Eltern vorleben, lehren und Fairnessverhaltensweisen wie das Erlernen von Abwechslung, das Spielen nach Regeln, das Verlieren ohne Groll und das Gewinnen ohne Prahlerei üben können. Eltern müssen keine ausgedehnte Vorlesung über die Bedeutung von Fairness halten, sondern einfach dieses Thema natürlich in das Spiel einbauen.

Wenn Eltern sich nicht an diesen Arten von Aktivitäten beteiligen oder noch schlimmer wenn sie Handlungen und Botschaften vermitteln, die gegen Gerechtigkeit gerichtet sind, kann es für Kinder sehr schwierig sein, Gemessene Fairness zu üben. Dies war sicherlich der Fall bei Saul, einem 11-Jährigen, der häufig dazu neigte, bei Tests oder Spielen zu betrügen, und immer darauf bestand, bei jeder Aktivität als Erster dran zu sein. Die Schulberaterin empfahl dringend Sauls Eltern, Stan und Teresa Stiles, uns zu kontaktieren, da sie besorgt war, dass Sauls Verhalten seine Beziehungen zu Gleichaltrigen schädigte. Sie beobachtete, dass diese „nicht mit jemandem spielen wollten, der betrügt und damit prahlt, dass er der Beste in allem ist". Die Beraterin fügte hinzu, dass Saul anscheinend das Gefühl hatte, es sei unfair, wenn er nicht immer gewinnt, und er beschuldigte typischerweise andere des Betrugs, wenn er verlor. Einige ängstliche Kinder beklagten sich über einen Mangel an Gerechtigkeit in Spielen als Folge ihrer Angst vor wahrgenommenem Versagen; bei Saul war jede Angst mit seinem Vater verbunden.

Die Beraterin informierte uns auch, dass Stan zunächst keine Überweisung zu uns akzeptieren wollte und behauptete, dass die Probleme seines Sohnes zum großen Teil darauf zurückzuführen waren, dass seine Lehrer keine sehr kompetente Arbeit leisteten. Sie sagte, dass Stan ein sehr wettbewerbsorientierter Mann sei, der seinem Sohn oft seine Philosophie diktierte, die lautete: „Gewinnen ist das Einzige. Wenn du nicht gewinnst, bist du ein Verlierer." Sie bemerkte, dass Teresa bei den Schultreffen selten etwas sagte und sich ihrem Mann unterordnete, der mit dem Schulpersonal sehr herausfordernd und konfrontativ sein konnte.

In unserer individuellen Arbeit mit Saul und in unseren Treffen mit seinen Eltern wurde sehr schnell deutlich, dass in ihrem Zuhause bedingte statt bedingungslose Liebe und Akzeptanz vorherrschten. Saul war schmerzlich bewusst, dass die Akzeptanz seines Vaters in seiner Position als Nummer eins in all seinen Aktivitäten und dem Erreichen sehr guter Schulnoten verwurzelt war. Stans Erfolgsphilosophie legte eine schwere Last auf Saul. Jeder Anschein von Gerechtigkeit gegenüber Gleichaltrigen oder anderen wurde in seiner Verzweiflung, die Liebe seines Vaters zu gewinnen, geopfert. Es erforderte einen erheblichen Eingriff unsererseits, insbesondere bei Stan, um das Skript, das in ihrem Haus existierte, zu ändern – ein Skript, das anschaulich zeigte, wie die Leistung der Gemessenen Fairness durch entgegengesetzte elterliche Werte entgleisen konnte.

Die Herausforderung, fair zu denken und zu sein

Der Autor H. Jackson Brown Jr. schrieb: „Lebe so, dass deine Kinder an dich denken, wenn sie an Fairness und Integrität denken." Wie wir gesehen haben, wird Gemessene Fairness auf verschiedene Weisen dargestellt. Viele Forschungsstudien haben die gerechte Verteilung, sowohl vorteilhafte als auch nachteilige, in verschiedenen Altersgruppen und Ländern untersucht. Auf gesellschaftlicher Ebene hat ein Mangel an Fairness und Empathie seit Jahrhunderten die Flammen des Rassismus und anderer „Ismen" geschürt, die das Gefüge dieser Gesellschaft schwächen. In unserer klinischen Praxis haben wir viele Debatten über Fairness miterlebt und daran teilgenommen, oft repräsentiert durch Fragen wie „Warum ich?" oder „Warum mein Kind?" – Fragen, die verständlich und zu erwarten sind. Wenn jedoch diese Fragen zu lange dominieren, hindern sie Menschen daran, Lösungen und/oder einen Zweck zu finden, um die Situation zu überwinden, die sie als unfair empfinden. Und wir haben immer wieder gesehen, dass fehlgeleitete Werte des Erfolgs Eltern davon abhalten können, Gemessene Fairness bei ihren Kindern zu fördern.

Die Verstärkung der sieben Instinkte, die *Ausdauer* in der Entwicklung jedes Kindes ausmachen, ist eine große Verantwortung für Eltern und andere Betreuer. Um diese Verantwortung erfolgreich zu erfüllen, müssen wir nicht nur die Bestandteile jedes der sieben Instinkte verstehen, sondern auch die negativen Kräfte, die gegen das Aufblühen dieser Instinkte wirken. Das Verständnis dessen, was wir früher als die *unheilige Dreifaltigkeit* bezeichnet haben, wird uns das Wissen vermitteln, um diesen destruktiven Instinkten entgegenzuwirken, damit die sieben Instinkte, die *Ausdauer* ausmachen, gedeihen können. Lassen Sie uns nun zur *unheiligen Dreifaltigkeit* und unseren tanzenden Gehirnen übergehen.

Kapitel 10
Gehirntanz

Fünfunddreißig Jahre nachdem wir Andrew zum ersten Mal trafen und bewerteten, kam er zurück, um unsere Hilfe zu suchen. Sie erinnern sich vielleicht daran, dass Andrew, den wir in Kap. 1 vorstellten, der junge Knabe mit Autismus war, der es liebte, die Welt durch die kreisförmige Öffnung eines Holzlöffels zu betrachten. Im Alter von sechseinhalb Jahren entschied Andrew, dass sein letzter Löffel besser von jemand anderem genutzt werden könnte. Er brachte ihn in einem Geschenkpaket mit und sagte uns, dass er ihn nicht mehr brauchte und dass wir ihn jemandem geben könnten, der ihn vielleicht braucht. Als Andrew anrief und um einen Termin bat, erwähnte er den Löffel nicht, aber wir hatten ihn nicht vergessen und haben ihn in der Tatsache oft in unseren Gesprächen über Autismus verwendet.

Mit einundvierzig Jahren war Andrew ein großer, gut gekleideter, gutaussehender Erwachsener. Er traf uns im Wartezimmer, suchte schnell Augenkontakt mit uns und bot uns einen Handschlag an. Wir begleiteten Andrew zurück in unser Büro.

„Erinnert Ihr Euch an mich?", fragte Andrew. Glücklicherweise führte unsere Klinik sehr gute Aufzeichnungen. Wir konnten Andrews Bewertung und unsere Notizen aus der elektronischen Datenbank abrufen.

„Ja, interessanterweise", antworteten wir. „Wir haben deine Bewertung und Notizen hier und deinen Löffel!" Wir hielten den Löffel hoch. Ohne zu zögern, sagte Andrew: „Das war Agnes, mein letzter Löffel." Wir wussten nie, dass er seinen Löffeln Namen gegeben hatte.

Andrew schaute weg, stellte unregelmäßig Augenkontakt her, während er anfing, uns zu erzählen, was in den letzten fünfunddreißig Jahren in seinem Leben passiert war. In dieser Zeit absolvierte er erfolgreich die Grund-, Mittel- und Oberschule. Er sozialisierte sich nicht sehr viel, hatte aber ein paar enge Freunde, mit denen er Interessen teilte.

„Ich kam zu dem Glauben, dass die Menschen mich nie verstehen würden. Einige Kinder in der Highschool waren einfach nur gemeine Mobber. Es schien fast so, als ob sie mich nicht verstanden, also hatten sie Angst vor mir, weil ich anders war."

Andrew nahm nach der Highschool für zwei Jahre an einer missionarischen Mission seiner Kirche teil, gefolgt von vier Jahren College und drei Jahren Jurastudium. Nichts davon überraschte uns. Schon als sechsjähriger Autist war Andrews Intelligenz leicht zu erkennen.

Andrew fuhr fort: „Nach dem Jurastudium beschloss ich, dass ich heiraten sollte. Also trat ich einer Single-Gruppe in meiner Kirche bei und traf schließlich meine Frau und heiratete sie. Wir sind seit zehn Jahren verheiratet und haben zwei kleine Kinder. Obwohl ich nicht sehr romantisch war, muss es etwas an mir gegeben haben, das meine Frau in Liebe mit mir fallen ließ. Bis heute habe ich Schwierigkeiten, ihre Gefühle zu verstehen, und so sehr ich es auch versuche, ich kämpfe darum, ihr meine Gedanken und Emotionen zu erklären. Ich versuche, ein guter Vater für meine Kinder zu sein, aber um ehrlich zu sein, verstehe ich wirklich nicht, wie Kinder denken."

Wir lächelten und sagten nichts. Andrew lächelte unbeholfen zurück und fuhr fort: „Aber deshalb bin ich nicht hier. Sie sehen, ich bin in meiner dritten juristischen Position. Alle drei meiner Arbeitgeber waren und sind von der Qualität meiner Arbeit beeindruckt, äußerten jedoch alle drei schließlich ihre Bedenken, dass ich nicht wusste, wie ich effektiv mit Kunden kommunizieren konnte. Sie hatten recht. Die ersten beiden baten mich um meinen Rücktritt, da ich nicht zum Associate befördert werden würde. Mir wurde gerade vorgeschlagen, meine Position in meiner dritten Anwaltskanzlei zu wechseln. Glücklicherweise ist die Kanzlei, für die ich derzeit arbeite, groß genug, dass sie mir eine Position angeboten hat, um Verträge für eine Reihe sehr wichtiger Kunden zu analysieren und zu überprüfen. Diese Position erfordert nicht, dass ich mit Kunden oder sehr vielen meiner Kollegen kommuniziere. Tatsächlich sagten sie mir, dass ich die meisten Tage von zu Hause aus arbeiten kann."

Andrew sah ziemlich traurig aus, als er diesen Kommentar machte. Er fügte hinzu: „In vielerlei Hinsicht bin ich erleichtert, dass ich von zu Hause aus arbeiten und meine Anwaltskarriere fortsetzen kann, aber ich fürchte, dass ich, wenn ich nicht bessere soziale Fähigkeiten entwickle, nie vorankommen werde. Glauben Sie, dass das jemals passieren kann?"

Wir antworteten bejahend und beschrieben die sehr aktuellen Forschungen, die die Tarn-/Bewältigungsstrategien untersuchen, die Erwachsene mit Autismus oft unabhängig durch Versuch und Irrtum entwickeln. Wir stellten Andrew eine Reihe von Artikeln über die Arten von Bewältigungsverhaltensweisen und Strategien zur Verfügung, die andere erfolgreich gefunden hatten, und verwiesen ihn an einen Anbieter in der Gemeinde, der sich auf die Arbeit mit Erwachsenen mit hochfunktionalem Autismus spezialisiert hat.

Wir fragten uns, wie viel von Andrews Herausforderungen eine Folge seiner autismusbedingten sozialen Lernschwierigkeiten im Vergleich zur Unfähigkeit anderer waren, Unterschiede bei anderen zu akzeptieren und zu respektieren – oder, um genau zu sein, Empathie zu vermitteln, anstatt Aggression gegenüber anderen zu zeigen, die nicht ihrem Komfortniveau oder ihren Überzeugungen entsprechen.

In einer Studie von 2014 berichtete die britische Wohltätigkeitsorganisation Scope, dass sich 67 % der Menschen unwohl fühlen, wenn sie mit einer Person mit irgendeiner Art von Behinderung sprechen. Obwohl viele Experten für psychische Gesundheit behaupten, dass diese Unbeholfenheit aus Unwissenheit und Angst resultiert, haben Evolutionswissenschaftler ganz andere Theorien über eine Reihe von Instinkten vorgeschlagen, zusätzlich zu den sieben, die wir als Bestandteile der *Ausdauer* identifiziert haben. Drei dieser Instinkte wirken in der modernen Gesellschaft in entgegengesetzter Richtung zu den sieben, was Risiko und Verletzlichkeit schafft. Wir nennen diese drei starre Anhaftung an Glauben, Angst vor Unterschieden und defensive Aggression – die *unheilige Dreifaltigkeit*. In Kombination führen sie uns zum *Gehirntanz* in Zeiten von Stress.

Gehirntanz

Die Neuroanthropologin Dr. Dean Faulk prägte in ihrem gleichnamigen Buch von 1992 den Begriff *Gehirntanz*. Bei der Definition dieses Begriffs wies Dr. Faulk darauf hin, dass wir trotz des populären Mythos, dass Menschen eine ruhige, rücksichtsvolle und friedliche Spezies sind, in Wirklichkeit genau das Gegenteil sind. Wir alle *tanzen mit dem Gehirn*. In jedem gegebenen Moment kann unsere Reaktion auf jede wahrgenommene Bedrohung oder Stress in unserer Umgebung dazu führen, dass wir die Kontrolle über unser Verhalten verlieren und auf aggressive und unüberlegte Weise handeln. Dr. Faulk schlug vor, dass die Evolution des menschlichen Gehirns, von den ältesten Teilen im Rücken bis zu den neueren Teilen vorne, bedeutet, dass unsere Frontallappen nicht immer die Kontrolle über unsere Handlungen haben. Es sind unsere Frontallappen, die uns leiten, rational und logisch in Anwesenheit von Problemen und Stress zu denken. Allerdings erhält die Mitte des Gehirns ein paar Millisekunden vor der Front des Gehirns Informationen über die Welt. Die Mitte des Gehirns leitet unsere Reaktion auf die Welt auf emotionaler Basis. Wie Dr. Faulk hervorhebt, beinhaltet der Prozess der Reifung das Erlernen, wie man der Vorderseite des Gehirns genügend Zeit gibt, um zu verarbeiten, was die Mitte des Gehirns bereits wahrnimmt und was es ausführen möchte. Anstatt im Angesicht einer wahrgenommenen Bedrohung oder von Stress einen *Gehirntanz* zu vollführen, können wir lernen, ein Fenster zwischen Erfahrung und Reaktion zu öffnen und eine rationale, im Gegensatz zu einer emotional getriebenen Lösung für die Probleme, die uns konfrontieren, zu wählen.

Leider sind wir alle für einen *Gehirntanz anfällig*. Selbst die geduldigsten, ruhigsten und rationalsten unter uns können in Anwesenheit von wahrgenommenen oder tatsächlichen Bedrohungen oder stressigen Umständen schnell die Kontrolle verlieren und aufgrund emotional getriebener Impulse statt sorgfältiger oder durchdachter Bewertung eines Problems agieren. Warum betreiben wir *Gehirntanz?* Wir glauben, dass die drei einfachen Instinkte, die wir zuvor beschrieben haben, insbesondere für diesen Prozess verantwortlich sind. Primitiv in ihrer Entwicklung in unserer evolutionären Geschichte waren sie für unser Überleben von entscheidender Bedeutung. Wir nennen diese *die unheilige Dreifaltigkeit,* weil sie uns, wenn sie nicht kontrolliert werden, ins Chaos führen. Diese Instinkte halfen uns, über Tausende von Jahren am Leben zu bleiben, sind aber in der jüngeren Geschichte die Wurzel vieler Leiden unserer Spezies. Andrew deutete teilweise auf diese drei hin, als er über seine Herausforderungen mit Gleichaltrigen während seiner Kindheit sprach.

Die unheilige Dreifaltigkeit

Öffnen Sie eine Zeitung, besuchen Sie eine Webseite oder schalten Sie die Abendnachrichten auf Ihrem Lieblingskanal ein. Sie werden Dutzende von Geschichten über negative Ereignisse in der Welt an jedem gegebenen Tag finden. Wir behaupten, dass diese drei grundlegenden Instinkte – starre Anhaftung an Glauben, Angst vor Unterschieden und defensive Aggression – allein oder in Kombination erklären, warum diese Ereignisse auftreten. Ideologische Unterschiede sind die Wurzel von Konflikten zwischen politischen Parteien, Ländern, ethnischen Gruppen, Religionen oder Menschen unterschiedlicher wirtschaftlicher Klassen. Die destruktiven, illegalen und manchmal unprovozierten aggressiven Handlungen vieler werden durch Glauben gerechtfertigt. Jede Gruppe glaubt, dass sie recht hat und die anderen falschliegen. Jede Gruppe fürchtet die Handlungen der anderen. In extremen Situationen greifen einige Gruppen zur Gewalt, um ihre Ideologie durchzusetzen. Es ist zwingend notwendig, dass wir als Gesellschaft verstehen, dass diese drei grundlegenden Instinkte, die einst unser Überleben sicherten, zu zerstörerischen Ereignissen über viele Jahrhunderte beigetragen haben. Wir werden jeden einzelnen definieren und ausarbeiten, um Ihnen unsere Position besser zu verdeutlichen.

Starre Anhaftung an Glauben Der Investmentberater und Autor Michael Yardney schrieb: „Das Gesetz des Glaubens besagt, dass Sie nicht unbedingt glauben, was Sie sehen, sondern dass Sie sehen, was Sie bereits entschieden haben zu glauben." Daher kann Glaube in Abwesenheit von Fakten ein wertvoller Verbündeter sein. Leider halten viele von uns in der heutigen Zeit starr an falschen Überzeugungen fest, auch wenn verfügbare Fakten das Gegenteil behaupten. Über Hunderttausende von Jahren entwickelten unsere Vorfahren eine prekäre Beziehung zur umgebenden Umwelt. Wie wussten sie, dass die Sonne am nächsten Tag aufgehen würde, dass das Wetter nach eisiger Kälte vielleicht warm werden könnte oder ob Nahrung und Unterkunft gefunden würden? Die Antwort ist Glaube. Durch die Entwicklung von Glauben konnten wir eine unbekannte, oft gefährliche und komplexe Umwelt bewältigen. Allerdings führen unsere Überzeugungen, wenn sie ohne Anwendung von Simultaner Intelligenz und Gemessener Fairness blind befolgt werden, manchmal in eine Katastrophe.

Der Anthropologe Dr. Augustin Fuentes schrieb, dass „Wissenschaft und Regeln ohne Glauben – die kreativste und zerstörerischste Fähigkeit, die Menschen je entwickelt haben – keine dauerhafte Veränderung gewährleisten können". In seinem 2019 erschienenen Buch *Warum wir glauben* untersuchte Dr. Fuentes, wie viele menschliche Arten, insbesondere wir Homo sapiens, diese einzigartig menschliche Fähigkeit im Laufe einer zweimillionenjährigen Reise zu komplexen Religionen, politischen Philosophien und Technologien entwickelten, im Wesentlichen auf einem dreistufigen Weg: von 1) Vorstellungskraft zu 2) Sinnbildung zu 3) Glaubenssystemen. Strukturelle Veränderungen in den Gehirnen unserer Vorfahren halfen ihnen, effektivere und umfangreichere mentale Repräsentationen zu erzeugen. Was entstand, war eine ausgeprägt menschliche Vorstellungskraft, eine Fähigkeit, die es uns ermöglicht, unsere Zukunft zu gestalten, und die auch den nächsten Schritt in der Evolution des Glaubens hervorbrachte: Sinnbildung.

Anthropologen wissen nicht genau, wann es passiert ist, aber innerhalb der letzten hunderttausend Jahre entwickelten die Menschen die Vorstellungskraft, den Durst nach Sinn und die Kommunikationsfähigkeiten, die notwendig sind, um Erklärungen für mysteriöse Phänomene zu schaffen. Der Aufstieg der Vorstellungskraft, so argumentierte Dr. Fuentes, löste positive Rückkopplungsschleifen in unseren Gehirnen zwischen Kreativität, sozialer Zusammenarbeit, Lehren, Lernen und Experimentieren aus. Vor mindestens 40.000 bis 50.000 Jahren entstand darstellende Kunst: Darstellungen von Jagden, Tier-Mensch-Hybriden, glühenden Sonnenuntergängen und winkenden Handabdrücken, als ob sie Signale senden. Sobald Gruppen Objekten, die sie manipulieren können, gemeinsame Bedeutungen zuschreiben, ist es ein leichter Sprung, größeren Elementen, die sie nicht verändern können, gemeinsame Bedeutungen zuzuschreiben: Stürmen, Überschwemmungen, Erdbeben, Vulkanausbrüchen, Sonnenfinsternissen und sogar dem Tod.

Durch die Sprache konnten tief verwurzelte Gedanken und Ideen schnell und effektiv von Einzelpersonen zu kleinen Gruppen und breiteren Bevölkerungsgruppen übertragen werden. Dies schuf groß angelegte gemeinsame Strukturen der Bedeutung – was wir heute Glaubenssysteme nennen. Von 4000 bis 15.000 Jahren vor unserer Zeit ereigneten sich in vielen menschlichen Populationen zahlreiche radikale Übergänge. Die Menschen domestizierten Pflanzen und Tiere. Sie entwickelten zusammen mit der Landwirtschaft erhebliche Kapazitäten zur Lebensmittellagerung und Technologien. Konzepte von Eigentum und Ungleichheit entstanden. Ortschaften und Städte entstanden. All dies führte zur Bildung von Siedlungen mit mehreren Gemeinschaften mit geschichteten politischen und wirtschaftlichen Strukturen. Der Glaube hat dann eine wesentliche Rolle in unserer evolutionären Geschichte gespielt. Wenn er mit Respekt und Sorgfalt angewendet wird, ist der Glaube für unsere Zukunft unerlässlich. Aber wenn er dazu verwendet wird, andere zu kontrollieren oder zu schaden, oder sogar gegen uns selbst gerichtet ist, werden Handlungen, die auf fehlgeleitetem Glauben basieren, zu einem mächtigen, zerstörerischen Agenten.

In unserer klinischen Praxis haben wir oft erlebt, wie sich negative Glaubenssätze in selbstschädigendes Verhalten ausdrücken. Wir sehen es als ein wichtiges therapeutisches Ziel an, negative Glaubenssätze in positive Glaubenssätze und Verhaltensweisen zu transformieren. Ein Beispiel für die Verwüstung, die ein negatives Glaubenssystem auf die Entwicklung eines Kindes oder Jugendlichen haben kann, zeigte sich in unserer Arbeit mit David, einem 15-Jährigen, der mit einer Reihe von Problemen belastet war, als sein Vater Sy Everett uns kontaktierte. David hatte zwei ältere Schwestern, eine, die kürzlich das College abgeschlossen hatte, und die andere, die im zweiten Jahr des College war. Ihre Mutter wurde mit einer aggressiven Form von Krebs diagnostiziert, als David neun Jahre alt war, und sie starb ein Jahr später.

Sy erzählte uns: „David hatte schon immer Schwierigkeiten in der Schule. Er wurde mit etwa acht Jahren mit Legasthenie diagnostiziert und meine Frau hat wirklich dazu beigetragen sicherzustellen, dass er in der Schule Unterstützung erhielt, um ihm beim Lesen zu helfen. Aber selbst mit Hilfe war offensichtlich, dass David kein Vertrauen in seine Fähigkeit zum Lernen hatte. Das Einzige, was ihm Freude zu bereiten schien, war, dass er ein ausgezeichneter Sportler war und mehrere verschiedene Sportarten ausübte. Nach dem Tod meiner Frau habe ich mein Bestes getan, um sicherzustellen, dass David zusätzliche Hilfe bekommt, und ich muss sagen, dass die Schule sehr unterstützend war. Aber besonders als er letztes Jahr die Highschool begann, konnte man einen Rückgang in seinem Verhalten feststellen. Er schien wirklich entmutigt. Nicht nur das, er gab den Sport auf, sagte mir, dass die Schule ‚zum Kotzen' sei, und seine Noten verschlechterten sich wirklich. Ich war bei der Arbeit und die Mädchen waren auf dem College, also kam David jeden Tag in ein leeres Haus nach Hause und es war schwierig zu überwachen, was er tat."

Sy machte eine Pause und bekam Tränen in den Augen. „Seit dem Tod meiner Frau ist es für uns alle so schwer geworden. Sie hielt die Familie zusammen. Ich habe das Gefühl, dass es mit David schlimmer wird. Er sprach früher mit seinen Schwestern, aber das tut er kaum noch. Ich weiß, dass der Tod seiner Mutter ihn sehr hart getroffen hat. Es ist offensichtlich, dass er depressiv ist, und das schon seit einer Weile. Die Schule empfahl mir vor ein paar Jahren, einen Therapeuten zu kontaktieren, aber David bestand darauf, dass es ihm gut geht und er keinen ‚Psychiater' sehen will. Ich hätte wahrscheinlich mehr Druck ausüben sollen, aber ich wollte keinen Streit mit ihm anfangen. Ich sagte ihm, dass er diesmal keine Wahl hätte. Wie Sie wissen, wollte er heute nicht kommen, sagte aber, dass er kommen würde, nachdem ich Sie getroffen hatte."

David kam zur ersten Sitzung in der folgenden Woche. Es gab viele Dimensionen unserer Intervention im folgenden Jahr, einschließlich Sitzungen mit David, Treffen mit Sy und schließlich mit David und Sy sowie unsere Beratung mit seinen Lehrern und einem Tutor. Die Beratung mit seinen Lehrern und seinem Schulberater führte dazu, dass sich der Basketballtrainer der Junior Varsity an David wandte, um ihn einzuladen, den Sport zu spielen, den er am meisten liebte. Wir möchten an dieser Stelle eine sehr bewegende, dramatische Sitzung hervorheben, die wir mit David hatten und die den verderblichen Einfluss einer lang gehegten Überzeugung auf die Entwicklung eines jungen Menschen veranschaulichte.

Diese besondere Sitzung fand drei Monate nach Beginn unserer Arbeit mit David statt. Als er ankam, sah er noch trauriger aus als sonst. Wir kommentierten sein Aussehen, und ohne etwas zu sagen, zog er ein Blatt Papier aus seinem Rucksack. Es war ein Mathe-Test, den er nicht bestanden hatte, von dem er uns sagte, dass er dachte, er würde ihn bestehen. Er sagte: „Ich habe das noch nie jemandem erzählt, aber ich glaube, ich bin mit einem halben Gehirn geboren worden." Mit einem verzweifelten Ausdruck in seinem Gesicht fügte er hinzu: „Gibt es eine Möglichkeit, die andere Hälfte zu füllen?" Wir waren von dem, was er sagte, überrascht.

Wir wussten, dass es für David nicht einfach war, diese Überzeugung zu teilen, eine Überzeugung, die wir entdeckten, dass er sie fast sieben Jahre lang mit sich herumgetragen hatte. Als wir hörten, was er sagte, sagten wir ihm, wie schwierig es für ihn sein muss zu glauben, dass er nur ein halbes Gehirn hat. Wir fügten hinzu, dass wir froh waren, dass er es uns sagen konnte. Er erklärte, dass er als Achtjähriger einen Rechtschreibtest nicht bestanden hatte und ein Klassenkamerad sagte: „Wie kannst du einen Rechtschreibtest nicht bestehen? Du musst ein halbes Gehirn haben."

David fuhr fort: „Ich wusste, dass die Hälfte meines Gehirns nicht tatsächlich fehlte, dass es da war, aber nicht funktionierte. Ich dachte, wenn jemand ein halbes Gehirn hat, das nicht funktioniert, könnte man nur halb so viel lernen wie andere Kinder, deren gesamtes Gehirn funktioniert."

Ein einfacher Kommentar eines Gleichaltrigen hatte einen verheerenden Effekt auf ein verletzliches Kind. Zwei Jahre später verlor er dann seine Mutter, die nach allen Berichten seine größte Unterstützung war. Er konnte sich das Bild von einem halben Gehirn nicht aus dem Kopf schlagen, was seine traurige, pessimistische Stimmung verstärkte und ihn an seiner Fähigkeit zweifeln ließ, in irgendeiner Aktivität erfolgreich zu sein. In den Wochen nach seiner Ankündigung, dass er ein halbes Gehirn habe, konzentrierten wir uns darauf, diesen irrationalen Glauben zu verändern, indem wir über die verschiedenen Stärken und Schwächen diskutierten, die wir alle besitzen. Wir sprachen sogar über die Funktionsweise des Gehirns und, sehr wichtig, betonten, dass Kindern mit Leseproblemen geholfen werden kann und sie lernen können zu lesen.

Jahre später, als wir unsere Arbeit mit David auf einer Konferenz beschrieben, kam ein Mann in seinen mittleren 50ern danach auf uns zu und sagte, er sei sehr bewegt von den Informationen, die wir geteilt hatten. Er fügte hinzu, dass er bis zu seiner Diagnose mit Lesebehinderungen vor fünf Jahren im Alter von 50 Jahren ähnliche Gedanken hatte wie David. Mit offensichtlicher Emotion berichtete er: „Mein ganzes Leben lang dachte ich, ich sei dumm, dass mein Gehirn defekt sei und dass ich mich nie verbessern könnte. Es wurden so viele Tränen vergossen und Jahre verloren, bis ein Freund, der auch Leseprobleme hat, vorschlug, dass ich mich testen lassen sollte. Tatsächlich stellte ich fest, dass ich Legasthenie hatte, aber in vielen Bereichen ziemlich klug war. Glücklicherweise hat David viel früher in seinem Leben gelernt, dass es Hoffnung gibt. Ich versuche, nicht auf die Jahre zu schauen, die ich verloren habe, sondern auf die Jahre, die ich noch vor mir habe."

Angst vor Unterschieden Sie ist der zweite Instinkt der *unheiligen Dreifaltigkeit*. Wir haben Angst vor allem, was anders ist, sei es die Hautfarbe eines Menschen, seine politische Ideologie oder sogar bestimmte Lebensmittel. Das Überleben unserer Vorfahren war zum Teil darauf zurückzuführen, dass sie

Unterschiede vermieden. Wahrscheinlich würden sie am selben Ort sammeln, aus derselben Wasserquelle trinken und wenn möglich an Orten schlafen, die sie als sicher und geschützt befunden hatten. Wir haben uns nur mit denen verbunden, die wir kannten, den Mitgliedern unserer kleinen Familie oder unseres Stammes. Andernfalls könnte dies zum Tod führen. Über Tausende von Generationen hat die Angst vor Unterschieden uns am Leben erhalten, sich aber auch in unsere Gene und Biologie verankert.

Eric war ein fünfjähriges Kind, mit dem wir vor vielen Jahren gearbeitet haben. Er hatte als zweijähriges Kind bei einem Autounfall, an dem seine gesamte Familie beteiligt war, eine fast tödliche Gehirnverletzung erlitten. Glücklicherweise starb niemand, aber Eric war am schwersten verletzt. Trotz seiner Verletzungen machte seine Genesung in den folgenden zwei Jahren erstaunliche Fortschritte. Seine Entwicklung war vor dem Unfall fortgeschritten. Mit der Unterstützung seiner Familie und vielen fürsorglichen Fachleuten kehrte sein Intellekt zurück und seine Entwicklung setzte sich fort. Tatsächlich war er im Alter von viereinhalb Jahren ein nahezu flüssiger Leser. Aber Eric blieb nicht unversehrt. Er entwickelte ein Muster von unruhigem, oft impulsivem, starrem Verhalten, das zu emotionalen Ausbrüchen führte, wenn er frustriert war. Als er in den Kindergarten wechselte, trat dieses Muster weniger auf, war aber immer noch vorhanden.

Erics Mutter rief mitten in der Woche wegen einer Krise an und fragte, ob sie Eric zu uns bringen könnte. Wir hatten über drei Jahre eine enge Freundschaft mit Eric entwickelt. Er genoss unsere vierzehntäglichen Besuche. Erics Mutter erklärte, dass ein Gast in Erics Klassenzimmer gekommen war. Seine Lehrerin war sich dessen bewusst, dass er der beste Leser in der Klasse war, und bat Eric, laut vorzulesen. Das hatte er schon einmal gemacht, nur nicht, als ein Besucher anwesend war.

Eric antwortete auf die Anfrage mit: „Du weißt, dass ich nicht lesen kann, warum hast du mich gefragt?"

Seine Lehrerin antwortete: „Aber Eric, du bist unser bester Leser."

Eric wehrte sich erneut und hatte bei sanfter Ermutigung durch seine Lehrerin einen emotionalen Zusammenbruch, der eskalierte, bis seine Mutter gerufen wurde, um ihn abzuholen. Als sie Eric am Nachmittag zu uns brachte, war er wieder zu seiner üblichen fröhlichen Stimmung zurückgekehrt.

Wir fragten Eric, was passiert war. Ohne zu zögern, antwortete er: „Die Lehrerin hat mich gebeten zu lesen und ich wollte nicht, also habe ich ihr gesagt, dass ich nicht lesen kann."

„Aber bist du nicht ein guter Leser?"

„Ja, ich bin der beste Leser in meiner Klasse", antwortete Eric.

Bevor wir eine weitere Frage stellen konnten, fuhr Eric fort: „Es ist nicht gut, anders zu sein. Wenn du anders bist, mögen dich die Kinder nicht. Ich möchte nicht anders sein, also habe ich ihr gesagt, dass ich nicht lesen kann, genau wie meine Freunde."

Dies führte zu einer interessanten Diskussion mit Eric über gute oder wertvolle Unterschiede im Vergleich zu negativen oder problematischen Unterschieden. Allerdings war Erics Denken in seinem Alter noch sehr schwarz-weiß. Wir sind uns nicht sicher, ob er uns geglaubt hat. Er versprach, sich bei seiner Lehrerin zu entschuldigen und sie in der Zukunft zu bitten, dass sie ihn zuerst privat fragt, wenn sie wollte, dass er etwas Besonderes in der Klasse macht. Obwohl Eric nicht unbedingt Angst vor Unterschieden hatte, erkannte er, dass er nicht anders sein sollte, um dazuzugehören.

Defensive Aggression Wir beschreiben den dritten Instinkt der *unheiligen Dreifaltigkeit* als defensive Aggression. Defensive Aggression ist der Akt des Ausschlagens gegen eine wahrgenommene oder tatsächliche Bedrohung. Evolutionäre Erklärungen für diese Art von Aggression legen nahe, dass sie sowohl für das individuelle Überleben als auch für das reproduktive Potenzial eine wichtige Funktion erfüllt. Wettbewerb entsteht, wenn Ressourcen begrenzt sind und Tiere ums Überleben und Fortpflanzung konkurrieren müssen. Es wird angenommen, dass aggressives Verhalten bei Männern als Methode des Kampfes untereinander entstanden ist. Der Stärkste nahm die Weibchen. Wir beobachten dies heute noch bei vielen Arten. Daher war die Entwicklung der Aggression bei Männern ähnlich der Entwicklung von auffälligen Farben, Federn und Balztänzen, die alle dazu dienen, Weibchen anzuziehen. Leider zeigt die evolutionäre Geschichte, dass Männchen ihre aggressive Natur nicht einfach aufgaben, wie es alle Mitglieder der Hirschfamilie mit großen Geweihen tun, sobald die Paarungszeit endet und die Weibchen befruchtet sind. Stattdessen richteten sie ihre Aggression als Kontrollmittel gegen Weibchen. Aggression ist ein charakteristisches Merkmal beider Geschlechter unserer Art, mehr noch ein Problem unter Männern. In Zeiten von Stress, wie Dr. Faulk betont, neigen wir eher dazu, aggressiv statt bedacht zu reagieren.

Nicht jeder stimmt dieser Theorie der Aggression zu. Einige argumentieren, dass Aggression kein Instinkt, sondern erlerntes Verhalten in Reaktion auf Umweltbedrohungen ist und dass Evolution uns dazu verdrahtet hat, friedlich und gelassen zu sein. Obwohl es einfacher erscheinen mag, die Debatte in zwei Lager zu teilen – in diejenigen, die glauben, dass Evolution den Menschen von Natur aus friedlich gemacht hat, und in diejenigen, die glauben, dass wir eher zur Gewalt neigen –, liegt die wahre Antwort wahrscheinlich irgendwo dazwischen, so Dr. Elizabeth Cashdan, eine Professorin für Anthropologie an der Universität von Utah. Auf einer Konferenz über Gewalt und menschliche Evolution im Jahr 2019 argumentierte Dr. Cashdan: „Es gibt genügend Beweise, die beide Behauptungen unterstützen: Gewalt, Versöhnung und Kooperation sind alle Teil der menschlichen Natur." Sie glaubt, dass sich diese vielfältigen Emotionen entwickelt haben, weil sie den Menschen in der Vergangenheit in irgendeiner Weise zugutekamen. Evolution, so Dr. Cashden, kann erklären, warum wir zu proaktiver oder reaktiver Aggression neigen. Ihrer Ansicht nach ist es eine ursprüngliche Emotion wie jede andere.

Während des Prozesses der Bewertung unzähliger junger Kinder mit Sprachverzögerungen im Laufe unserer Karriere haben wir Muster von aggressivem Verhalten beobachtet, wenn Sprache für diese Kinder nicht verfügbar war. Diese Kinder hatten oft Schwierigkeiten, von einer taktilen Art der Verarbeitung ihrer Welt zu einer von Sprache geleiteten umzusteigen. Junge Kinder mit Sprachverzögerung müssen alles in der Umgebung berühren und fühlen, weil ihnen der

Wortschatz fehlt, um Objekte zu klassifizieren. Wir haben bei vielen solchen Kindern beobachtet, dass ihre Muster von unprovozierter oder reaktiver Aggression durch Worte ersetzt werden, die an andere gerichtet sind, sobald sie funktionale Sprache erwerben. Lynsey, das einzige Kind von Paul und Linda Coen, war dreijährig. Sie war ein sehr normal erscheinendes Kind. Mit 3 Jahren sprach Lynsey jedoch kaum. Ihre Eltern schrieben sie in den Kindergarten ein, in der Hoffnung, dass die Sozialisationserfahrung ihre Sprachentwicklung anregen würde. Lynseys Kinderarzt befürchtete, sie könnte Autismus haben. Wir trafen sie eines Morgens zu einer Beratung, während Lynsey im Kindergarten war.

Wir begannen damit, die Coens zu fragen, was sie an Lynsey mochten. Ohne zu zögern, antworteten sie gemeinsam: „Ihre liebevolle Persönlichkeit."

Wir baten sie, das zu erläutern. Paul fuhr fort: „Lynsey liebt es, zu kuscheln und Umarmungen zu geben. Wir können sie fast überall hin mitnehmen und sie benimmt sich gut, aber wie jedes Kind hat sie ihre Schwierigkeiten mit ihren Emotionen, wenn sie müde ist. Lynseys großes Problem ist ihr Mangel an Sprache. Sie scheint sehr gut zu verstehen, spricht aber immer noch in Einzelwörtern. Als erstmalige Eltern dachten wir nicht, dass dies ein großes Problem ist, bis wir sie im Kindergarten einschrieben. Sie hat den ersten Tag gut überstanden, bis sie eine Meinungsverschiedenheit mit einem anderen Kind hatte und ihn dann gebissen hat! Wir glauben nicht wirklich, dass Lynsey autistisch ist, aber wir wollen sicherstellen, dass wir alles tun, um ihr zu helfen."

„Wir haben versucht, sie mit Auszeit zu disziplinieren", fügte Linda hinzu, „aber nachdem sie in ihrer ersten Kindergartenwoche ein drittes Kind gebissen hatte, wurde sie gebeten zu gehen. Ich hätte nie gedacht, dass unser Kind vom Kindergarten ausgeschlossen wird. Wir haben sie in einen anderen Kindergarten eingeschrieben, aber sie hat bereits Probleme."

Nachdem wir eine vollständige Anamnese genommen und eine Reihe der von den Coens ausgefüllten Verhaltensfragebögen ausgewertet hatten, war klar, dass Lynseys Verzögerung in der gesprochenen Sprache genau das Problem war und es nicht als frühes Anzeichen für eine breite Entwicklungsverzögerung wie Autismus oder emotionale Probleme zu sehen ist. Wir erklärten dies den Coens und überwiesen sie an einen gemeindebasierten Sprachtherapeuten. Darüber hinaus halfen wir den Coens, zu verstehen, dass man genauso wenig einen Anfängerschwimmer in eine Klasse schicken würde, um den Schmetterlingsschlag zu lernen, wie ein regulärer Kindergarten zu diesem Zeitpunkt für Lynsey nicht gut war. Wir überwiesen die Coens auch an einen Kindergarten, der für Kinder mit Sprachverzögerungen konzipiert war. Das war eine bessere Lösung für Lynsey.

Wir hatten die Gelegenheit, Lynsey zwei Jahre später zu bewerten, bevor sie in den Kindergarten kam. Ihre Sprache hatte sich enorm entwickelt und damit auch ihre sozialen Fähigkeiten. Sie griff nicht mehr auf Beißen oder irgendeine aggressive Handlung zurück, wenn sie verärgert war, sondern konnte nun „ihre Worte benutzen".

Die Lösung vor uns

Vor fünfzigtausend Jahren erhöhte das Handeln unter dem Einfluss dieser drei grundlegenden Instinkte und unter Stress, der eine reale oder wahrgenommene Bedrohung widerspiegelte, unsere Chancen auf ein Überleben. Heute würden wir argumentieren, dass diese drei – starre Anhaftung an Glauben, Angst vor Unterschieden und defensive Aggression – verantwortlich sind für vieles, was wir in unserer Welt und Gesellschaft als falsch ansehen.

Der Autor und Zoologe Dr. Clive Bromhall weist in seinem klassischen Buch *Das ewige Kind* aus dem Jahr 2004 darauf hin, dass wir in unserer evolutionären Entwicklung alle Mittel zum Schutz vor der Umgebung um uns herum aufgegeben haben. Wir wechselten zum Gehen auf zwei Beinen, obwohl vier effizienter waren. Wir gaben dicke Haut und schützendes Haar auf. Wir gingen mit erhobenem Kopf, offen für die heiße Sonne der afrikanischen Savanne. Im Austausch konzentrierte sich jedoch all unsere evolutionäre Energie auf den Aufbau eines größeren, komplexeren Gehirns. Die sieben Instinkte der *Ausdauer* entwickelten und evolvierten aufgrund dieses Gehirns. Die *unheilige Dreifaltigkeit* der drei Instinkte, die wir in diesem Kapitel beschreiben, entwickelte sich ebenfalls aus demselben Grund, und wir glauben sogar früher als die sieben Instinkte, die die *Ausdauer* ausmachen.

Unsere Rolle als Eltern, Pflegepersonen und Erzieher ist jedoch genau das Gegenteil zu diesen drei Instinkten. Anstatt Erfahrungen zu schaffen, damit sich diese drei Instinkte entwickeln und entfalten können, arbeiten wir genau für das Gegenteil – um Kindern, eigentlich jedem, zu helfen, zu verstehen, zu bewältigen und dadurch die negativen auftretenden Ergebnisse zu minimieren, wenn diese drei unkontrolliert bleiben oder, noch schlimmer, verstärkt werden. Indem wir Kindern Möglichkeiten bieten, die Instinkte der *Ausdauer* zu entwickeln, stärken wir diese Instinkte und erhöhen die Fähigkeit der Kinder, irrationale Überzeugungen zu bewältigen, Unterschiede zu akzeptieren und Probleme zu lösen, ohne auf Aggression zurückzugreifen.

Hundert Jahre in der Zukunft

Wir haben unsere Besuche bei dem elfjährigen Nikko immer genossen. Wir begannen vor fast zehn Jahren mit Nikko zu arbeiten, weil es von sehr jungem Alter an eine Diskrepanz zwischen der Hypersensibilität von Nikkos Nervensystem und der Welt um ihn herum gab. Mit zwei Jahren hatte er buchstäblich Angst vor seinem eigenen Schatten. Mit drei Jahren weigerte er sich, von der Seite seiner Mutter zu weichen. Clowns und Zirkusse ängstigten ihn. Er würde nicht einmal in Erwägung ziehen, die Kinderfahrten im örtlichen Vergnügungspark auszuprobieren oder neue Lebensmittel zu probieren. Er wehrte sich gegen den Eintritt in den Kindergarten. Jedes Jahr war der Schulbeginn eine Herausforderung.

Nikko ist sehr intelligent, aber um das Spießrutenlaufen seiner Kindheit zu erhöhen, kämpfte er darum, ein durchschnittlicher Leser zu werden. Nikko war ein unersättlicher Konsument von Wissenschafts- und Geschichtsprogrammen im Fernsehen. Er hörte gern Hörbücher. Bei einem Besuch stellte Nikko vehement die Weisheit der Beharrlichkeit seines Lehrers infrage, dass er lernen sollte zu lesen, und behauptete, das Lesen sei „altmodisch" und die Zukunft des Lernens liege im Fernsehen und im Internet.

Während eines unserer denkwürdigsten Besuche bei Nikko kam er aufgeregt zu uns, um uns von dem neuen Programm zu erzählen, das sein Vater auf seinen Computer geladen hatte. Ein Programm, das Text laut vorlesen konnte. Jetzt war er mehr denn je davon überzeugt, dass er nicht lesen musste. Als unsere Diskussion über die Wunder der Computer weiterging, rief Nikko aus: „Wissen Sie was? In hundert Jahren werden sie einen Weg finden, unsere Gehirne in Computer zu verwandeln."

„Sind sie nicht jetzt schon wie Computer?", fragten wir.

„Oh nein", antwortete er. „Eines Tages werden sie einfach unsere Gehirne programmieren, während wir schlafen, und jeder wird gut lesen können. Nicht nur das, niemand wird sich jemals Sorgen machen, weil Computer keine Menschen sind, sie haben keine Angst."

Wir konnten fast sehen, wie die Räder in Nikkos Kopf sich drehten, also warteten wir. Dann erschien ein etwas trauriger Ausdruck auf Nikkos Gesicht. „Ich denke, das wäre nicht so gut, denn dann wären wir nie glücklich. Man kann einen Computer nicht programmieren, um glücklich zu sein, das ist einfach etwas, das man fühlt."

Computerchips und Festplatten werden auf der Montagelinie als Laufwerke „geboren", die Tabula rasa sind. Tabula rasa (unbeschriebenes Blatt auf Latein) ist die Theorie, dass Individuen ohne eingebaute geistige Inhalte geboren werden und daher alles Wissen aus Erfahrung oder Wahrnehmung kommt. Es ist eine Theorie, die viel besser auf Computer als auf Menschen zutrifft. Die Genetik unserer Spezies lässt uns erscheinen wie ein Homunkulus (ein kleiner Mensch auf Latein), wie eine sich entfaltende Rose. Während es wahr ist, dass unsere Gehirne das Leben mit einem Satz von Reflexen beginnen, die uns nie beigebracht wurden, wurde vor vielen Jahren fälschlicherweise angenommen, dass alles, was wir waren und werden würden, durch die Programmierung unserer Gene bestimmt wurde. Aber wie wir in diesem Buch geschrieben haben, ist Biologie nicht Schicksal. Wachstum und Entwicklung während der Kindheit sind ein komplexer Tanz zwischen Natur und Erziehung. Das Entfalten dieser Rose, ihre Gesundheit und letztendliche Schönheit, hängt entscheidend von der Welt um sie herum ab. Lassen Sie ein Dutzend Rosen zu lange in Ihrem heißen Auto, und sie werden nie blühen. Der Computer mag schneller sein bei logischen Dingen wie Berechnungen. Das Gehirn jedoch ist viel besser darin, die Außenwelt zu interpretieren und neue Ideen zu erschaffen. In seinem 2020 erschienenen Buch *Die Idee des Gehirns* spricht Dr. Matthew Cobb, ein Professor für biologische Wissenschaften, dieses Dilemma an und schreibt: „Trotz der neuesten, herumschwirrenden Schlagworte – Blockchain, Quantenüberlegenheit (oder Quanten irgendetwas), Nanotechnologie und so weiter – ist es unwahrscheinlich, dass diese Bereiche entweder die Technologie oder unsere Sicht darauf, was Gehirne tun, verändern werden."

Wir sind uns selbst bewusst

Egal wie fortgeschritten unsere Programmieralgorithmen sich entwickeln, um die Entscheidungsfindung eines Computers oder die Fähigkeit zur Wissenserwerbung zu leiten, wir werden niemals Instinkt programmieren. Ebenso wenig werden wir Software erstellen, um Empathie, Verantwortung, Fairness, Altruismus, Optimismus oder Motivation zu ersetzen. Wir können einem Computer beibringen, Daten gleichzeitig zu analysieren, aber er wird nur innerhalb der von uns festgelegten Parameter arbeiten. Computer besitzen weder Bewusstsein noch Bewusstheit ihrer Existenz. Dr. Michael Graziano, ein Professor für Psychologie und Neurowissenschaften an der Princeton University, schrieb in seinem Buch *The Spaces Between Us: A Story of Neuroscience, Evolution, and Human Nature* im Jahr 2018, dass Bewusstsein als Lösung für eines der grundlegendsten Probleme entstand, mit denen jedes Nervensystem konfrontiert ist: zu viele Informationen aus der Umgebung, die ständig über unsere Sinne einfließen, um verarbeitet zu werden. Das Gehirn entwickelte zunehmend ausgefeilte Mechanismen, um einige ausgewählte Signale auf Kosten anderer tiefgehend zu verarbeiten. Er schlägt vor, dass Bewusstsein das ultimative Ergebnis dieser evolutionären Sequenz ist. Bewusstsein, so drückt er es aus, „ist eine Fähigkeit, die sich allmählich in der letzten Zeitspanne von einer halben Milliarde Jahren entwickelt hat und bei einer Reihe von Wirbeltierarten vorhanden ist".

Aus unserer Perspektive sind Bewusstsein und Selbstbewusstsein nicht dasselbe. Bewusstsein spiegelt sich wahrscheinlich in der Sequenz von zunehmender kognitiver Komplexität wider, durch die Kinder in ihrem Denken fortschreiten, während sie durch die Kindheit voranschreiten. Es handelt sich um eine Reihe von Stadien, die bestimmte Arten des Denkens und der Erfahrungsverarbeitung widerspiegeln. Wir betrachten Selbstbewusstsein als ein diskretes Phänomen. Es ist etwas, das ein Organismus kann oder nicht kann. Es ist die Fähigkeit, in einen Spiegel zu schauen und die Person, die Sie sehen, als Sie selbst zu erkennen und sich Ihrer Existenz bewusst zu sein. Sehr wenige Arten außer dem Menschen besitzen diese Fähigkeit. Forschungen zeigen, dass große Menschenaffen, Elefanten und Delfine einige der wenigen davon sind. Dr. Graziano mag recht haben, dass das Bewusstsein in kleinen Schritten entstanden ist, aber wir fragen uns, wie die Evolution die Entwicklung des Selbstbewusstseins in einer langsamen, stückweisen Art und Weise erklären kann. Selbstbewusstsein ist nicht wie ein Auge oder Ohr, das sich über Millionen von Jahren in kleinen adaptiven Schritten entwickelt. Sie sind sich Ihrer Existenz entweder bewusst oder nicht. Einige könnten sogar argumentieren, dass unser Selbstbewusstsein vielleicht der beste Grund ist, an einen göttlichen Schöpfer zu glauben.

Die Welt hat sich in den letzten 45 Jahren, seit wir unsere Arbeit als Psychologen begonnen haben, mehr verändert als in den vorherigen hundert Jahren oder mehr. Mit diesen schnellen Fortschritten haben sich ebenso schnell Widrigkeiten entwickelt, viele davon sind unsere eigene Schöpfung. Die Entwicklung der Technologie schreitet in atemberaubender Geschwindigkeit voran. Wir befürchten, dass diese hektische Geschwindigkeit schnell unsere menschliche Kapazität übersteigt, zu bewältigen und sich anzupassen, unsere Instinkte zu nutzen, nicht nur um zu überleben, sondern auch um zu gedeihen. Die britische Schriftstellerin Zadie Smith schrieb: „Die Vergangenheit ist immer angespannt, die Zukunft perfekt." Der Aktivist Mahatma Gandhi, bekannt für seine gewaltfreien Protestmethoden, riet: „Die Zukunft hängt davon ab, was du heute tust."

Wir sind vorsichtig optimistisch, dass wir, wenn unser Verständnis von uns selbst und unserer Stellung im Universum wächst, die Mittel finden werden, um unsere Instinkte besser zu verstehen und die nächsten Generationen darauf vorzubereiten, uns in eine vielversprechende, wenn auch wahrscheinlich nicht perfekte Zukunft zu führen. Die Stärke unserer Überzeugung nehmen wir nicht nur aus dem Wissen, das wir in diesem Buch vermittelt haben, sondern auch aus den Tausenden von Kindern und Familien, von denen wir immer wieder über die Ausdauer, Resilienz, Selbstdisziplin und Kreativität des menschlichen Geistes und der Seele gelernt haben.

Literatur

Abrami, P., Bernard, R. M., Borokhovski, E., & Wade, A. (2008). Instructional interventions affecting critical thinking skills and dispositions: A stage 1 meta-analysis. *Review of Educational Research,78*(4), 1102–1134.

Allworth, J. (2012). Empathy: The most valuable thing they teach at HBS. *Harvard Business Review*. https://hbr.org/2012/05/empathy-the-most-valuable-thing.

American Association for the Advancement of Science. (2015). Kids' altruism linked with better physiological regulation less family wealth. *EurekaAlert!* https://www.eurekalert.org/pub_releases/2015-06/afps-kal060115.php.

Baldwin, J. (1963). *The fire next time*. New York: Random House.

Baumeister, R., & Leary, M. R. (1995). The need to belong: Desire for interpersonal attachments as a fundamental human motivation. *Psychological Bulletin,117*(3), 497–529.

Blake, P. R. (2015). It's not fair! *Boston University Newsletter*. https://www.bu.edu/articles/2015/child-development-fairness.

Blake, P. R., McAuliffe, K., Corbit, J., Callaghan, T. C., Barry, O., Bowie, A., et al. (2015). The ontogeny of fairness in seven societies. *Nature,528,* 258–262.

Bromhall, C. (2004). *The eternal child: How evolution has made children of us all*. London: Ebury Press.

Brooks, R., & Goldstein, S. (2001). *Raising resilient children*. New York: McGraw-Hill.

Brooks, R., & Goldstein, S. (2002). *Nurturing resilience in our children*. New York: McGraw-Hill.

Brooks, R., & Goldstein, S. (2009). *Raising a self-disciplined child*. New York: McGraw-Hill.

Brooks, R., & Goldstein, S. (2012). *Raising resilient children with autism spectrum disorders*. New York: McGraw-Hill.

Brosnan, S. (2006). Nonhuman species' reactions to inequity and their implications for fairness. *Social Justice Research, 19*(2), 153–185. https://sarah-brosnan.com.

Cashdan, E. (2019). Human behavior & evolution society. https://meetatbu.com/hbes19/files/2019/05/HBES-2019-Program-webFinal.pdf.

Charity Scope Study. (2014). https://www.scope.org.uk/media/press-releases/brits-feel-uncomfortable-with-disabled-people.

Cobb, M. (2020). *The idea of the brain: The past and future of neuroscience*. New York: Basic Books.

Csikszentmihalyi, M. (1990). *Flow: The psychology of optimal experience*. New York: HarperCollins.

Cyr, D. (2003). An interview with Christopher reeve. *US Airways Attaché Magazine*.

Davidson, R. (2016). The four keys to well-being. *Greater Good Magazine*. https://greatergood.berkeley.edu/article/item/the_four_keys_to_well_being.

Deci, E., & Flaste, R. (1996). *Why we do what we do: Understanding self-motivation*. London: Penguin Books.

Deci, E. L., & Ryan, R. M. (1985). *Intrinsic motivation and self-determination in human behavior*. New York: Plenum Publishing Company.

deWaal, F. (2005). The evolution of empathy. *Greater Good Magazine*. https://greatergood.berkeley.edu/article/item/the_evolution_of_empathy.

deWaal, F. B. M., & Brosnan, S. (2014) Evolution of responses to (un)fairness. *Science, 346* (6207) Washington DC: American Association for the Advancement of Science.

Dewar, G. (2009–2012) Teaching critical thinking: An evidence-based guide. https://www.parentingscience.com/teaching-critical-thinking.html.

Ekman, P. (2010). Taxonomy of compassion. *Greater Good Magazine*. https://greatergood.berkeley.edu/article/item/paul_ekmans_taxonomy_of_compassion.

Faulk, D. (1992). *Brain dance*. New York: Henry Holt and Company.

Fehr, E., & Schmidt, K. (1999) A theory of fairness, competition, and cooperation. *The Quarterly Journal of Economics, 114*(3). Oxford: Oxford University Press.

Fuentes, A. (2019). *Why we believe: Evolution and the human way of being*. London: Yale University Press.

Geirland, J. (1996). Go with the flow. https://www.wired.com/1996/09/czik.

Goldman, B. (2017). The power of kindness: Why empathy is essential in our everyday lives. *Roots of Empathy Research Symposium, Toronto*. https://rootsofempathy.org/wp-content/uploads/2017/11/2016-Symposium-Proceedings.pdf.

Goldstein, S., & Brooks, B. (Eds.). (2005). *Handbook of resilience in children*. New York: Springer.

Goldstein, S., & Brooks, B. (Eds.). (2013). *Handbook of resilience in children* (2nd ed.). New York: Springer.

Goleman, D., Boyatzis, R., & McKee, A. (2002). *Primal leadership: Realizing the power of emotional intelligence*. Boston: Harvard Business School Press.

Gorlick, A. (2008). For kids, altruism comes naturally. *Stanford News*. https://news.stanford.edu/news/2008/november5/tanner-110508.html.

Graziano, M. (2018). *The spaces between us: A story of neuroscience, evolution, and human nature*. New York: Oxford University Press.

Grover, S. (2015). Four ways altruism produces happy and empowered children. *Psychology Today*. https://www.psychologytoday.com/intl/blog/when-kids-call-the-shots/201511/4-ways-altruism-produces-happy-and-empowered-children.

Harvard Health Publishing. (2008). Optimism and your health. Harvard Health Publishing. https://www.health.harvard.edu/heart-health/optimism-and-your-health.

Herrnstein, R. J., Nickerson, R. S., Sanchez, M., & Swets, J. A. (1986). Teaching thinking skills. *American Psychologist, 41*, 1279–1289.

Keltner, D. (2012). What is compassion? *Greater Good Magazine*. https://greatergood.berkeley.edu/topic/compassion/definition.

Kohn, A. (1993). *Punished by rewards*. Boston: Houghton Mifflin Harcourt.

Konnikova, M. (2016). How we learn fairness. *New Yorker Magazine*. https://www.newyorker.com/science/maria-konnikova/how-we-learn-fairness.

Lavoie, R. (2007). *The motivation breakthrough*. New York: Atria Press

Lee, L. O., James, P., Zevon, E. S., Kim, E. S., Trudel-Fitzgerald, C., Spiro III, A., Grodstein, F., & Kubzansky. (2019). Optimism is associated with exceptional longevity in 2 epidemiologic cohorts of men and women. *Proceedings of the American Academy of Sciences of the USA*. https://www.pnas.org/content/116/37/18357.

Lepper, M. R., Greene, D., & Nisbett, R. E. (1973). Undermining children's intrinsic interest with extrinsic reward: A test of the "overjustification" hypothesis. *Journal of Personality and Social Psychology,28,* 129–137.

Li, J., Wang, W., Jing, Y., & Zhu, L. (2016). Young children's development of fairness. *Frontiers of Psychology.* https://doi.org/10.3389/fpsyg.2016.01274.

Luria, A. R. (1976). *The working brain.* London: Penguin Books.

Marsh, J. (2012). The power of self-compassion: An interview with Kristin Neff. *Greater Good Magazine.* https://greatergood.berkeley.edu/article/item/the_power_of_self_compassion.

Meltzoff, A. (2017). Research on attachment relationship. *Roots of Empathy Research Symposium, Toronto.* https://rootsofempathy.org/wp-content/uploads/2017/11/2016-Symposium-Proceedings.pdf.

Mercier, H., & Sperber, D. (2017). *The enigma of reason.* Cambridge: Harvard University Press.

Moran, B. (2016). "It's not fair!" A study of how children learn to share. *Boston University College of Arts & Sciences Magazine.* https://www.bu.edu/cas/magazine/spring16/its-not-fair.

Morris, A., & Frei, F. (2012). *Uncommon service: How to win by putting customers at the core of your business.* Cambridge: Harvard Business Review Press.

Oettingen, G. (2014). *Rethinking positive thinking: Inside the new science of motivation.* New York: Penguin Books.

Palmer, T. (1822). *Teacher's manual: Being an exposition of an efficient and economical system of education suited to the wants of a free people.* London England: Forgotten Books.

Peterson, C. (2000). The future of optimism. *American Psychologist,55,* 44–55.

Pink, D. H. (2009). *Drive.* New York: Riverhead Books.

Pinker, S. (1994). *The language instinct.* New York: Harper Collins.

Proctor, D., Williamson, R., de Waal, F. B. M., & Brosnan, S. (2013). Chimpanzees play the ultimatum game. *Proceedings of the National Academy of Sciences,110*(6), 2070–2075. https://doi.org/10.1073/pnas.1220806110.

Ridley, M. (2011). *The rational optimist.* New York: HarperCollins.

Ryan, R. M., & Deci, E. L. (2017). *Self-determination theory: Basic psychological needs in motivation, development, and wellness.* New York: Guilford Press.

Sack, D. (2012). From mine to ours: Nurturing empathy in children. *Huffington Post.* https://www.huffpost.com/entry/empathy_b_1658984.

Sandal, M. (2020). Why some Americans refuse to social distance and wear masks. *The Harvard Gazette.* https://news.harvard.edu/gazette/story/2020/08/sandel-explores-ethics-of-what-we-owe-each-other-in-a-pandemic.

Schairer, S. (2017). What's the difference between empathy, sympathy, and compassion? Chopra Center. https://chopra.com/articles.

Scheier, M. F., & Carver, C. (1992). Effects of optimism on psychological and physical well-being. *Cognitive Therapy and Research,16,* 201–228.

Schunk, D. H. (1983). Ability versus effort attributional feedback: Differential effects on self-efficacy and achievement. *Journal of Educational Psychology,75,* 848–856.

Schunk, D. H. (1984). Sequential attributional feedback and children's achievement behaviors. *Journal of Educational Psychology,76,* 1159–1169.

Schunk, D. H., & Cox, P. D. (1986). Strategy training and attributional feedback with learning disabled students. *Journal of Educational Psychology,78,* 201–209.

Schunk, D. H., & Zimmerman, B. J. (1997). Social origins of self-regulatory competence. *Educational Psychologist,32,* 195–208.

Segal, J. (1988). Teachers have enormous power in attracting a child's self-esteem. *Brown University Child Behavior and Development Newsletter,10,* 1–3.

Seligman, M. E. P. (2006). *Learned optimism: How to change your mind and your life.* New York: Vintage Books.

Shure, M. B. (1996). *Raising a thinking child.* New York: Pocket Books.

Shure, M. B. (2001). *Raising a thinking preteen.* New York: Owl/Holt.

Smith, C. (2016). How children's sense of fairness changes as they age. *Newsletter of the Center for Human Growth & Development*, University of Michigan. https://chgd.umich.edu/how-childrens-sense-of-fairness-changes-as-they-age.

Vallerand, R. J., & Reid, G. (1984). On the causal effects of perceived competence on intrinsic motivation: A test of cognitive evaluation theory. *Journal of Sport Psychology,6,* 94–102.

Walsh, E., & Walsh, D. (2019). How children develop empathy. *Psychology Today.* https://www.psychologytoday.com/intl/blog/smart-parenting-smarter-kids/201905/how-children-develop-empathy.

Warneken, F. (2010). On the origins of altruism in ontogeny and phylogeny. *Boston University Dialogues on Biological Anthropology.* https://www.bu.edu/anthrop/files/2010/10/Warneken_statement.pdf.

Warneken, F., & Tomasello, M. (2006). Altruistic helping in human infants and young Chimpanzees. *Science,311,* 1301–1303.

Warneken, F., & Tomasello, M. (2009). The roots of human altruism. *British Journal of Psychology,100,* 455–471.

Weiner, B. (1974). *Achievement motivation and attribution theory*. Morristown, NJ: General Learning Press.

White, R. (1959). Motivation reconsidered: The concept of competence. *Psychological Review,66,* 297–333.

Zohar, A., Weinberger, Y., & Tamir, P. (1994). The effect of the biology critical thinking project on the development of critical thinking. *Journal of Research in Science Teaching,31*(2), 183–196.

GPSR Compliance
The European Union's (EU) General Product Safety Regulation (GPSR) is a set of rules that requires consumer products to be safe and our obligations to ensure this.

If you have any concerns about our products, you can contact us on

ProductSafety@springernature.com

In case Publisher is established outside the EU, the EU authorized representative is:

Springer Nature Customer Service Center GmbH
Europaplatz 3
69115 Heidelberg, Germany

www.ingramcontent.com/pod-product-compliance
Lightning Source LLC
LaVergne TN
LVHW020330260326
834688LV00037B/964